手法淋巴引流技术
理论、基础应用及消肿物理治疗

〔瑞士〕迪迪埃·汤姆森（Didier Tomson）　编著

〔德〕克里斯蒂安·舒哈特（Christian Schuchhardt）　编著

张志杰　王　季　宋　朝　主译

河南科学技术出版社

· 郑州 ·

Translated from Didier Tomson and Christian Schuchhardt, LYMPHATIC DRAINAGE: Theory, Basic and Applied Technique & Decongestive Physiotherapy.

This edition is published by arrangement with Edi. Ermes Milan.

Translated by Henan Science and Technology Press from the original English language version.

Responsibility of the accuracy of the translation rests solely with the Henan Science and Technology Press and is not the responsibility of Edi. Ermes.

意大利Edi. Ermes 授权河南科学技术出版社
在全球独家发行本书中文简体字版本。
版权所有，翻印必究。

备案号：豫著许可备字-2020-A-0177

图书在版编目（CIP）数据

手法淋巴引流技术：理论、基础应用及消肿物理治疗/（瑞士）迪迪埃·汤姆森（Didier Tomson），（德）克里斯蒂安·舒哈特编著；张志杰，王季，宋朝主译. —郑州：河南科学技术出版社，2021.4
ISBN 978-7-5725-0237-8

Ⅰ.①手… Ⅱ.①迪… ②克… ③张… ④王… ⑤宋… Ⅲ.①淋巴水肿—引流术—物理疗法 Ⅳ.①R551.205

中国版本图书馆CIP数据核字（2020）第267988号

出版发行：河南科学技术出版社
　　　　　地址：郑州市郑东新区祥盛街27号　　邮编：450016
　　　　　电话：（0371）65788890　　　65788629
　　　　　网址：www.hnstp.cn
策划编辑：李　林
责任编辑：李　林
责任校对：谢震林
封面设计：张　伟
责任印制：朱　飞
印　　刷：河南瑞之光印刷股份有限公司
经　　销：全国新华书店
开　　本：889 mm×1194 mm　1/16　印张：18.75　字数：409千字
版　　次：2021年4月第1版　　2021年4月第1次印刷
定　　价：198.00元

前言

尽管现在对淋巴系统结构有了更精确的描述，对其功能和作用有了更好的理解，但淋巴系统的治疗一直被认为是一个不太重要的医学分支。此外，在医学实践中人们对淋巴学的兴趣有限，这对数百万最终有可能出现淋巴水肿的人来说无疑是不利的。

在过去的30年里，我们对这一学科的了解不断增加，这主要归功于Michael Földi和Ethel Földi的激励，以及他们致力于淋巴科学研究所表现出的活力。对淋巴-血管系统衰竭原因的了解和治疗方案的逐渐标准化，使得在治疗此类患者方面取得了显著进展。然而，这些可喜的成果仅限于专家，在大学中没有得到广泛的传播，在日常实践中也没有得到充分的应用。观察结果表明，只有有限数量的患者受益于这种治疗方法，这种治疗方法需要多学科协作，多名合适的参与者共同完成。

医生、合格的淋巴治疗师和患者之间的密切合作是治疗成功的关键。

本书描述的手法淋巴引流（MLD）源于E.Vodder在20世纪30年代提出的技术原则。此外，目前的模型也受益于淋巴系统、间质空间和微循环的解剖学、生理学和生理病理学领域所取得的进展。

本书讲述了淋巴学的科学基础和治疗应用的结果。两种基本技术构成了淋巴水肿治疗方法的基础——MLD和加压绷带包扎法。这两种方法本书都有详细的操作演示和插图。

作为简短介绍的总结，我们想强调我们淋巴水肿治疗经验的两个前提。一方面，分子和遗传淋巴学领域的最新发现表明，MLD是治疗淋巴水肿的有效技术。另一方面，通过阅读这本著作所获得的知识必须辅以适当的实践应用。

作者对John Louis Michaud教授提出的宝贵建议和Edi. Ermes出版社在本书编写过程中给予的合作表示最深切的感谢。

Didier Tomson

Christian Schuchhardt

主　审　王玉龙　朱　毅　王雪强
主　译　张志杰　王　季　宋　朝
副主译　李为敏　潘巍一　李　梦　冯亚男

译　者（按姓氏笔画排序）

丁艳妮　陕西省肿瘤医院
马　奔　西安交通大学第二附属医院
马全胜　首都医科大学附属北京康复医院
王　季　广东省工伤康复医院
付高勇　宜宾市第一人民医院
冯亚男　河南省洛阳正骨医院（河南省骨科医院）
冯蓓蓓　中山大学附属第六医院
向　珩　天津医科大学
刘骞豪　郑州大学第五附属医院
李　梦　广州中医药大学深圳医院
李长江　新疆医科大学第五附属医院
李为敏　海南医学院第二附属医院
余建永　郑州市惠济区人民医院
沈　鹏　赣南医学院第一附属医院
宋　朝　郑州大学附属郑州中心医院
张　君　湖南中医药高等专科学校
张立超　上海中医药大学附属岳阳中西医结合医院
张志杰　河南省洛阳正骨医院（河南省骨科医院）
张丽娟　中山大学肿瘤防治中心
陈宝玉　四川大学华西医院
周　坚　广州中医药大学第一附属医院
郑倩芸　上海市徐汇区中心医院
郑逸逸　中山大学附属第一医院
俞　君　无锡市第九人民医院
贾中成　河南省洛阳正骨医院（河南省骨科医院）
夏厚纲　河南省洛阳正骨医院（河南省骨科医院）
黄潇潇　广西医科大学第一附属医院
靳　阳　复旦大学附属中山医院南院
潘巍一　深圳市大鹏新区南澳人民医院

秘　书

李亚鹏　河南省洛阳正骨医院（河南省骨科医院）

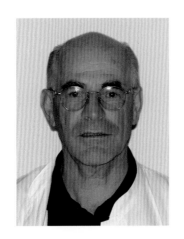

Christian Schuchhardt　出生于1945年，医学博士，临床血液学、肿瘤学和内科学专家。1983—1990年，在Michael Földi教授的医疗中心担任副主任。之后在德国Blasien-Menzchwand一家肿瘤和淋巴学专科私立医院Pieper医疗中心担任医学主任。此外，他还在德国和其他国家几所致力于淋巴引流和消肿物理疗法的学院担任医学主任。Schuchhardt博士是德国淋巴学会继续教育委员会主席和DLG执行委员会成员，负责制定与消肿物理治疗相关的指南。他还是多部淋巴学和肿瘤学相关著作的作者。

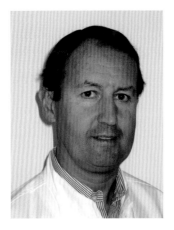

Didier Tomson　出生于1955年，物理治疗师、骨科医生。1981—1995年在瑞士Vaudois大学医院工作。1981年，他将消肿物理疗法引入康复治疗中。1983—1993年在洛桑物理治疗学院担任教授。1992—1999年在日内瓦物理治疗学院担任教授。自1989年以来，担任洛桑物理治疗学院的院长。他是Michael Földi教授的学生，也是MLD和消肿物理治疗领域的认证教师。他曾在欧洲和南美洲讲授过这些学科，他还在几所MLD学校教授E.Vodder的原创方法，以及淋巴水肿治疗的理论和实践课程。他著有多部关于淋巴学的著作，是欧洲呼吸和心血管物理治疗协会的联合创始人。

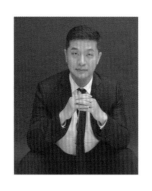

张志杰 运动康复博士，硕士研究生导师，河南省洛阳正骨医院康复院区副院长，毕业于香港理工大学物理治疗系（运动损伤康复方向）。中国康复医学会物理治疗专业委员会副主任委员，中国康复医学会康复医疗机构管理委员会常务委员，中国中西医结合学会骨科康复专业委员会副主任委员，中国研究型医院学会冲击波医学专业委员会副主任委员，河南省冲击波医学教育与培训专家委员会主任委员，河南省肌骨超声专业委员会副主任委员。主要从事肌肉韧带力学特性研究、肌骨超声及体外冲击波在软组织疼痛中应用的研究。参与国家体育总局备战 2012 及 2016 年奥运会，为 2018 年雅加达亚运会中国代表团医疗专家成员。发表学术论文 60 篇，其中 SCI 论文 25 篇，多本国内外杂志编委及审稿专家。获得第一届中国康复医学会科技进步二等奖。

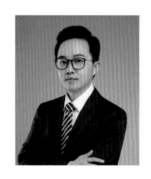

王 季 医学硕士，副主任医师，国际淋巴引流高级治疗师，广东省工伤康复医院淋巴水肿治疗中心主任。广东省康复医学会手功能康复分会理事，广东省中西医结合学会骨科特色疗法专业委员会委员，中华医学会整形外科分会淋巴水肿学组委员，中国针灸协会会员，中国针灸学会减肥与美容专业委员会会员。从事肿瘤康复、骨科康复临床工作 15 年。2010 年德国巴伐利亚州慕尼黑慕瑙医院访问学者，同年获得德国淋巴引流技术认证；2016 年获得欧洲 Vodder 淋巴引流学院技术认证。发表 SCI 及国内核心期刊论文 10 余篇，主持省级课题 3 项。

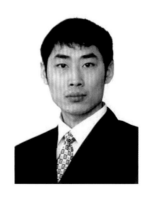

宋 朝 郑州市中心医院康复治疗部主任，毕业于新乡医学院临床康复专业。中国康复医学会物理治疗专业委员会青年委员会常务委员，中国研究型医院学会冲击波医学专业委员会常务委员，河南省冲击波医学教育与培训专家委员会副主任委员，河南省医学会物理医学与康复学分会康复治疗学组副组长，郑州市康复医学会物理治疗专业委员会主任委员。发表学术论文 9 篇，参编多部国内康复专业教材。主要擅长脑卒中、骨折、运动损伤、颈肩腰腿痛等引起的运动障碍、姿势异常的康复评定和物理治疗。

目录

第四部分　消肿物理治疗

第一部分　理论

第1章
历史背景

早在公元前6世纪和公元前5世纪，古希腊特尔斐城阿波罗神殿女祭司皮提亚就提到所谓"白色血液"的存在。之后，在公元40—50年左右，亚历山大港的菲洛提到了现在被称为淋巴结的组织。历史记载，菲洛猜测这些腺体与机体防御有关。

1622年，意大利生理解剖学家Gaspare Aselli（1581—1626）首次证明了狗肠道淋巴管的存在，并推测这些淋巴管会到达肝脏。不久之后，Jean Pecquet（1622—1674）提出了"乳糜池（Cisterna Chyli）"一词，乳糜池收集从下肢和胃肠道回流的淋巴液。此外，他还翔实地描述了胸导管解剖结构。

18世纪末，Paolo Mascagni（1755—1815）教授在锡耶纳和比萨对淋巴和血管系统进行了完整的解剖学描述（图1-1），并首次通过注射汞证明了淋巴管的存在。一个世纪后，法国解剖学家Marie Philibert Constant Sappy（1810—1896）的《淋巴循环图谱》一书引起了人们对淋巴学的兴趣，尽管他使用了一个相当模糊的术语。我们现在知道的淋巴系统不是全身循环，而是半循环或部分循环。

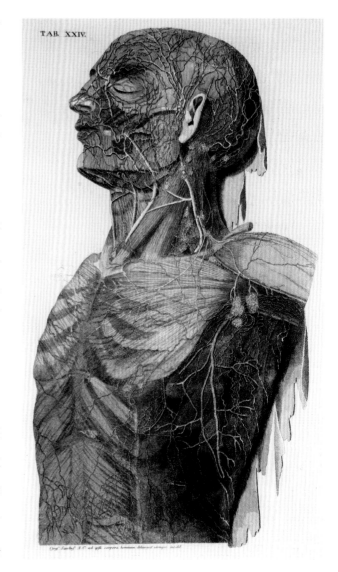

图1-1 头颈部淋巴管系统

来源：《人体血管和淋巴图谱》，作者Paolo Mascagni（由锡耶纳的Fisiocritici学院提供）。

1892年，奥地利外科学家Alexander Winiwarter（1848—1917）提出使用物理疗法而不是药物来治疗淋巴管疾病，这是人工淋巴引流结合压力治疗淋巴水肿（lymphedema）的开始。

20世纪30年代初，丹麦生物学家Emil Vodder（1896—1986）发明了一种淋巴引流按摩手法，他将这种人工淋巴引流方法称为沃德（Vodder）法。1932年，Vodder在法国巴黎Côte d'Azur担任物理治疗师时说："我想用柔和的按摩来治疗咽喉部淋巴结肿大的患者。这可能是一个危险的想法，但我取得了很好的效果。用指腹在扁桃体部位做10次环形按摩后，我的患者感到症状消失了，并且此后没有复发。"Vodder认为淋巴循环在某些情况下会有一定程度的堵塞，所以他尝试通过外部按摩来刺激淋巴回流，这就是现代淋巴引流技术。

Vodder虽然不是一名内科医生，但1932年之后，他对淋巴引流的普遍有效性深信不疑。不过由于对淋巴系统功能和物理疗法的相关知识认知有限，他的方法难以得到验证。目前为止，我们对这方面的了解也并不完整。

目前，欧洲现代淋巴学的中心在比利时和德国。特别是在德国，现代手法淋巴引流技术被广泛应用，部分原因是自1973年以来，手法淋巴引流技术已被德国卫生系统确认为一种治疗技术。

我们不应忘记促进这种技术发展，使手法淋巴引流技术成为国际公认的水肿治疗方法的先驱：E. Vodder和J. Asdonk（他们的实践经验）；德国淋巴学研究者E. Kuhnke，M. E. Földi，S. Kubik，H. Weissleder；比利时的M. Collard，A. Leduc；法国的A.P ecking，R. Cluzan；意大利的U. Fox，C. Campisi。随着欧洲国家、美国、澳大利亚和加拿大专家的进一步研究，医学界对淋巴学越来越感兴趣。

20世纪60年代，德国培训了400～500名手法淋巴引流治疗师，70年代又培训了2000～3000名。在80年代和90年代，约有20 000名治疗师接受了这一领域的培训。目前，在欧洲、北美、南美和亚洲有十几个著名的研究机构。

第2章
淋巴系统的解剖

由于在19世纪和20世纪进行了许多研究，现在我们对淋巴系统的解剖有了深刻的了解。在过去的一个世纪，瑞士Kubik解剖学院为这一领域的发展做出了重要的贡献。描述淋巴系统的困难在于其极不稳定的状态和解剖变量。因此，尽管在70%~80%的患者中，很容易确定前淋巴管（prelymphatic vessel）和胸导管的方向，但在其他病例中可以看到无数的个体差异和位置差异。

事实上，除了中枢神经系统外身体其他器官和组织都有淋巴管——大脑和脊髓组织没有淋巴管。即使是现在，我们也并不了解淋巴回流机制，这是当前淋巴研究的关键问题。

2.1 淋巴系统

淋巴系统由两个不同的结构组成——淋巴结和淋巴管（框2-1）。

淋巴系统起源于组织间隙（图2-1）。组织液通过初始淋巴管流入毛细淋巴管。毛细淋巴管分布于组织间隙，形成网状结构（图2-2），并由通过胶原纤维连接周围结缔组织的纤锚（anchoring filaments）维持其渗透性（图2-3）。组织液由前淋巴管进入毛细淋巴管

形成淋巴液（见第3章3.4.1）。淋巴液在毛细淋巴管内逐渐积累增加了淋巴管内压力，从而导致内皮细胞间孔的关闭。

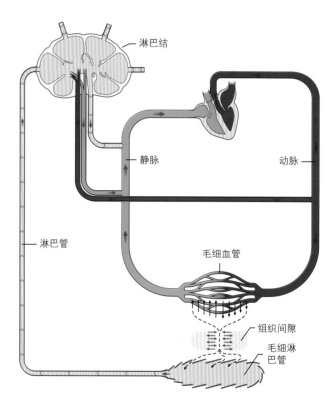

图2-1 动脉、静脉和淋巴循环系统的关系。淋巴系统起源于毛细血管附近的组织间隙。淋巴管到达并通过相应的淋巴结后，与大静脉干连接
来源：VV. AA, Trattato di anatomia umana, Edi. Ermes, 2007。

框 2-1　淋巴学：定义

在淋巴学领域，区分淋巴管学和淋巴结学是十分必要的。前者与静脉学和动脉学一起，属于循环系统的三个科学分支。淋巴管学描述了淋巴系统的解剖学、生理学和病理生理学。而淋巴结学研究的是淋巴结和所有生成淋巴的组织，如脾、派尔集合淋巴结（Peyer patches，又称肠道集合淋巴结）、胸腺和骨髓（图B2-1），属于免疫学、血液学和肿瘤学领域。

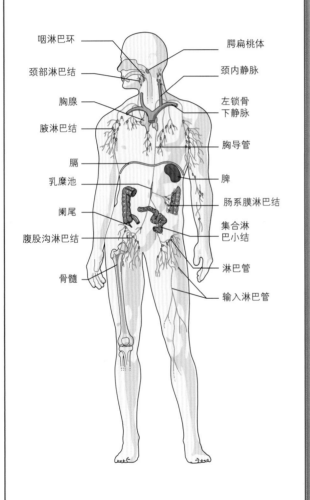

图B2-1　主要的中央和外周淋巴管
来源：VV. AA, Trattato di anatomia umana，Edi. Ermes，2007。

前淋巴管没有壁结构，毛细淋巴管由一层相互交错或重叠的内皮细胞两端连接形成。内皮细胞间可以通过紧密连接来稳定，而紧密连接是保证管壁完整性和结构连续性的关键；此外，紧密连接可自由打开，从而通过细胞间的空隙来转运大分子蛋白质，这也是淋巴系统的关键组成部分（图2-3）。毛细淋巴管直径为 $10\sim50\,\mu m$，其内腔直径明显大于毛细血管直径（约$5\,\mu m$）。其形态类似于手套的手指（表2-1）。

表2-1　毛细淋巴管的特点
✓ 无瓣膜
✓ 内皮细胞膜的间隙很宽
✓ 无肌层
✓ 允许淋巴双向流动

进入毛细淋巴管内的淋巴聚集于前淋巴集合管（图2-2）。前淋巴集合管的直径更小，但壁更厚，也更复杂。内皮细胞被由肌细胞和弹性纤维构成的外膜所覆盖。与毛细淋巴管不同，前淋巴集合管可能存在瓣膜。

皮肤和黏膜有浅层毛细淋巴管和位于筋膜上方的深层淋巴管网。这些淋巴管又称集合淋巴管或收集淋巴管，负责收集前淋巴集合管的淋巴（图2-2）。淋巴管壁由典型的三层结构组成——内皮细胞层（内膜）、平滑肌细胞层（中膜）和外膜层（外膜）。淋巴管（lymphatic vessel）与前淋巴集合管的区别在于其更大和更重要的平滑肌成分。淋巴管的另一个特点是存在瓣膜，瓣膜将它们分成不同节段，并引导淋巴液的回流。

由近端和远端瓣膜分隔的淋巴管节段相连成为淋巴管。所有来自前淋巴集合管的淋巴管都由自主神经系统支配。每个淋巴管区有一个自主神经中枢，就像起搏器一样，以极低的频率（每分钟收缩2~3次）刺激淋巴管的肌壁。

淋巴管将淋巴引流至局部淋巴结（图2-2，图2-4）。淋巴结由网状细胞组成，因为吞噬、胞饮和淋巴细胞的作用，具有过滤功能（图2-5，表2-2）。淋巴结通过皮质淋巴窦（边缘窦）的各种输入淋巴管接收淋巴，有两种流动类型——慢流和快流，前者通过网状细胞降低流速。

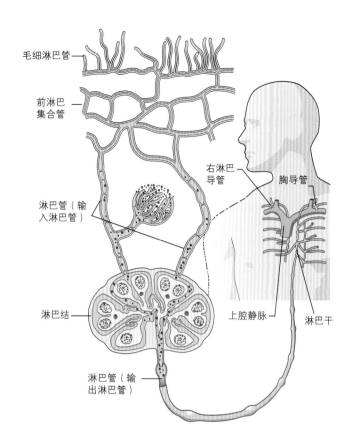

图2-2 淋巴系统:从毛细淋巴管到胸导管
来源：VV. AA，Trattato di anatomia umana，Edi.Ermes，2007。

表2-2 淋巴结的主要功能
✓ 淋巴生物性滤过
✓ 淋巴液浓缩：重吸收50%的水
✓ 淋巴细胞的产生和分化（免疫防御）
✓ 调节淋巴液中蛋白质含量

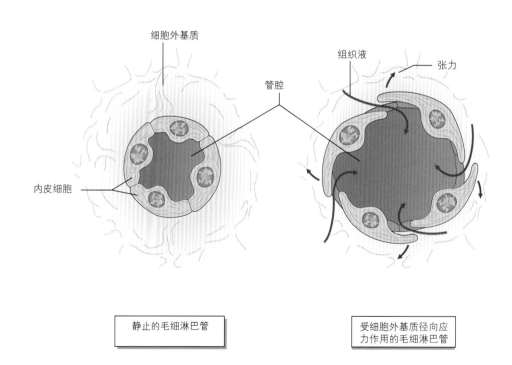

静止的毛细淋巴管

受细胞外基质径向应力作用的毛细淋巴管

图2-3 毛细淋巴管内皮细胞上的纤锚将毛细淋巴管固定在细胞外基质上，由此产生的径向应力使毛细淋巴管内皮细胞扩张，淋巴液随之进入，是重吸收功能的基础
来源：VV. AA，Trattato di anatomia umana，Edi.Ermes，2007。

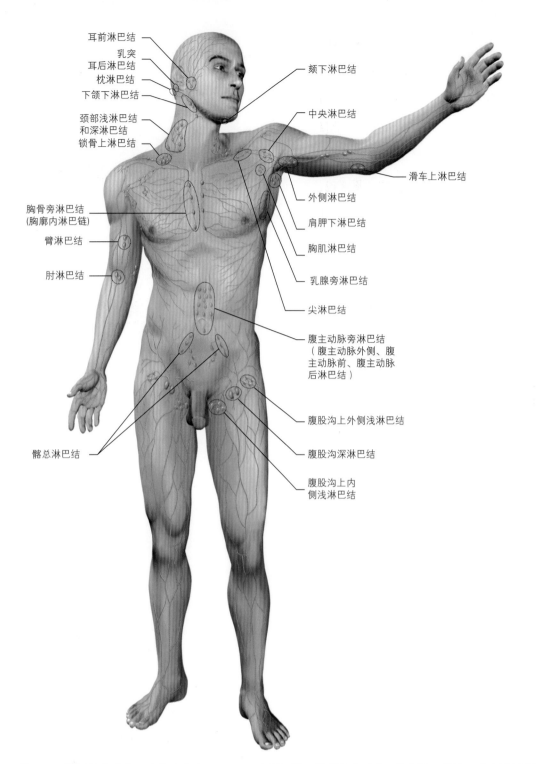

耳前淋巴结
乳突
耳后淋巴结
枕淋巴结
下颌下淋巴结
颈部浅淋巴结
和深淋巴结
锁骨上淋巴结

颏下淋巴结
中央淋巴结

滑车上淋巴结

外侧淋巴结
肩胛下淋巴结
胸肌淋巴结
乳腺旁淋巴结

胸骨旁淋巴结
(胸廓内淋巴链)

臂淋巴结

肘淋巴结

尖淋巴结

腹主动脉旁淋巴结
（腹主动脉外侧、腹
主动脉前、腹主动脉
后淋巴结）

腹股沟上外侧浅淋巴结

腹股沟深淋巴结

髂总淋巴结

腹股沟上内
侧浅淋巴结

图2-4 淋巴结的分布。人体大约有500～600个淋巴结，淋巴结在腋窝、腹股沟、颈部、胸部和腹部组成局部淋巴结群（regional groups）

淋巴液离开淋巴结门进入输出淋巴管，淋巴管汇合最终形成淋巴干（图2-2）。

下肢和盆腔区域的淋巴管汇合成髂淋巴管，随后形成腰干，与肠干结合汇入乳糜池延伸成胸导管。肠干中富含脂质的淋巴称为乳糜。胸导管通过主动脉裂孔进入胸腔，然后与脊柱交叉，注入左锁骨下静脉和左颈内静脉的汇合处（图2-6至图2-8）。

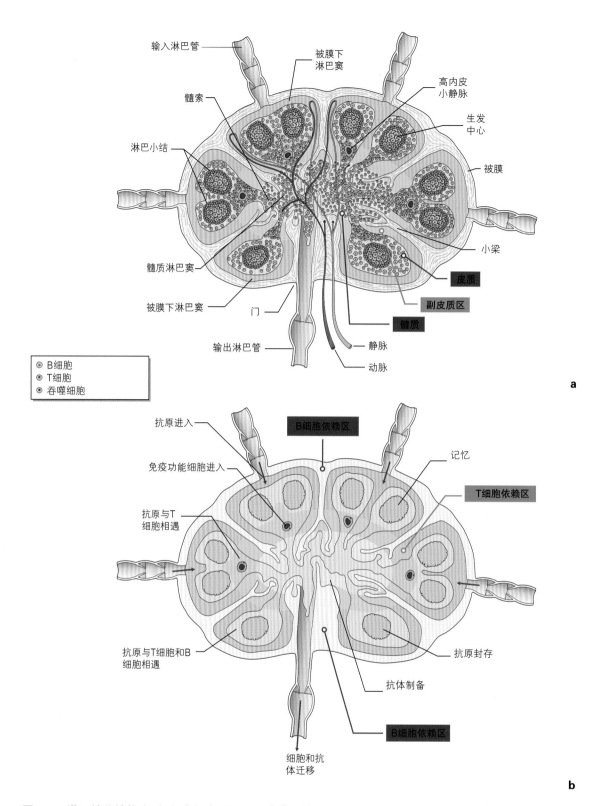

图2-5 淋巴结的结构（a）和功能（b）。图a为淋巴结结构及其三个主要区域（皮质、副皮质区和髓质）。图b显示了淋巴结内T细胞和B细胞分布区域，以及它们在各区域的主要功能

来源：VV. AA，Trattato di anatomia umana，Edi.Ermes，2007。

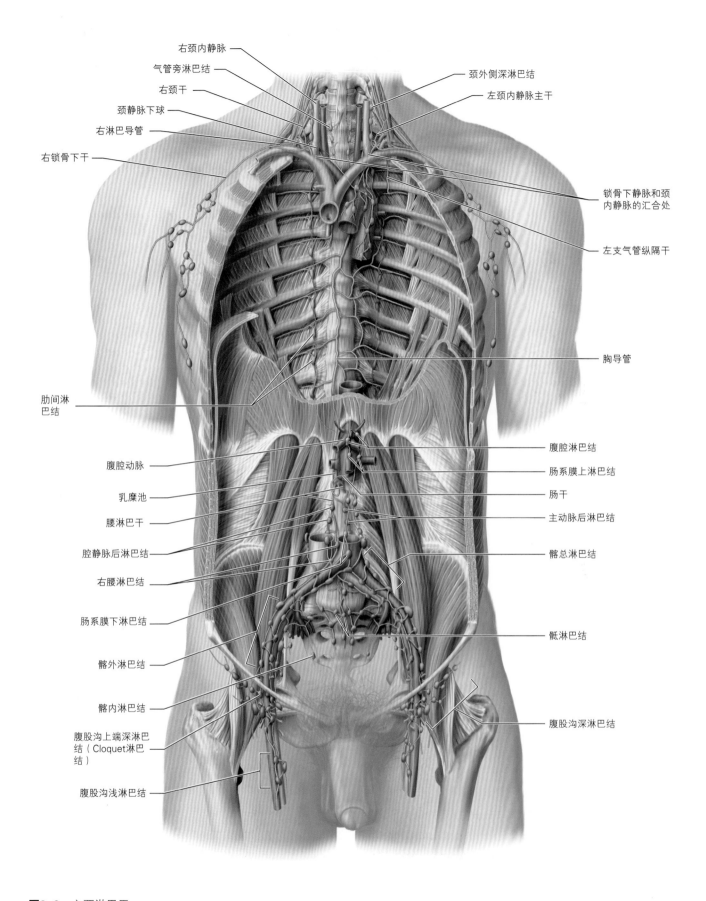

右颈内静脉

气管旁淋巴结

右颈干

颈静脉下球

右淋巴导管

右锁骨下干

颈外侧深淋巴结

左颈内静脉主干

锁骨下静脉和颈内静脉的汇合处

左支气管纵隔干

胸导管

肋间淋巴结

腹腔动脉

乳糜池

腰淋巴干

腔静脉后淋巴结

右腰淋巴结

肠系膜下淋巴结

髂外淋巴结

髂内淋巴结

腹股沟上端深淋巴结（Cloquet淋巴结）

腹股沟浅淋巴结

腹腔淋巴结

肠系膜上淋巴结

肠干

主动脉后淋巴结

髂总淋巴结

骶淋巴结

腹股沟深淋巴结

图2-6 主要淋巴干

右淋巴导管收集右上肢、右胸腔和右头颈部的淋巴，最终汇入右侧锁骨下静脉与右侧颈内静脉汇合处（图2-6，图2-7）。来自双下肢和左胸腔、左上肢、左头颈部的淋巴流入胸导管（图2-6，图2-8）。

淋巴系统分布有浅表和深层网络。与静脉系统相比，淋巴系统只回流肢体10%的液体，其中80%在浅表淋巴系统回流，其余20%在深层淋巴系统回流。外围区域每天产生约5～6 L淋巴，在淋巴结中被浓缩50%，这可使流向胸导管的淋巴减少到每天2～3 L。

2.2 解剖体征

为了更好地进行手法淋巴引流操作，下面先了解相关的解剖特征。

2.2.1 上肢

上肢淋巴管避开腋淋巴结直接流向锁骨上淋巴结，称为短型淋巴管束（short cephalic pathway）。

16%的人手浅表淋巴网注入腋淋巴结后流向锁骨上淋巴结，称为长型淋巴管束（long cephalic pathway）。这就是上臂水肿不累及手的原因（图2-9）。

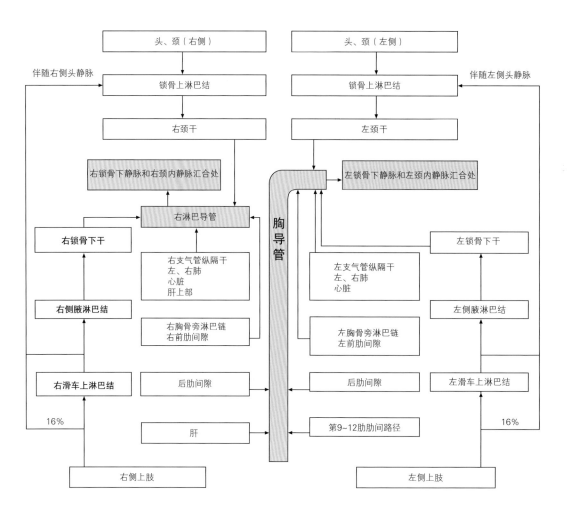

图2-7 上半身的淋巴回流

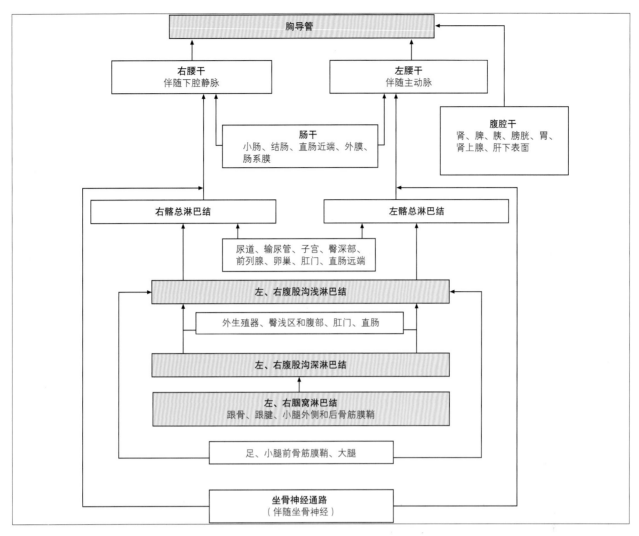

图2-8 汇入胸导管的淋巴管

来源：Lymphatic vessels of the thoracic duct。

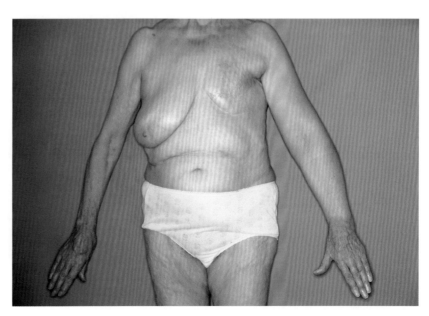

图2-9 因为头侧长路径的存在，所以上肢水肿不累及手

上臂后侧的肱三头肌淋巴管，离开手臂后继续上升到后胸浅表部，穿过小圆肌处的淋巴结，注入肩胛下淋巴结或后肋间淋巴管（后者不常见）（图2-10）。

在手部，手掌的远端沿指间间隙向近端引流，与手背相连，并流至手腕、手臂前侧。手掌的近端直接流向手腕（图2-11）。

2.2.2 下肢

伴随坐骨神经的淋巴管不经过腹股沟淋巴结而直接与髂淋巴管相连（图2-8）。这使其在腹股沟淋巴结切除或损伤时常被累及，如涉及腹股沟区的放疗。

由于这种情况，直肠、臀部及伴随股深动脉的淋巴管，不能充分引流淋巴液——这是近端水肿覆盖臀部或生殖器的唯一原因。

2.3 浅表淋巴系统

浅表淋巴系统分布在不同的淋巴区域或象限，每一个象限内的淋巴液都流向该区域的淋巴中心，这是特别有意义的，因为手法淋巴引流治疗过程中可以利用这个特点。象限间的边界称为分水岭（图2-12）。

皮肤淋巴系统由三个相互重叠的淋巴管网络组成。毛细淋巴管网与前淋巴集合管连接，而前集合管又与皮下浅表淋巴管相连。该系统从浅层延伸至深层，但不超过真皮层，并将淋巴引流至相应象限的分支淋巴中心（图2-13，图2-14）。

这些象限并不完全独立。在不同象限的前淋巴集合管之间可以观察到许多吻合（图2-15），但在浅表毛细淋巴管层面，这种吻合现象不再存在。两个不同象限的集合管之间吻合并不常见。

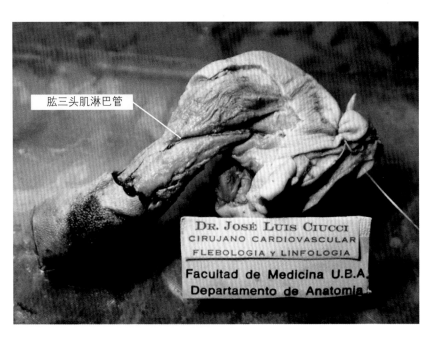

图2-10 肱三头肌淋巴管离开手臂上升至后胸部，穿过位于小圆肌的淋巴结注入肩胛下淋巴结或后肋间淋巴管
来源：courtesy of J. L. Ciucci。

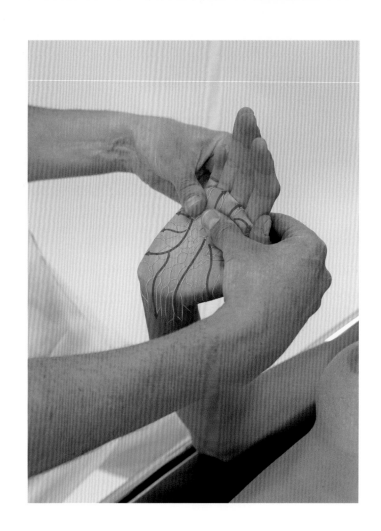

图2-11 手的淋巴引流通路

因此，这是一个均匀贯穿于整个人体的双向毛细淋巴管网络。由于两个象限淋巴管之间很少吻合，根据流体阻力定律，在正常情况下，每个区域的淋巴都会引流到该区域的淋巴中心。然而，病变可能会引起淋巴引流的变化，发生反流（逆流）（图2-16，图2-17）。瓣膜无法阻挡淋巴管扩张后的反流，淋巴通过前淋巴集合管和浅表毛细淋巴管，流向相邻的正常象限，淋巴在这些象限中部分自发地重新定向，可通过手法淋巴引流重建淋巴引流路径。

此外，肢体深层（筋膜下）淋巴系统与浅表（筋膜上）淋巴系统也存在淋巴管吻合。与静脉系统不同的是，穿静脉使血液能从浅静脉流向深静脉，而这些"穿支淋巴管"可将深层淋巴管的淋巴运送到皮肤浅表淋巴管网。这就是筋膜下从未发现淋巴水肿的原因之一。

淋巴静脉吻合术的功能有效性尚未得到证实，一些作者仅在淋巴结病变的情况下对其进行了放射学研究。

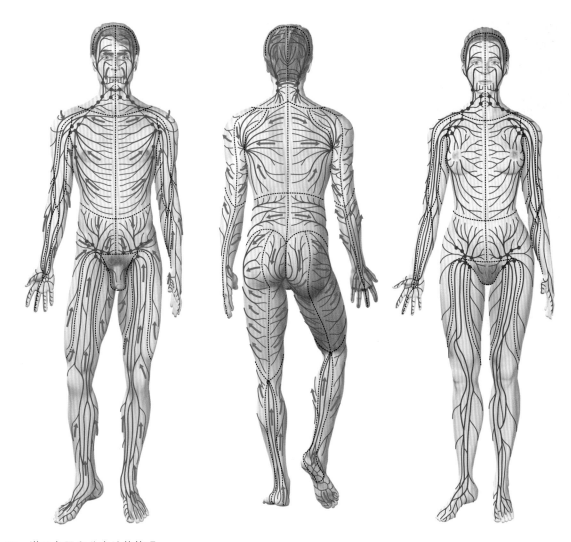

图2-12 淋巴象限和分水岭整体观

来源：S. Kubik。

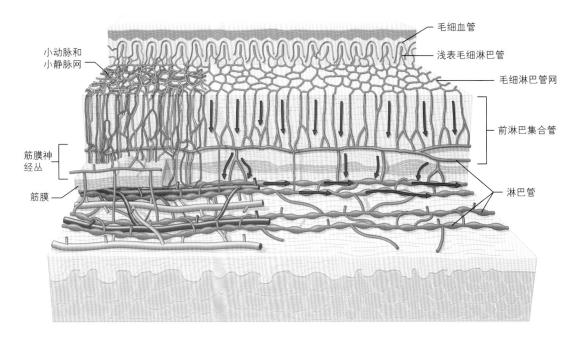

毛细血管

浅表毛细淋巴管

毛细淋巴管网

前淋巴集合管

小动脉和小静脉网

筋膜神经丛

筋膜

淋巴管

图2-13 浅表淋巴系统正常淋巴流向

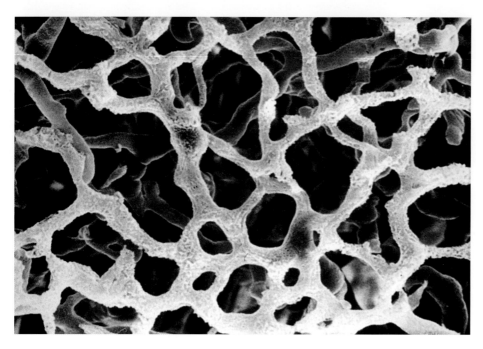

图2-14 浅表毛细淋巴管电
子显微图片
来源：A. Castenholz。

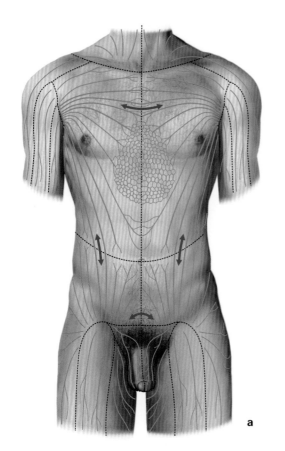

a

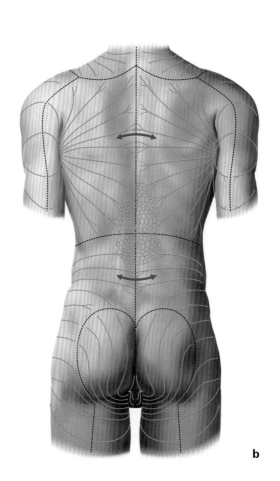

b

图2-15 淋巴象限和分水岭：前胸部（**a**）和背部（**b**）

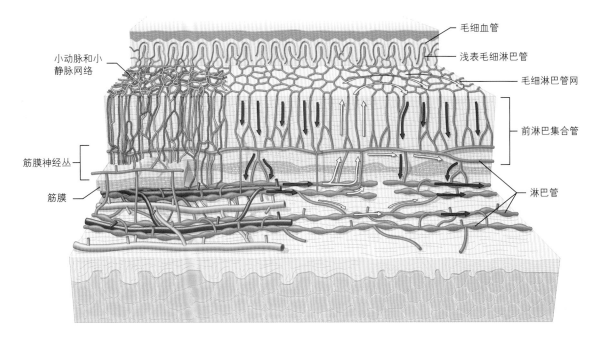

小动脉和小
静脉网络

筋膜神经丛

筋膜

毛细血管

浅表毛细淋巴管

毛细淋巴管网

前淋巴集合管

淋巴管

图2-16 因病变阻断淋巴管内淋巴流动，使淋巴从淋巴管反流到浅表毛细淋巴管

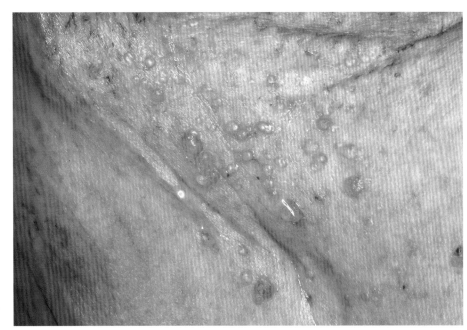

图2-17 因反流而破裂的淋巴
囊肿

参考书目

Földi M,Casley-Smith JR. Lymphangiology. Stuttgart: Schattauer; 1983.

Földi M, Földi E, Kubik S. Textbook of lymphology. München: Urban & Fischer; 2006.

Janbon C, Cluzan R-V. Lymphologie. Paris: Masson; 1994.

Weissleder H, Schuchhardt C, eds. Lymphedema, diagnosis and therapy. Köln: Viavital; 2007.

第3章
血管生理学

静脉循环系统和动脉循环系统在解剖学和生理学上有显著差异；这种差异在下肢尤其明显（图3-1）。

在强大的左心室泵的驱动下，动脉循环具有快速而丰富的血流。而静脉循环必须对抗由不同因素组合产生的阻力，使得血流速度减缓（图3-2）。例如，全身静脉血流速度在腔静脉中最快，其血流速度（约7~8 cm/s）仅为主动脉血流速度（约22 cm/s）的1/3。

尽管与动脉相比，静脉的体积更小，血流速度更慢，但血流动力学总体还是保持平衡的。其一是下肢的静脉比动脉多；其二是只有35%的总血容量位于心脏和动脉，余下的65%位于静脉。静脉循环系统相比动脉循环系统在单位时间内运送的血容量总是有延迟，所以动脉和静脉循环之间总有一个时间间隔。这种循环延迟使静脉系统成为一个"蓄水池"，同时在静脉循环系统与动脉循环系统间创造了一个组织间隙毛细血管半静态循环区域。此区域内血流速度下降到0.3 mm/s，主动脉血流速度约是其的700倍；平均血压为22 mmHg，约为主动脉收缩压

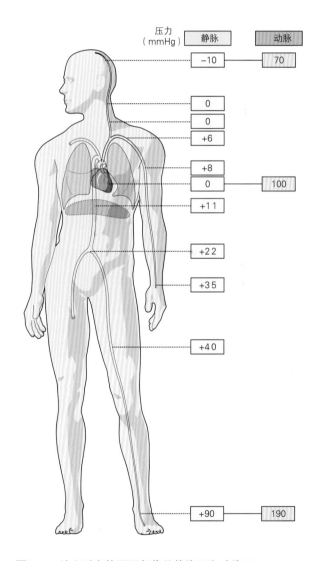

图3-1 站立时身体不同部位的静脉压和动脉压

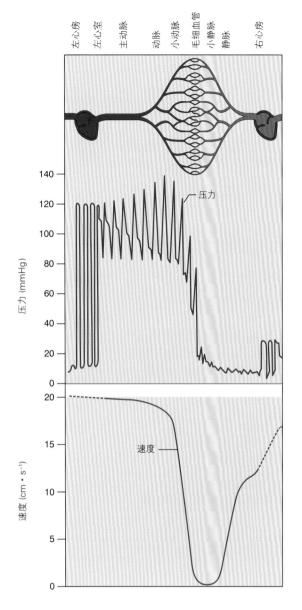

图3-2 不同区域的血压曲线（蓝色）和血流速度曲线（红色）

来源：E. D'Angelo, A.Peres, FisiologiaMolecole, cellute e sistemi, Edi. Ermes, 2007。

的1/5（图3-2）。此区域中存储了5%~6%的循环血量（300~350 mL血液）。这300~350 mL血液，每3 s更新一次，是血容量中最重要的部分，因为氧气和营养物质需要通过毛细血管壁才

触变性:某些凝胶在机械搅拌过程中变成液体，静止时又回到凝胶状态的特性。

能进入组织间隙，而分解代谢产物则被淋巴和血液循环吸收。

由于不同的浓度和压力梯度产生了毛细血管交换（每天约80 000 L水）。组织间隙毛细血管区域血液循环显著减缓，是血液交换的地方。

在正常条件下，毛细血管网可根据代谢需要进行调节。一个成年人活动状态下毛细血管可进行交换的表面积约为1000 m²，是静息时的10倍。

3.1 组织间隙

组织间隙的成分在凝胶和液体（触变性）之间保持着完美的平衡，因此形成了对基质循环的水力阻力，其体积占身体体积的20%。

组织间隙结构由3种纤维组成——胶原蛋白纤维、网状蛋白纤维和弹性蛋白纤维。因为组织间隙是液态和凝胶之间不定型的松散的混合结构，所以其能够自由地扩散到血管前循环通道（前淋巴管）。正常的淋巴回流对此区域的物质交换非常关键。

据估计，每天形成的初级淋巴液中蛋白质浓度约为20 g/L。在24小时内，几乎所有的血浆分子都会在组织间隙、血液、淋巴管，以及淋巴结系统间进行交换，因此可以说体内存在真正意义上的蛋白质循环。

3.2 毛细血管通透性

尽管主动脉、大动脉和小动脉没有通透性，但毛细血管有内皮细胞间隙和窗孔（fenestrae），允许氧和二氧化碳等小分子物质，以及白蛋白和γ球蛋白等较大分子物质的交换。

所有器官的毛细血管都有相应的通透性。脾

和肝的毛细血管存在较大的内皮细胞间隙和窗孔，其通透性最大。相反，中枢神经系统的毛细血管几乎没有通透性，只允许氧、葡萄糖和二氧化碳等小分子物质通过。肌肉、皮肤和其他器官的毛细血管通透性介于这两者之间。

蛋白质浓度与不同器官组织间隙通透性的关系见表3-1。

表3-1 不同器官的淋巴蛋白质浓度	
器官	浓度（g/dL）
肝	4~6
肌肉	2~4
皮肤	2~4
大脑	0~1

来源：U.Herpertz,Ödeme und Lymphdrainage,Diagnose und Therapie von Ödemkrankheiten, Schattauer 2006。

毛细血管动脉端滤过（超滤）到组织间隙的液体90%由毛细血管静脉端重吸收（图3-3）。其余10%的液体和其他物质，如蛋白质、代谢产物、病毒或细菌，通过淋巴管运输（图3-3）。这些百分比综合参考了通透性、直立状态等不同因素的影响。一旦进入淋巴管，组织液就称为"淋巴"。

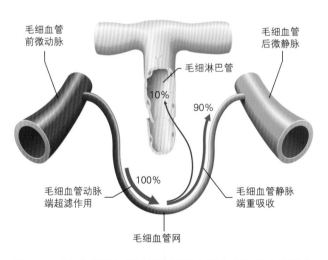

图3-3 毛细血管组织间隙循环区是血液与组织发生物质交换的区域：经毛细血管动脉端滤过的液体90%在毛细血管静脉端重吸收。剩下的10%进入初始淋巴管。如果静脉端重吸收受到干扰（静脉功能不全、右心衰竭），淋巴管通过增加淋巴管功能，排空组织间液

血管窗孔的平均直径8~10 nm不等。血中蛋白质包括白蛋白和球蛋白。白蛋白平均直径为7 nm，是代谢过程中产生的水、酶、激素、矿物质、脂质和过氧化脂质（自由基）的转运系统。丙种球蛋白参与免疫防御。如果蛋白质在组织间隙停留太久，结缔组织就会发生改变；因此，组织需要一个功能最佳的淋巴系统。

3.3 经毛细血管的交换过程

一般来说，有3个理化过程确保毛细血管中物质的交换：①扩散；②胞饮作用；③滤过/重吸收。

第一个过程是代谢产物、营养物质、气体、液体的交换，是通过分子布朗运动进行扩散（不需要能量）。其关键条件是毛细血管壁的通透性。参与交换的血管表面积、浓度、温度和分子大小的差异是影响这种转运的主要因素。

第二个过程是胞饮作用——液体或颗粒通过毛细血管膜的小泡主动转运。此过程需要能量。

第三个过程是跨毛细血管滤过/重吸收。

三个过程发生障碍会引起大多数不同类型的水肿。

有必要澄清一些基本术语，以便了解不同类型水肿的进展与毛细血管交换的病理生理学关系（表3-2）。

2/3的血浆蛋白参与日常循环：血液－组织间隙－淋巴管－淋巴结－胸导管－血液。

表3-2 经毛细血管转运机制的一些定义
扩散：分子通过渗透膜的被动流动
胞饮作用：液体或分子通过囊泡的主动运输
滤过：毛细血管内的流体静力压使血浆通过毛细血管壁进入组织间隙
重吸收：毛细血管内的胶体渗透压使液体从组织间隙进入毛细血管
流体静力压：液体在所有接触面上压力平衡时的压力
渗透：两种不同浓度的液体通过半透膜扩散
胶体渗透压：蛋白质溶液施加的渗透压。血液和组织间隙的胶体渗透压与蛋白质浓度成正比

3.3.1 动脉血压和外周阻力

心脏舒缩运动产生的平均血压约为100 mmHg。此压力在外周区域持续存在，在前毛细血管小动脉中降至70 mmHg左右。随后血液进入毛细血管区域时，毛细血管前括约肌的作用将压力降至约30 mmHg（图3-2）。一方面，毛细血管前括约肌可维持外周区域的阻力，进而维持中心压力；另一方面，让毛细血管系统不承受过高的压力（框3-1）。

框3-1 静脉压和正常水肿

卧位时（平卧）下肢毛细血管和静脉压很低。直立状态下（站姿），由于血液的重量，即使瓣膜系统功能正常，静脉压也会增加，这对毛细血管压力有显著影响。在这种情况下，整个毛细血管表面变成一个滤过区，从而导致结缔组织充盈，称为正常水肿。正常水肿有两种控制机制：

（1）主动机制：①淋巴管舒缩运动的激活；②毛细血管前括约肌闭合，动静脉吻合口直接打开，毛细血管分配系统分流。

（2）被动机制：结缔组织因组织间隙流体静力压升高和胶体渗透压降低而充盈，导致滤过减少和重吸收增加。

3.3.2 从毛细血管到心脏的血压

毛细血管前括约肌使流入毛细血管的血量显著减少。当血液进入毛细血管时血压约为30 mmHg。血液在毛细血管的流动过程中血压逐渐降低，在出口处达10 mmHg左右。血液进入静脉循环，血压持续下降，直至到达心脏，此时血压约为0 mmHg（图3-2）。在右心房舒张期，血压甚至可为负值。

3.3.3 渗透和胶体渗透压

渗透是水通过半透膜被动地扩散到另一种粒子溶液如糖、盐、蛋白质等溶液中，以平衡浓度差异。扩散是不同物质在水溶液中的无阻碍交换。与扩散不同的是，由于存在半透膜，渗透交换更加困难。因此，必须有一个压力差来进行滤过和重吸收。在蛋白质溶液中，此压力差称为胶体渗透压。

"胶体"是血管中由大量的原子（$10^3 \sim 10^9$）组成的分子，含70 g/L蛋白质的血液大约可产生20 mmHg的血压。蛋白质是血浆和组织液中唯一对毛细血管膜有渗透效应的物质。因此，血浆和组织液间不同蛋白质浓度产生的胶体渗透压可阻止渗透过程。

3.3.4 平衡

毛细血管动脉端内的平均流体静力压约为30 mmHg，可使水和蛋白质流入组织间隙。因此，流体静力压高于胶体渗透压有助于滤过。

在毛细血管静脉端，血压小于10 ~ 15 mmHg，低于胶体渗透压，导致重吸收。滤过和重吸收之间的平衡称为Starling平衡（图3-4）。

除了上述压力（毛细血管流体静力压和由血浆蛋白引起的胶体渗透压）外，组织间隙压也会

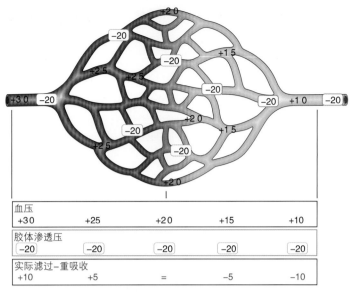

血压				
+30	+25	+20	+15	+10

胶体渗透压				
−20	−20	−20	−20	−20

实际滤过−重吸收				
+10	+5	=	−5	−10

a

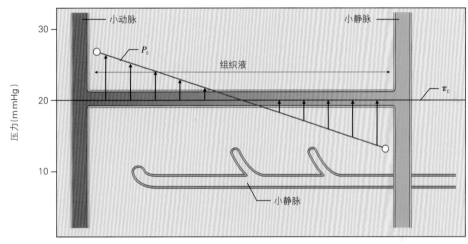

b

图3-4 Starling平衡。**a.**毛细血管血压（P_c）和胶体渗透压（兀$_c$）是静脉和动脉网中的主要对抗力量。**b.**在进行滤过的小动脉处（箭头指向间隙），毛细血管血压占优势，而对滤过液体进行重吸收的小静脉处（箭头指向毛细血管），胶体渗透压占优势。多余组织液形成淋巴，通过淋巴管回流

来源：**b**来自 E. D'Angelo，A. Peres，Fisiologia Molecole，cellule e sistemi，Edi.Ermes，2007。

影响Starling平衡。首先，正常情况下组织中的流体静力压在（−2）~（+2）mmHg之间；其次，胶体渗透压来源于组织间隙的蛋白质。由于组织间隙中的蛋白质浓度变化很大，因此很难评估胶体渗透压。正常情况下，器官内的蛋白质水平变化很大（表3-1）；在病变时，如创伤性或炎性组织损伤，蛋白质含量升高。

3.3.5 平衡的破坏

平衡并不是所有情况下都成立。了解滤过和重吸收分子交换过程中所涉及的4种压力类型可帮助我们推断出可能影响Starling平衡的因素。

毛细血管前括约肌扩张（主动性充血）使毛细血管流体静力压升高，滤过面积增大，从而减少重吸收面积，最终导致血浆内液体向组织间隙流动。这可通过增加淋巴管扩张来平衡。淋巴循环系统代偿不足会引起水肿。

静脉衰竭或心力衰竭或长时间直立状态（被动性充血）会增加毛细血管系统出口压力，进而增加毛细血管流体静力压，使滤过面积扩大，重吸收面积减少。血浆滤入组织间隙增加淋巴负荷，并产生如上所述的淋巴管吸收增加。

相反，在血容量不足的情况下，血浆胶体渗透压增加，毛细血管进行重吸收。

肾脏、肝脏或肠道疾病，慢性营养不良，低蛋白血症可导致与毛细血管流体静力压相关的胶体渗透压降低，从而增加水肿（低蛋白血症性水肿）的风险。

最后，必须注意的是，一些组织如皮肤、肌肉或肺，组织间隙的胶体渗透压和与液体接触的多糖半透膜（高度亲水的纤维涂层包裹的细胞膜）的胶体渗透压不同，它们是不同的胶体渗透压组织液（Michel–Weinbaum模型）。

Starling平衡具有动态特性及对干扰的敏感性，其初始模型对研究毛细血管膜中血管交换的动力学及不同水肿的病因具有重要意义。

 在主动性充血、被动性充血或低蛋白血症的情况下，Starling平衡的变化引起毛细血管滤过的增加。这可导致组织间隙积液，淋巴负荷增加，水肿风险增加。

3.4 淋巴的形成及运输

淋巴管系统对间质蛋白的转运和免疫系统功能有至关重要的作用。

3.4.1 淋巴液的形成

淋巴管起于组织间隙，当前淋巴管被内皮细胞覆盖时形成初始淋巴管，组织间隙中的液体和蛋白质经前淋巴管进入毛细淋巴管形成淋巴液（见第2章2.1）。连接细胞外基质与内皮细胞的纤锚施加的径向应力引起毛细淋巴管扩张，打开组织液流入毛细淋巴管的通道。水肿引起的组织扩张越

明显，纤锚产生的张力越大，内皮细胞间的开口就越宽。毛细淋巴管的末端呈囊状或手套状相互交错，是不稳定的节段，在静止状态时呈标准形态，活动状态时向组织间隙开放（图3–5）。

毛细淋巴管壁由非常薄的一层基膜构成，基膜上面有一层特殊的内皮细胞，内皮细胞连接处可以打开，使内淋巴部位与前淋巴管相通，以便于液体的进入。纤锚可防止毛细淋巴管腔的塌陷。毛细淋巴管像真空吸尘器一样，吸收组织间隙中的蛋白液（图3–5）。

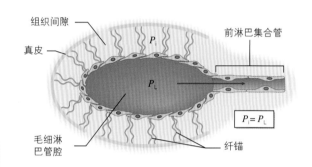

a

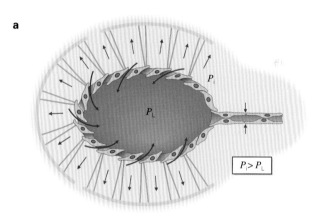

b

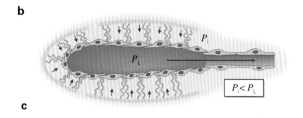

c

图3–5 毛细淋巴管在三种不同的功能状态下。**a.**组织间隙压（P_i）和毛细淋巴管内压力（P_L）处于平衡状态。**b.**P_L增加，连接细胞外基质与内皮细胞的纤锚施加的径向应力引起毛细淋巴管扩张，组织液流入毛细淋巴管。**c.**淋巴管运动驱动淋巴液流向前淋巴集合管

淋巴吸收过程尚未完全了解。毛细淋巴管区域的淋巴管形成的泵效应、渗透因素、扩散现象，以及组织按摩对这一运动的影响至今仍是专家们研究的课题。

3.4.2 淋巴管肌性运动

淋巴管肌性运动是指淋巴管系统的自发收缩。由于淋巴管壁中存在平滑肌细胞，前淋巴集合管，尤其是淋巴干和淋巴管具有肌性运动，因此淋巴管具有肌源性的协调收缩运动。淋巴管的收缩使下一个瓣膜开放，淋巴流向下一个淋巴管，以此类推依次收缩（表3-3）。当两个淋巴管之间的压力差达到1~2 cmH$_2$O时，瓣膜打开（图3-6）。

表3-3 淋巴转运机制：内在因素
✓由位于淋巴管壁的起搏器引起自发性收缩（基本节律：2~3次/min）
✓由来自交感神经系统的肾上腺素能神经支配
✓刺激肌肉引起淋巴管壁扩张（弗-斯二氏机制）（图3-7）
✓组织神经递质（血清素、缓激肽、前列腺素等）等介质刺激肌肉

肌源性运动是淋巴系统内淋巴流动的驱动力，收缩的频率随着内淋巴压力的增加而增加。因此，如果压力急剧增加，就会导致淋巴管的痉挛性运动。淋巴液的累积有助于淋巴管运动，促进间质蛋白吸收（图3-5，图3-7）。

淋巴的转运量取决于两个因素：①淋巴管的收缩频率；②淋巴管每次收缩时排出的体积（收缩幅度）。

淋巴回流速度（单位时间淋巴回流的体积）

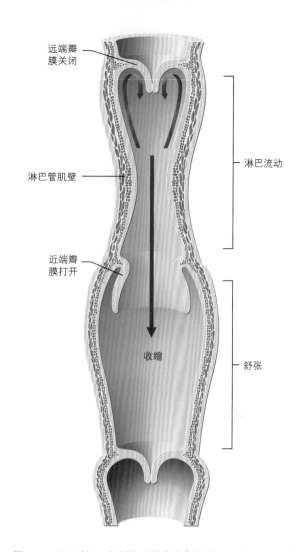

图3-6 肌源性运动使淋巴管收缩与松弛（舒张）产生淋巴管运动，进而促进淋巴流动

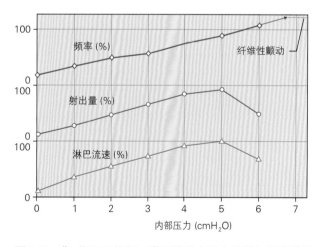

图3-7 弗-斯二氏机制：淋巴管壁内压力的增加促进淋巴回流，具体表现为淋巴管收缩频率和排出量增加
来源：改良自M.G. McHale，I.C.Roddie，J Physiol 1976；261:255-269。

由淋巴管收缩的幅度和频率决定。静息时，淋巴管收缩频率为2~3次/min，受刺激可达静息时的10~15倍。类似心肌，任何刺激都可增加淋巴管收缩的频率和幅度。增加的组织液可刺激淋巴管调整自身运动。

其他可影响淋巴管运动及淋巴回流的外在因素见表3-4。

表3-4 淋巴转运机制：外在因素
✓ 肌肉泵作用：随主动和被动运动而增加
✓ 关节泵作用：随主动和被动活动而增加
✓ 呼吸系统泵作用：吸气和呼气时淋巴流量增加
✓ 进入心脏右侧的负压：将淋巴吸向胸导管和右淋巴导管

3.5 淋巴负荷

淋巴负荷由水负荷和蛋白质负荷组成。总负荷是为了避免水肿而须回流的淋巴液体积。除了水和蛋白质，淋巴还含有脂质、细胞（淋巴细胞、巨噬细胞、肿瘤细胞）、碎屑（细胞降解和代谢废物，如过氧化脂质）和异物（细菌、病毒等）（表3-5）。

表3-5 淋巴负荷的组成
✓ 水
✓ 蛋白质
✓ 脂质
✓ 细胞
✓ 外源性物质

单位时间内转运的淋巴负荷量，称为淋巴流速。淋巴流速随经淋巴管转运的组织液量的变化而变化。

淋巴管系统可转运的最大淋巴液量称为淋巴

转运能力。正常情况下，淋巴转运能力远超转运量。因此，体内有一个相当大的转运能力储备，称为淋巴功能储备（图3-8）。当储备耗尽时，转运量超过转运能力，引起水肿（见第4章）。

 所有组织间隙中的蛋白分子都通过淋巴系统转运。

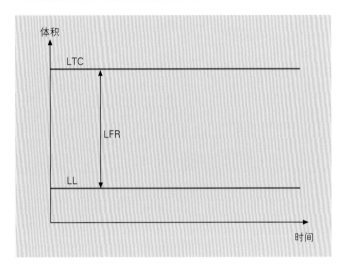

图3-8 正常情况：淋巴转运能力（LTC）明显高于淋巴负荷（LL），确保淋巴功能储备（LFR），防止水肿

3.6 淋巴系统的功能

淋巴系统是血浆蛋白从毛细血管中滤出后返回血液的唯一途径（约300 g/24 h）（图3-9）。

进入淋巴管前，流入组织间隙的正常蛋白质包括组织破坏和重建产生的蛋白质、激素和酶，还包括炎症或创伤导致组织损伤时释放的蛋白质，或其他"有毒"蛋白质，如接种疫苗、昆虫叮咬、涂抹面霜和乳液，甚至文身或注射后产生的蛋白质。组织间隙中蛋白质的这种转运是淋巴系统独有的，对身体至关重要。外源性物质（如细菌、病毒、蛋白质或任何其他有毒或传染性物质）通过淋巴网络流动使机体有机会快速有效地启动免疫防御机制，如抗体的形成。这一过程是通过淋巴结和淋巴管壁上的巨噬细胞精准控制实现的。感染被局部控制，而免疫系统的作用有助于长期预防。

淋巴回流障碍引起淋巴水肿会降低局部免疫防御能力。同时，机体也不能清除体内细胞代谢产生以白蛋白为转运蛋白的致癌物质，如过氧化脂质。这些物质长久累积在组织间隙中使组织有发生恶性肿瘤的危险。

淋巴系统是肿瘤的第一道屏障，在预防肿瘤广泛性扩散方面发挥着重要作用。

淋巴系统的另一个功能是承担机体10%的细胞外液转运（静脉系统为90%），这对蛋白质和其他物质（脂类、碎屑等）的转运至关重要。因此，淋巴水肿的治疗不建议使用利尿剂，因为利尿剂会使淋巴系统缺乏水来运输蛋白质。

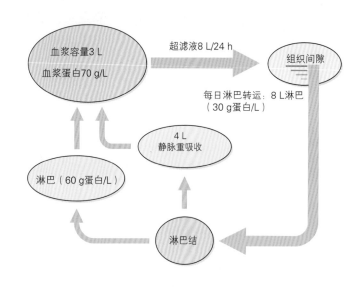

图3-9 血浆蛋白在血液、组织间隙和淋巴管之间的转运

 因为淋巴系统的转运功能，尽管Starling平衡不稳定，机体发生水肿的可能性也很小。

参考书目

Adamson RH, Lenz JF, Zhang X, Adamson GN, Weinbaum S, Curry FE. Oncotic pressures opposing filtration across non-fenestrated rat microvesscls. J Physiol 2004; 557: 889-907.

Hu X, Adamson RH, Liu B, Curry FE, Weinbaum S. Starling forces that oppose filtration after tissue oncotic pressure is increased. Am J Physiol Heart Circ Physiol 2000; 279(4): H1724-36.

Levick JR. An analysis of the interaction between interstitial plasma protein, interstitial flow, and fenestral filtration and its application to synovium. Microvasc Res 1994; 47(1): 90-125.

Schad H. Physiologie der Lymphbildung und der Lymphströmung. Phlebologie 1996; 25: 213-21.

淋巴水肿是指淋巴管系统功能不全时无法引流组织液而产生的水肿。虽然水肿通常因淋巴循环系统功能不全引起，但并不是所有水肿都是淋巴水肿（见第5章5.2）。

淋巴水肿可能由3种情况引起：①淋巴负荷过大；②运输能力不足；③两者兼而有之。

因此，需要区分淋巴管系统功能不全的3种形式（正如Földi所确定的那样）。

4.1 淋巴系统动力不足

当淋巴负荷的病理性增加超过淋巴管的正常输送能力时会产生淋巴管动力不足。在这种情况下，淋巴管在解剖和功能上都是正常的，但它们不能转运增加的淋巴液（图4-1）。这种功能不全导致低蛋白软性水肿，Stemmer征阴性（见第5章），如肾、心脏或静脉功能衰竭及低蛋白血症引起的水肿。

在血管扩张或血管系统渗透压升高（炎症、特发性周期性水肿）的情况下，动力不足可能会导致高蛋白淋巴水肿。

淋巴循环受阻会导致各器官的病理性淋巴瘀滞。然而，内脏水肿研究的困难阻碍了这一学科的发展。

4.2 淋巴系统机械运动下降

其特点是淋巴负荷正常的情况下，转运能力低于转运淋巴负荷所需能力（图4-2）。转运能力下降的原因有：

（1）发育不良导致的结构改变，外科手术、感染（淋巴管炎）或创伤、放射治疗（简称放疗）等影响淋巴结和（或）血管的结缔组织病变（器质性机械功能不全）。

（2）炎症导致的痉挛，麻醉、药物或中毒引起的淋巴管疼痛或麻痹（功能性机械功能不全）。

这些情况导致高蛋白淋巴水肿，Stemmer征阳性。

因淋巴系统的机械运动下降或混合性淋巴系统功能不全引起的高蛋白水肿，3周后组织纤维化引起不可逆的结缔组织增生。

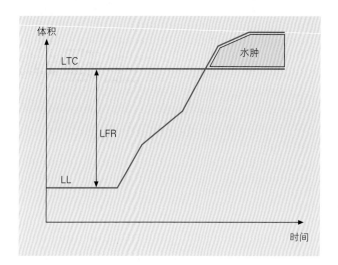

图4-1 淋巴系统动力不足。淋巴负荷（LL）超过正常淋巴转运能力（LTC）。即使淋巴管功能正常，也会产生水肿。LFR：淋巴功能储备

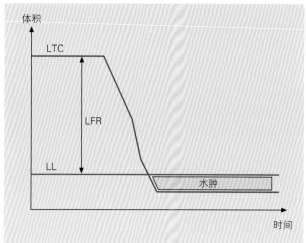

图4-2 淋巴系统机械运动下降。淋巴管转运能力（LTC）低于正常淋巴负荷（LL）。组织间隙蛋白质含量升高导致水肿。LFR：淋巴功能储备

4.3　混合性淋巴系统功能不全

当淋巴负荷异常升高且淋巴管运输能力病理性下降时，出现混合性淋巴系统功能不全（图4-3）。这种情况的持续存在使组织出现损伤诱发炎症反应，炎症又加重了淋巴功能不全。

慢性静脉功能障碍导致的溃疡性病变使蛋白质和代谢产物在组织间隙的淤积会影响细胞的活性。慢性静脉功能障碍Widmer分期Ⅱ期和Ⅲ期（Stemmer征阳性）是这种混合性淋巴系统功能不全的典型例子。其他还有急性炎症（创伤、手术、硬皮病、风湿性疾病引起的多关节炎、复杂性区域性疼痛）、特发性周期性水肿，以及创伤或炎症引起淋巴负荷增加、淋巴系统机械运动下降导致的水肿。

4.4　淋巴引流正常的淋巴水肿

淋巴转运能力下降和功能储备减少但仍能转运淋巴负荷，无明显水肿的一种病理状态，称为

水肿前期或潜伏期，一般在影响淋巴系统的手术（如腋窝或腹股沟淋巴结切除术）后出现。这种情况不一定导致淋巴水肿，但功能储备减少会极大增加淋巴水肿的风险。

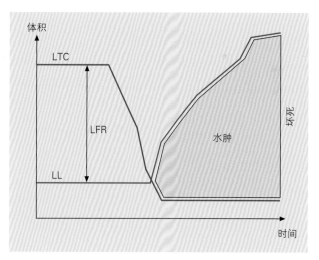

图4-3 混合性淋巴系统功能不全。淋巴负荷（LL）升高，淋巴转运能力（LTC）病理性降低。组织存在很高的坏死风险。LFR：淋巴功能储备

 实验表明，在接受放射治疗的部位，淋巴组织的再生明显减少。这种情况下，即使是轻微的创伤也可能导致淋巴组织损伤。

参考书目

Földi M, Casley-Smith JR. Lymphangiology. Stuttgart: Schattauer; 1983.

Földi M, Földi E, Kubik S. Textbook of lymphology. München: Urban & Fischer; 2006.

Herpertz U. Ödeme und Lymphdrainage, Diagnose und Therapie von Ödemkrankheiten. Stuttgart: Schattauer; 2006.

Janbon C, Cluzan R-V. Lymphologie. Paris: Masson; 1994.

Weissleder H, Schuchhardt C, eds. Erkrankungen des Lymphgefäßsystems. Köln: Viavital; 2006.

Weissleder H, Schuchhardt C, eds. Lymphedema, diagnosis and therapy. Köln: Viavital; 2007.

第5章
水肿的临床症状

水肿是指液体在组织间隙或细胞内积聚。90%的水肿为组织间隙水肿，10%的水肿为细胞内水肿。

组织间隙水肿是指在主动或被动充血的情况下组织液积聚引起的可见和可触及的水肿，按压会出现凹陷。例如，在流体静力压正常的情况下，长时间站立出现的水肿。在病理学上，水肿通常伴随心力衰竭、肾衰竭、肝衰竭、严重的低蛋白血症和静脉功能不全。

水肿的主要原因：①Starling平衡的变化；②毛细血管壁通透性增加（肿胀、组织损伤、激素水平变化）；③淋巴回流异常（淋巴水肿）（表5–1）。

表5–1　水肿的不同原因

✓ 右心衰竭或肾衰竭患者血容量过多伴静脉高压
✓ 静脉和（或）淋巴回流障碍
✓ 创伤后或炎症后充血
✓ 与创伤、炎症或妊娠相关的渗透压升高
✓ 低蛋白血症
✓ 血管神经性水肿（昆克水肿）

5.1　水肿的鉴别诊断

体格检查和病史提示"水肿"症状与不同的病变相关。

5.1.1　病史

为了准确评估水肿的性质和制定治疗措施，应询问患者以下问题：

（1）水肿是什么时候开始出现的？

（2）水肿是怎么出现的？

（3）水肿的发展速度是快还是慢？

（4）水肿是持续性的还是间断性的？

在几天内或数周内突然出现的水肿应考虑是恶性水肿。而在数月或数年内缓慢出现的水肿则是良性水肿的特点。急性水肿大多出现在炎症（细菌或其他感染）、创伤或手术后，或与风湿性自身免疫性疾病相关。慢性水肿相比其他类型的水肿较为少见。

（5）是否存在诱发因素？确切的因素是什么？

（6）水肿是否伴有疼痛？是哪种性质的疼痛？

老年人最常见继发于心力衰竭的水肿。由于淋巴系统的动力性功能不全，导致周围静脉高压，表现为下肢对称性水肿。静脉功能不全（动力性或混合性）是水肿的第二常见原因。

慢性淋巴水肿或静脉水肿时，会因营养不良而引起皮肤营养失调。原因是细胞和血管之间的距离逐渐增加，组织碎屑不能完全清除。

（7）发生疼痛的部位和时间？水肿快速进展并伴有疼痛提示存在急性病变（深静脉血栓形成、感染等）。一般，淋巴水肿不伴有疼痛。

（8）是双侧水肿吗？是对称性的吗？

（9）是远端水肿还是近端水肿？双侧性和对称性水肿是广泛性水肿的特点（低蛋白性水肿、激素源性水肿、药物相关性水肿、心源性水肿、肾衰竭引起的水肿等）。单侧水肿则可排除大多数内科疾病的可能。

（10）夜间水肿是否减轻？仅淋巴水肿和脂肪水肿（lipedema）的情况下，抬高四肢时水肿少有或者没有变化。

（11）水肿部位的皮肤是否出现异常？有没有颜色改变？当很快出现红肿时，提示可能存在感染性皮肤病。这种情况属于医疗急症。当发红在几个月的过程中缓慢发展时，则可能是恶化或炎症反应造成的淤积性皮炎。出现上述任何一种情况时，检查者必须联系专科医生。在下列情况下，皮肤会出现不同的症状：慢性静脉衰竭（踝周毛细血管扩张、赭色皮炎、溃疡）、丹毒（弥漫性红斑）、癌性淋巴管炎（线性红斑）、淋巴管肉瘤（血肿）、动脉病变（苍白）。

（12）患者是否有其他并发症？正在接受治疗吗？正在服用什么药物？

5.1.2 体格检查

患者必须完全脱掉衣物。应在患者站立体位下进行检查，以便发现骨科问题（脊柱、腰部、四肢的问题，关节强直，扁平足等）。这些可能是水肿发生的决定性因素，因此应与水肿同时治疗。鉴别与水肿（踝周毛细血管扩张、赭色皮炎、溃疡）相关的静脉功能不全症状至关重要。

然后，患者卧位，治疗师注意观察水肿部位，检查皮肤的颜色和状况，察看瘢痕、淋巴系统功能不全及静脉或动脉衰竭的迹象（表5-2）。对水肿累及区域的体表特征进行分析有助于诊断下肢水肿的病因（请参阅本章末的"水肿鉴别诊断指征"）。

表5-2 水肿部位的检查
✓ 检查水肿是以近端为主还是以远端为主
✓ 检查瘢痕，瘢痕的大小和状况
✓ 察看受影响组织的界限
✓ 检查浅表静脉网
✓ 检查趾甲和脚底的颜色
✓ 评估关节处皮肤皱褶的增厚程度

治疗师应测量四肢的围度以完善检查。为了限制可能的误差范围，所有的测量都应由同一个检查者用同一个卷尺，在精确标示的位置进行测量（见本章末的"四肢围度测量记录"）。公式：

$$\frac{（肿胀肢体围度-健康肢体围度）}{健康肢体围度} \times 100$$

这个公式可以评估肿胀的严重程度[1]；还可以

通过测量肢体浸泡在量筒中时排出水的体积或使用最新的生物阻抗技术来测量水肿体积。生物阻抗技术的可重复性很好，且可以仅测量水肿中的组织液，而不包含骨骼、软组织和肌肉中的液体量。在临床上，尽管肢体围度的测量具有一定的主观性，但因为它操作简单，除了卷尺外不需要其他特殊工具，所以其仍然是主要的参考方法。

5.1.3 触诊

触诊可获得有关皮肤、皮下（水肿、血管、脂肪组织）和腱膜下（肌肉、骨骼、韧带、肌腱）组织的信息。通过凹痕、Stemmer征和皮肤皱褶增厚等准确显示水肿的位置和程度。

凹陷性水肿时，指压水肿部位，凹痕会持续存在（图5-1）。

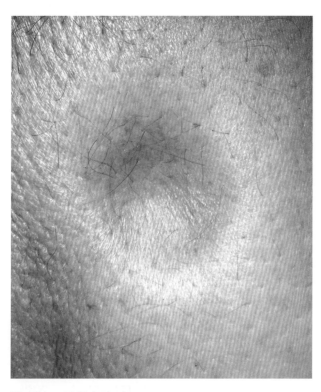

图5-1 凹陷性水肿

对比双侧第2趾近节趾骨，皮肤增厚则为Stemmer征阳性（图5-2a）。这种皮肤皱褶增厚

是皮下蛋白质的积聚和结缔组织的增生引起的纤维化。Stemmer征需要长时间挤压皮肤才能确定，不存在假阳性，也很少出现假阴性。当皮肤纤维化使得检查者的手指不能相互靠近时，则为阳性。需要注意的是假Stemmer征，假Stemmer征在检查时皮肤貌似增厚，但是在长时间挤压过程中，检查者的手指能够彼此靠近。Stemmer征也可以在手指或其他水肿部位检测到（图5-2b）。

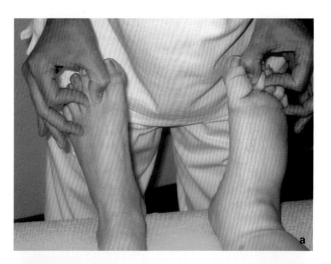

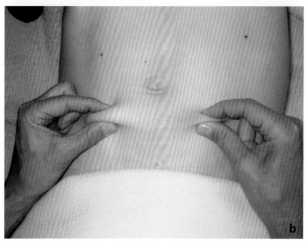

图5-2 **a**.右足Stemmer征。**b**.腹部右侧皮肤皱褶增厚，提示淋巴水肿

高蛋白水肿（组织间液蛋白质超过1 g/dL）和低蛋白水肿（组织间液蛋白质低于1 g/dL）的鉴别诊断很重要。前者与力学性或混合性淋巴功能不全有关。后者可能与淋巴动力不足有关（表5-3）。触诊不足以区分高蛋白水肿和低蛋

白水肿。急性淋巴水肿（高蛋白质）和静脉水肿（低蛋白质）都可能出现凹痕。此外，当水肿后组织液中蛋白质淤积超过4周时会出现结缔组织增生纤维化，因此，可能出现假阴性。

表5-3　基于蛋白质浓度的水肿鉴别诊断	
高蛋白水肿	低蛋白水肿
✓ 炎症（急性或慢性）	✓ 由低蛋白血症导致
✓ 外伤/手术	✓ 心源性、肾源性
✓ 淋巴性	✓ 肝源性
✓ 与静脉功能不全相关（第二和第三阶段）	✓ 与静脉功能不全相关（第一阶段）
✓ 脂肪水肿（第二和第三阶段）	✓ 脂肪水肿（第一阶段）
✓ 缺血后水肿	✓ 中毒性

医生要检查水肿区域的淋巴结，察看腺病的迹象（当淋巴结肿大时会有疼痛，触之质地坚硬）。

水肿确诊后，可以使用不同类型水肿临床症状简表进行分类（图 5-3）。

5.2 淋巴水肿

淋巴水肿是一种病理变化，其他类型的水肿本质上是一种症状。淋巴水肿是由于淋巴管畸形或功能紊乱而使淋巴转运的能力下降，导致组织间隙中的淋巴液逐渐积聚（淋巴水肿）（框5-1）。出现组织纤维化是慢性淋巴水肿的特点。如果发现肠壁淋巴水肿，提示吸收不良，并伴有低蛋白血症和低脂血症。

淋巴管的泵作用表现为单位时间的淋巴负荷。当淋巴负荷增加时，性能达到最大值，这是形成淋巴高压的基础（图5-4）。高压症状的持续存在可损害淋巴管壁引起淋巴管周围高蛋白水肿。进行性硬化症使淋巴管的运动能力下降，这也是这种疾病不可逆的主要原因。

 高蛋白水肿是毛细血管渗透性增加（组织破坏、创伤或炎症）、组织间隙（淋巴水肿）中蛋白质清除缓慢，或者这两种现象同时存在，从而导致的间质蛋白积聚。

框 5-1　淋巴瘀滞

因手术、创伤或急性感染对淋巴系统造成意外损伤后，身体通过不同的机制对淋巴转运的减少做出快速反应。位于附近的淋巴管会增加活动性，从而利用其部分功能储备。组织损伤后释放生长因子刺激生成新的侧支淋巴管，形成新的淋巴管吻合支。一些学者利用放射学研究对其进行观察后，对后者进行了描述，发现完全与病理状况相关[2]。

淋巴结处的淋巴静脉吻合支开始发挥作用。

此外，巨噬细胞负责细胞代谢产物和蛋白质的转运，淋巴瘀滞导致巨噬细胞的净积累（表B5-1）。Hutzschenreuter 和 Brümmer[3]进行的研究表明，在术后或创伤后进行手法淋巴引流可促进淋巴管再生。

表B5-1　淋巴瘀滞的机体反应
✓ 使用功能储备
✓ 形成侧支血管
✓ 生成新的淋巴管吻合支
✓ 开放淋巴管静脉吻合口
✓ 刺激巨噬细胞

姓名: _____

出生日期: _____ 体重: _____ 身高: _____

诊断: _____

病史

是否做过外科手术? □ 是 □ 否

是否做过放射治疗? □ 是 □ 否

其他治疗手段? □ 是 □ 否

是否出现水肿? □ 是 □ 否 出现频次: _____

部位? _____

诱发因素? _____

严重程度? _____ 水肿持续时间? _____

水肿的进展状况? _____

水肿治疗史? _____

是否疼痛? □ 是 □ 否 疼痛性质: _____

水肿的临床特点

部位是否明确?	□ 是	□ 否	是否有淋巴囊肿?	□ 是	□ 否
是否双侧?	□ 是	□ 否	是否有淋巴溢?	□ 是	□ 否
是否对称?	□ 是	□ 否	是否有皮肤损伤?	□ 是	□ 否
柔软度是否均匀?	□ 是	□ 否	是否有淋巴皮肤瘘?	□ 是	□ 否
是否凹陷?	□ 是	□ 否	指甲或趾甲是否有变化?	□ 是	□ 否
躺下时是否减轻?	□ 是	□ 否	是否有乳头状瘤病?	□ 是	□ 否
淋巴结缔组织是否纤维化?	□ 是	□ 否	是否有角化过度?	□ 是	□ 否
皮肤是否变色?	□ 是	□ 否	是否有溃疡?	□ 是	□ 否
Stemmer征是否阳性?	□ 是	□ 否	是否有光化学反应后病变?	□ 是	□ 否
皮肤皱褶是否增厚?	□ 是	□ 否	是否有丹毒?	□ 是	□ 否
是否有瘢痕?	□ 是	□ 否	是否有恶性淋巴水肿症状?	□ 是	□ 否

伴随的病变 _____

_____

请在右图注明检查和触诊的结果。

功能评估

功能是否受限? □ 是 □ 否

静态问题? □ 是 □ 否

是否残疾? □ 是 □ 否

治疗性问题

阶段 □ I □ II

压力袜的特点? _____

是否适合自我包扎? □ 是 □ 否

是否知道水肿建议简表? □ 是 □ 否

是否需要康复治疗? □ 是 □ 否

图5-3 患者水肿简表

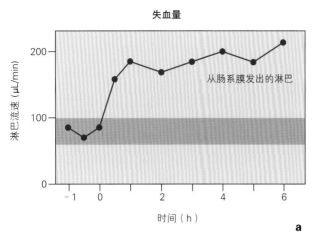

失血量

从肠系膜发出的淋巴

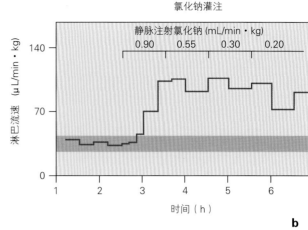

氯化钠灌注

静脉注射氯化钠 (mL/min·kg)

图5-4 **a.**失血引起的血容量不足，从而动员淋巴系统的功能储备以维持主要血流。这张图显示了绵羊实验性失血后胸导管内淋巴流量的增加。**b.**血容量过多时胸导管淋巴流量增加（清醒的狗）

来源：**a**图改良自 A. Hayashi et al.，1987；**b**图改良自 H. Schad & H. Brechtelsbauer，1978。

器质性或功能性损伤导致淋巴转运功能下降。组织间隙中蛋白质的累积促进纤维化的发展，而纤维化会使受影响的组织结构增厚。蛋白质和细菌的滞留增加了淋巴中水和蛋白质负荷，加重了纤维化，随后淋巴水肿逐渐向象皮肿发展。

持续高蛋白水肿可诱发局部组织再生，引起类似硬皮病的变化。急性真皮和结缔组织增生可引起良性和恶性肿瘤。

这种瘀滞主要刺激脂肪组织的增生。在慢性淋巴水肿的发展过程中增生的组织由大量累积的脂肪组织构成。此外，蛋白质在组织间隙的长期持续存在和非细菌性慢性炎症都会产生如白介素1（IL-1）和白介素6（IL-6）等细胞因子。在淋巴水肿时经常可以观察到这些因子导致成纤维细胞增殖和皮肤肥厚、角化过度（图5-5）和乳头状瘤病（图5-6）（表5-4）。

5.2.1 淋巴水肿的发展阶段

淋巴水肿是一种持续的慢性病变，可分为4期（表5-5）。

表5-4	慢性淋巴水肿组织典型变化
✓	皮肤肥厚（皮肤增厚）
✓	角化过度
✓	乳头状瘤病
✓	囊肿、淋巴瘘
✓	纤维化、纤维性硬化
✓	肌腱炎、韧带炎症
✓	皮肤皱褶加深
✓	色素沉着（黑斑或黑褐斑）
✓	淋巴管曲张

表5-5	淋巴水肿分期
Ia期	无临床症状 病理淋巴系闪烁造影
Ib期	可逆期（水肿自发出现或消失） 柔软，凹陷性水肿 无继发组织病变
II期	不可逆期（水肿持续存在） Stemmer征阳性 存在继发性组织改变
III期	象皮肿期 受水肿影响的所有组织均发生显著变化，形成淋巴瘘

淋巴水肿的 Ia期和 Ib期

Ia期无症状，但淋巴造影显示淋巴转运能

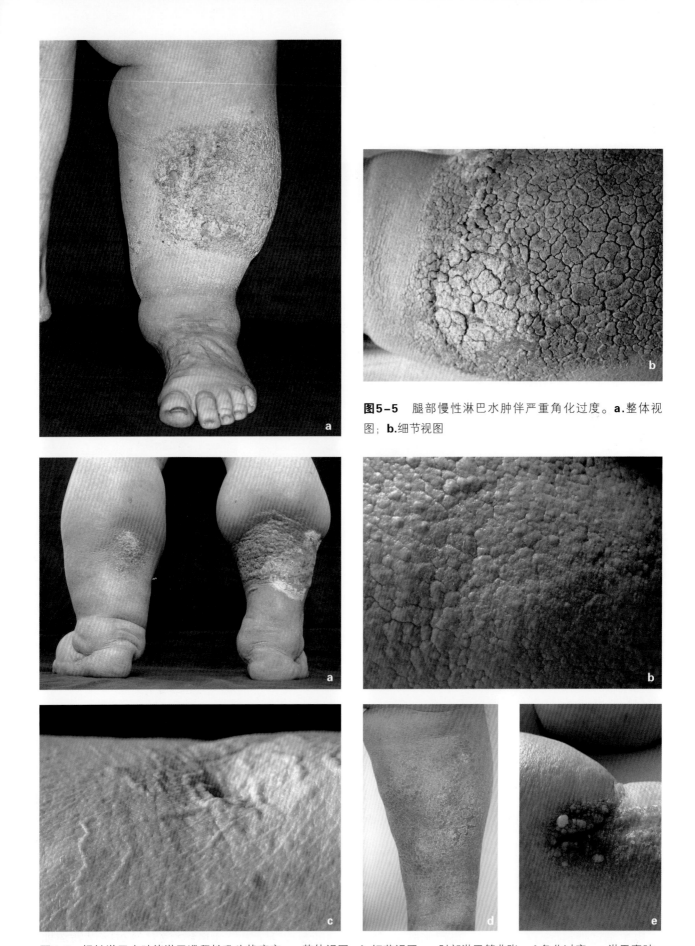

图5-5 腿部慢性淋巴水肿伴严重角化过度。**a.**整体视图；**b.**细节视图

图5-6 慢性淋巴水肿伴淋巴滞留性乳头状瘤病。**a.**整体视图；**b.**细节视图；**c.**肘部淋巴管曲张；**d.**角化过度；**e.**淋巴囊肿

力降低。以乳腺癌腋淋巴结切除术为例，尽管没有观察到继发淋巴水肿的临床症状，但淋巴造影显示96%的患者淋巴转运减少[4]。

Ⅰb期是可逆的（水肿可自发消失）。出现无继发组织改变的软性水肿，凹陷清晰可见（图5-7）。在淋巴水肿初期形成，可能会持续数月。

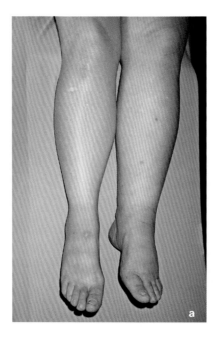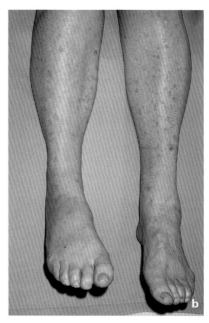

图5-7 **a**.淋巴水肿：Ⅰb期，累及双腿，但主要影响左腿。水肿柔软，呈凹陷性，无继发组织改变。**b**.治疗后，右腿可观察到轻微水肿，左腿水肿完全消失

淋巴水肿的Ⅱ期和Ⅲ期

凹陷征是Ⅰa期和Ⅰb期的特点，在淋巴水肿的第二和第三阶段，典型的组织变化使得凹陷征不明显（图5-8）。但是，缺乏该病征并不意味着淋巴水肿不存在，之后的阶段可由Stemmer征来诊断（图5-9）。Stemmer征阳性提示淋巴水肿的存在。Stemmer征不存在假阳性。

其他特殊的临床症状包括关节自然皮肤皱褶加深（图5-8a）或皮肤病变，如乳头状瘤和角化过度（图5-8b）。

当没有继发性组织改变时，淋巴水肿的Ⅱ期很难与其他类型的水肿区分开来。只有根据患者的临床病史，或者可能存在的Stemmer征，才能做出正确诊断。如果对诊断仍有疑问，淋巴造影可以鉴别这种情况。在此阶段，淋巴水肿是持续性的，只有经过适当的治疗才能改善。

淋巴水肿Ⅲ期的特点是象皮样病变及相关的并发症，如淋巴溢和由皮肤溃疡发展成的淋巴瘘（图5-10）。

局部免疫失衡的情况下，炎症反复出现，淋巴水肿随着新的淋巴结构破坏而恶化，形成恶性循环。

5.2.2 原发性和继发性淋巴水肿的体征和症状

淋巴水肿可能累及部分肢体、整个肢体或身体的某个区域（如半侧身体）。当淋巴水肿影响肢体时，可分为远端淋巴水肿或近端（肢根型）淋巴水肿。

患有淋巴水肿的部位组织变硬，除了某些类型的象皮肿（黑斑或黑褐斑）、出现并发症（丹

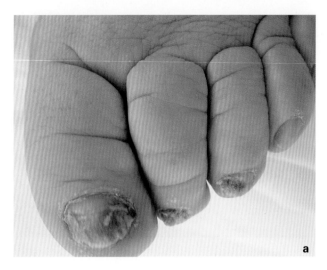

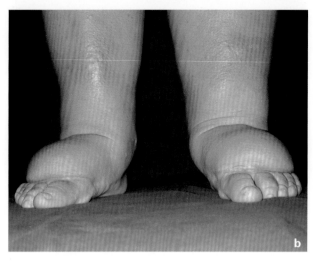

图5-8 淋巴水肿：Ⅱ期。**a.**结缔组织增生导致关节处自然皮褶加深。**b.**随着乳头状瘤和象皮肿的出现，双侧下肢体积明显增加，并且有组织病变

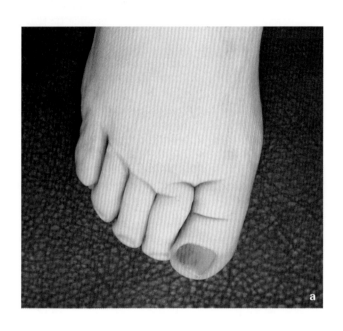

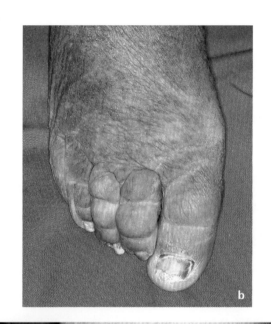

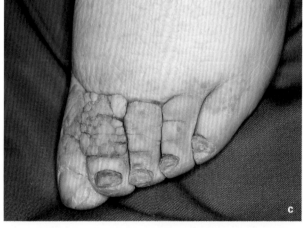

图5-9 与淋巴水肿不同阶段相关的Stemmer征。**a.**Ⅰ期：检查者可用手指捏起增厚的皮肤皱褶，被捏住的皮肤厚度不会减少。**b.**Ⅱ期：检查者不能用手指捏起增厚的皮肤皱褶，增厚皮肤皱褶的厚度也不会减少。**c.**Ⅲ期，足趾受到乳头状瘤病和角化过度的影响

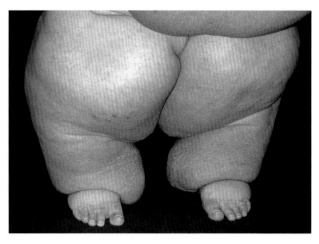

图5-10 淋巴水肿：Ⅲ期。双下肢象皮肿，体积明显增加，伴有角化过度、皮肤皱褶加深和纤维硬化。无法测试凹陷征

毒、癌性淋巴管炎、淋巴管肉瘤、溃疡）、伴有静脉损伤外，不会出现皮肤颜色变化。如果没有其他并发症，通常不会有疼痛。

淋巴水肿通常只累及一侧肢体。如果累及双侧，会以某一侧为主。

原发性淋巴水肿

60%的患者累及其肢体远端，但几乎均呈不对称性。可影响其手指、足趾和足背表面，并由远端向近端进展。

继发性淋巴水肿

通常在腋窝或腹股沟淋巴结病变后，于肢体近端出现。与原发性淋巴水肿相比，其是由近端向远端进展的。

凹陷征是淋巴水肿早期（Ⅰ期和Ⅱ期）的特点，并在其发展过程中逐渐减轻，而Stemmer征是Ⅱ期和Ⅲ期的特点。淋巴淤积可引起淋巴管栓塞，使病情恶化。组织间隙中蛋白质的累积和非细菌性慢性炎症是组织尤其是脂肪、纤维和上皮组织增生的原因。这种细胞增殖可促进肿瘤（癌、脂肪肉瘤、血管肉瘤）的发展。此外，可能会出现关节处皮肤皱褶加深，以及组织变化如角化过度、乳头状瘤、淋巴囊肿、淋巴溢、纤维化和硬化。四肢抬高对淋巴水肿没有明显影响。

5.2.3 淋巴水肿的诊断

诊断淋巴水肿主要依据临床症状。了解其病理生理学、具体指标和诱发因素至关重要。了解临床症状，完善病史，进行充分的体格检查和触诊非常重要。有了这些要素，通过逻辑和系统分析可以对95%以上的病例进行诊断（表5-6）。由于Ⅰ期淋巴水肿没有继发的组织改变，可能难以诊断。对于有非典型症状或与水肿相关性的征兆，如创伤性水肿，可以使用闪烁造影来确定水肿的存在。

翔实的病史，再加上完善的检查和触诊，在大多数情况下，可以快速而容易地诊断和对淋巴水肿进行分期，而无须补充检查。

病史

了解发病时的状况、任何相关的疼痛、不适及炎症表现非常重要。手术或放疗出现水肿、第一次和再次治疗的时间间隔，以及既往治疗史是需要考虑的非常重要的因素（表5-7）。

通常，通过问卷调查可区分原发性淋巴水肿与继发性淋巴水肿。

如果存在疼痛，则需要对感染性或肿瘤性并

表5-6　不同类型水肿的临床表现

临床表现	水肿				
	广泛性水肿*	原发性水肿	继发性水肿	脂肪水肿	静脉水肿
凹陷征	+++	+	+		+++
Stemmer征	-	+	+		-
远端明显	+	+	-	-	+
双侧	+	偶发	偶发	常见	偶发
对称性	+	罕见	罕见	常见	罕见
肢体抬高反应	+++	+	+	-	+++
疼痛	-	-**	-**	+	-
发绀（又称紫绀）	-	-	-	-	+
皮炎	-	-	-	-	+
紫色色变	-	+	+	-	-
溃疡	-	+	+	-	+

*：由低蛋白血症（肾病、肠道病、肝病等引起）、激素改变、药物治疗或因右心衰竭引起的水肿。

**：除非出现并发症。

临床经验表明，一些陈旧性淋巴水肿没有纤维化的迹象，而一些新近发生的淋巴水肿则会出现纤维化，这比较特殊。

发症进行彻底检查（见本章5.2.5）。

体格检查

体格检查可检测淋巴水肿的位置和范围（末端或近端，是否累及躯干、生殖器）；也可检测是否存在继发组织改变及改变范围。皮肤红斑可能是丹毒的一种表现；类似血肿的斑点可能提示淋巴水肿的肉瘤样变（表5-8）。

触诊

触诊有助于确定纤维化和纤维硬化的程度，并可鉴别淋巴水肿的情况。任何转移、纤维化或淋巴结感染（影响淋巴中心的淋巴管炎）都可以

表5-7　淋巴水肿诊断：病史
✓ 首次出现
✓ 病程
✓ 治疗史
✓ 瘢痕
✓ 丹毒、淋巴管炎
✓ 疼痛
✓ 家族史

表5-8　淋巴水肿诊断：体格检查
✓ 位置和范围
✓ 皮肤改变
✓ 感染症状
✓ 淋巴溢
✓ 类似血肿的皮肤颜色改变
✓ 患者的活动

通过触诊特定部位的淋巴结来检测。检查水肿凹陷时，也应评估疼痛（表5-9）。

表5-9	淋巴水肿诊断：触诊
✓ 纤维化的分布和进展	
✓ 疼痛	
✓ 淋巴结肿瘤或感染性病变	
✓ Stemmer征	

仪器检查

目前，直接油性造影剂淋巴系造影术主要用于某些非常特殊的病例，如在胸外科手术中怀疑胸导管有损伤时。对于一般情况下的淋巴水肿的诊断，这种仪器检查已过时，且会对淋巴管造成严重损害。

间接淋巴系造影术可观察到距离注射区域20~30 cm的淋巴管。其结果显著低于此限制。

从诊断的角度来看，直接同位素淋巴系闪烁造影术具有重要的意义。这种方法可以通过评估从注射区域到淋巴结的示踪剂的速度（到达时间）和数量（摄取量）来分析淋巴管系统，如从足背到腹股沟的直接同位素淋巴系闪烁造影术（图5-11）。淋巴造影术除了可对淋巴系统进行功能分析外，还可对淋巴管网进行形态学研究，从而确定淋巴结中任何可能的阻断[4-6]。

直接油性造影剂淋巴系造影术：通过注射亚甲蓝染料染色后，在淋巴管中注入油性造影剂，对淋巴管进行放射学观察。

间接淋巴系造影术：在组织间隙中注射水溶性造影剂。

直接同位素淋巴系造影术：在真皮和皮下组织注射同位素标记白蛋白和短半衰期99Tc进行评估。

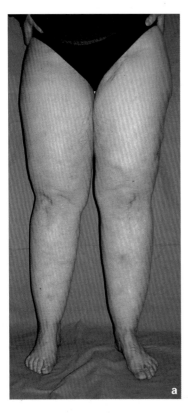
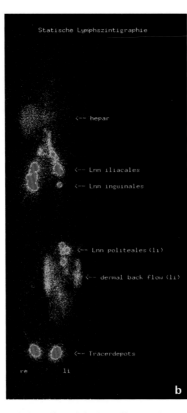
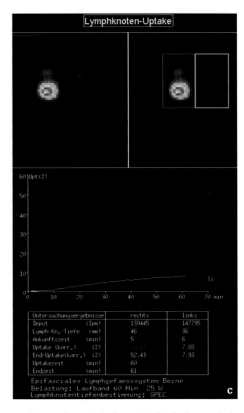

图5-11 **a.**左腹股沟疝修补术后双侧脂肪水肿伴继发性左腿淋巴水肿。**b.**淋巴显像可见左腿表皮淋巴逆行性流动，同位素物质泄漏到组织中。**c.**腹股沟淋巴结未见吸收

来源：courtesy of Dr. W. Brauer，Kreiskrankenhaus Emmendingen，Emmendingen，Germany。

5.2.4 淋巴水肿的类型

淋巴水肿有不同的分类：

（1）原发性淋巴水肿、继发性淋巴水肿。

（2）急性淋巴水肿、慢性淋巴水肿。

（3）有淋巴反流的淋巴水肿或无淋巴反流的淋巴水肿。

（4）与其他疾病相关的淋巴水肿、单纯性淋巴水肿。

（5）恶性淋巴水肿、良性淋巴水肿。

原发性淋巴水肿

原发性淋巴水肿是淋巴管系统畸形的结果。它可能由发育不良引起，表现为没有毛细淋巴管或淋巴管，或它们的内径减小；也可能由增生、淋巴结肿大和瓣膜缺陷引起。淋巴管瘤或淋巴血管瘤可引起原发性淋巴水肿。

在这种临床状态下，淋巴转运能力低于正常淋巴负荷。

约10%的原发性淋巴水肿是遗传性的，90%是自发性的。淋巴功能不全可能导致出生时出现淋巴水肿（图5-12）。家族性先天性疾病称为Nonne-Milroy病，通常在几个月的婴儿期、青春期或妊娠期发生。大多数原发性淋巴水肿发生在20岁之前。原发性淋巴水肿出现得越早，其程度就越严重。在35岁之前发生的淋巴水肿称为早发性淋巴水肿；35岁之后出现的淋巴水肿称为迟发性淋巴水肿。

原发性淋巴水肿常伴有其他畸形，如Klippel-Trenaunay综合征（图5-13）、唇裂（兔唇）、并指畸形、脊柱裂或乌尔里希-特纳综合征。

97%的原发性淋巴水肿影响下肢。通常呈向心性进展，从足部开始（很早就出现Stemmer征），一直延伸到脚踝或腿部。因为淋巴解剖结

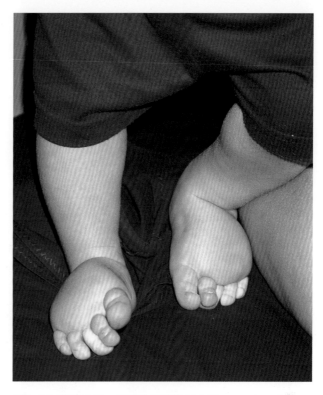

图5-12 1岁儿童，双腿先天性淋巴水肿

构的限制，很少累及同侧下腹部。

原发性淋巴水肿很少只累及上肢、面部或生殖器，通常会广泛分布甚至累及内脏，同时中央淋巴管，如右淋巴导管、盆腔淋巴干、肠干或胸导管扩张。在这种情况下，可能会出现伴乳糜性腹水的淋巴瘀滞性肠病、肺和胸膜出现伴乳糜性胸腔积液的淋巴瘀滞性功能紊乱（图5-14）。

与肿瘤相关的继发性淋巴水肿

继发性淋巴水肿是指病因明确的淋巴水肿。在欧洲，肿瘤尤其乳腺癌治疗是继发性淋巴水肿最常见的原因（图5-15）。

约25%的乳腺癌手术患者会出现上肢继发性淋巴水肿。只切除前哨淋巴结，避免切除腋淋巴结的新手术方式，可减少淋巴水肿的发生率。目前，仍有30%的患者进行传统的腋淋巴结切除术[7]。此外，70%的乳腺癌前哨淋巴结切除并辅以放疗的女性患者出现了继发性乳腺和胸

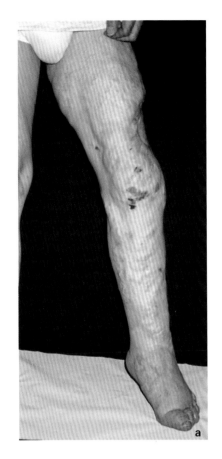
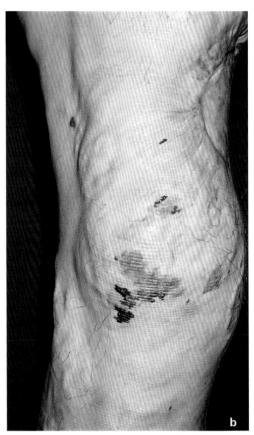

图5-13 左腿淋巴水肿伴Klippel-Trenaunay综合征：整体视图（**a**）和局部视图（**b**）。可见左腿血管瘤手术后单纯性肿大和瘢痕

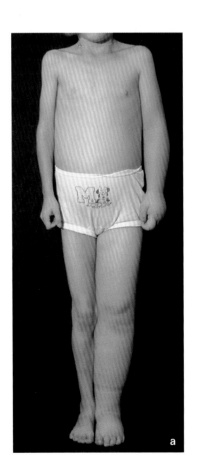
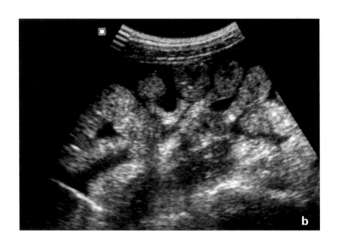

图5-14 **a**.8岁女孩，身体左侧（腿、臂、躯干和生殖器）原发性淋巴水肿。**b**.同一患者：超声提示有腹水，淋巴瘀滞性肠病导致肠壁增厚

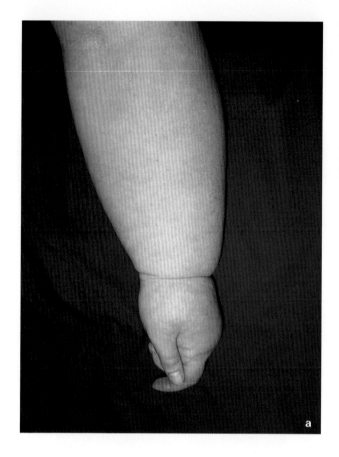

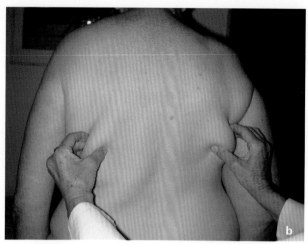

图5-15 **a**.乳腺癌腋淋巴结切除术后上肢继发淋巴水肿。**b**.右侧后背皮肤皱褶增厚表明有淋巴瘀滞

壁等中心部位淋巴水肿[7]。没有肿瘤转移时,继发性淋巴水肿是良性的。

原发性淋巴水肿为向心性发展,继发性淋巴水肿通常从受损淋巴结群区域向外延伸。上肢继发性淋巴水肿始于肩肱部,逐渐延伸到手臂和前臂。头侧长型淋巴管束的存在使水肿不累及手部(见第2章2.2.1)。

约30%的患者,上肢淋巴水肿发生于手术后6个月内。30%的患者发生于手术后6~12个月,25%的患者发生于手术后第2年。有些患者淋巴水肿出现较晚,甚至在手术几十年后出现,可能是肿瘤复发的先兆。

乳腺癌术后的女性都会因组织损伤和淋巴结切除出现急性淋巴水肿。在这种淋巴瘀滞的情况下,淋巴系统的代偿机制将被激活。手法淋巴引流(MLD)能显著改善淋巴反应,快速减轻

水肿。因此,可以在术后第2天应用MLD。MLD应该在离手术瘢痕一定距离的周围安全区域进行,以免影响瘢痕愈合。通过MLD促进水肿的再吸收后,可在消肿区域开始早期放疗,以防止放疗后水肿与术后水肿叠加。

腋淋巴切除术后淋巴转运能力的下降是不可避免的,为此,必须采取预防淋巴水肿的措施。此时,患者的淋巴水肿处于第一阶段,即所谓的"潜伏期"。

盆腔淋巴结清扫术后下肢继发性淋巴水肿的发生率很低(5%~10%)。但是在腹股沟淋巴结清扫术后,会出现同侧腹部和下肢根部的继发性淋巴水肿(图5-16)或外生殖器淋巴水肿(图5-17,图5-18)。

耳鼻喉肿瘤行颈淋巴结切除术后,约25%的患者颈面部有继发性淋巴水肿(图5-19)。

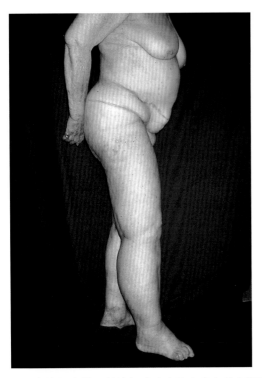

图5-16 右腹股沟淋巴结清扫术（脂肪肉瘤）后右腿和右腹部继发性淋巴水肿

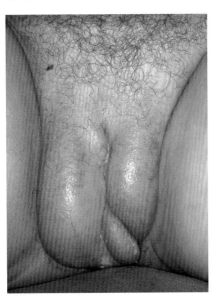

图5-17 子宫颈癌治疗后外阴继发性淋巴水肿（手术后放疗）

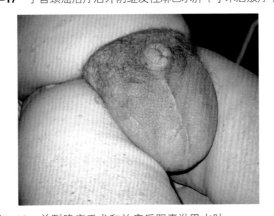

图5-18 前列腺癌手术和放疗后阴囊淋巴水肿

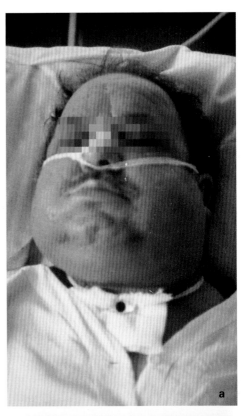

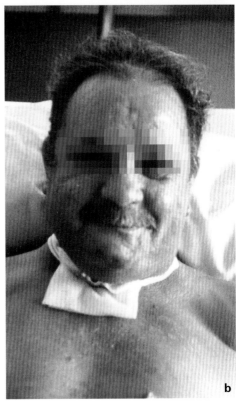

图5-19 因舌癌行颈淋巴结切除术和放疗后的淋巴水肿。**a.**治疗前；**b.**2周消肿治疗后

非肿瘤性继发性淋巴水肿

除肿瘤手术外，其他手术也可诱发淋巴水肿。一些涉及股动脉的常规外科手术（如腹股沟活检、隐静脉切除术或冠状动脉造影）也可出现下肢继发性淋巴水肿引起的淋巴溢和淋巴瘘。20%～30%使用隐静脉作为动脉搭桥材料的患者会出现继发性淋巴水肿（图5-20）。缺血性水肿的原因仍有待讨论，其原因可能多种多样。事实上，除了动脉搭桥术引起的活动性充血外，任何使用隐静脉作为旁路材料进行手术而对局部淋巴结构造成损伤也是可能的原因。

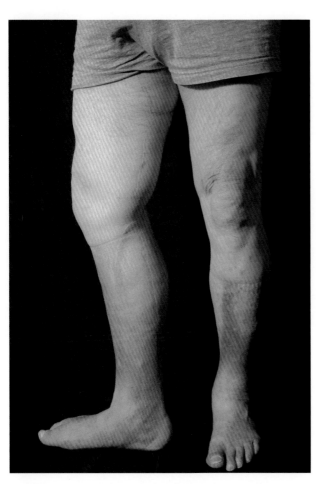

图5-20 主动脉冠状动脉搭桥术后继发性淋巴水肿

感染和寄生虫病也是继发性淋巴水肿的主要原因。全世界约有200万～300万人受丝虫病的影响（表5-10）。

表5-10	继发性淋巴水肿的类型：病因分类
✓ 感染、淋巴管炎或淋巴结炎（丝虫病、丹毒等）	
✓ 手术	
✓ 放疗	
✓ 创伤	
✓ 淋巴管肿瘤性梗阻（恶性淋巴水肿）	
✓ 人为性	
✓ 细菌或非细菌引起的慢性炎症	
✓ 缺血性	
✓ 与隐静脉相关的搭桥术	
✓ 内科疾病（糖尿病、甲状腺功能亢进、甲状腺功能减退）	

术后或创伤后急性淋巴水肿

任何类型的创伤、手术或放疗都会引起局部炎症，这是机体对组织损伤的自发反应。

根据Galen的观点，炎症的典型症状是：

（1）肿胀（水肿）。

（2）疼痛。

（3）发红。

（4）温度升高。

（5）功能改变。

本处内容仅考虑创伤和术后急性期阶段。

术后或创伤后水肿有多方面的原因。组织损伤伴随细胞膜、血管膜和毛细血管膜的破坏，产生炎症反应。当血管损伤（血肿）和淋巴管损伤时，疼痛会刺激局部释放神经递质（组胺、缓激肽和前列腺素），引起淋巴管痉挛（表5-11）。因此，炎症和血管损伤增加了淋巴负荷。同时，因淋巴管损伤导致器质性机械功能不全和淋巴管痉挛引起的功能性机械功能不全会降低其转运能力。这种情况导致混合性淋巴功能不全。临床症状与急性淋巴水肿相对应（图5-21，图5-22）。

表5-11 创伤后或术后水肿形成因素
✓ 血管破坏
✓ 淋巴管破坏
✓ 细胞和组织膜破坏
✓ 炎性充血
✓ 炎症介质（淋巴痉挛）

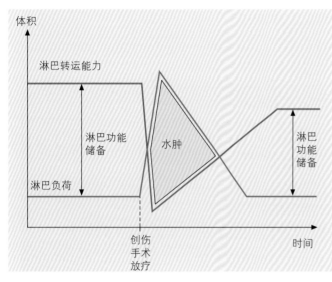

图5-21 淋巴系统混合性功能不全引起的急性淋巴水肿。淋巴负荷迅速增加，而淋巴转运能力低于正常值

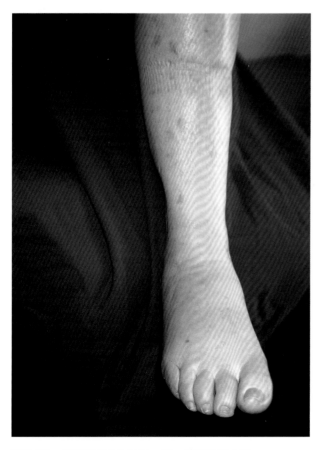

图5-22 右踝骨折2个月后，第一阶段淋巴水肿

复杂性局部疼痛综合征［疼痛性神经营养不良或祖德克病（Sudeck disease）］可能是急性淋巴水肿的另一个诱发因素（图5-23，图5-24）也是极好的手法淋巴引流适应证[8]（框5-2）。

 临床经验表明，在创伤后或术后阶段，膝或髋关节置换术后，腹股沟、盆腔淋巴结清扫术后或腋淋巴结切除术后应用手法淋巴引流对水肿有治疗效果。

创伤后慢性淋巴水肿

在真皮、皮下组织或淋巴结构高度集中的部位（如肘或膝内侧、腹股沟或腋下的浅表淋巴区），广泛性创伤性损伤可导致局部转运能力显著降低。尽管存在自发的淋巴管再生，但如果淋巴负荷不能完全转移，就会发生创伤后慢性淋巴水肿（图5-25，图5-26）。

反流性淋巴水肿

淋巴管的瓣膜决定了淋巴向心性流动的特性。淋巴管梗阻或畸形引起的高压导致的淋巴管病理性扩张可引起瓣膜功能不全，使淋巴反流。反流的临床症状是淋巴液或乳糜反流（如果与肠淋巴管相连），形成囊肿（腹部、胸膜或心包）或继发于淋巴管瘘的淋巴溢、乳糜溢（图5-27）。

乳糜反流也可见于淋巴滞留性肠病、腹腔淋巴管感染后纤维化或肿瘤阻塞腹腔淋巴流动的情况。

淋巴滞留性肠病是由乳糜血管或肠淋巴管畸形引起的，常伴有纵隔异常。躯干的淋巴管通常是扭曲的。临床上，腹泻原因是肠黏膜水肿导致的吸收不良，表现为低白蛋白血症和低丙种球蛋白血症、淋巴细胞减少症、低脂血症、低钙血症和全身性维生素缺乏症。

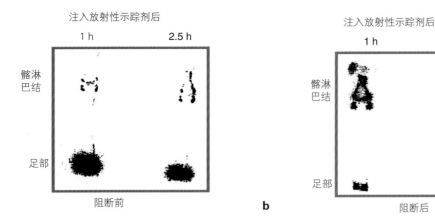

图5-23 复杂性局部疼痛综合征由于交感神经张力过高的影响，淋巴管直径减小。**a.**淋巴系闪烁造影术观察到放射性示踪剂的回流减少。**b.**局部麻醉剂阻断交感神经系统可降低淋巴管痉挛，改善淋巴转运。手法淋巴引流可抑制交感神经的作用，减轻水肿、疼痛，改善功能

来源：改自D. Howarth et al.，Clin Nuc Med 1999；24: 383。

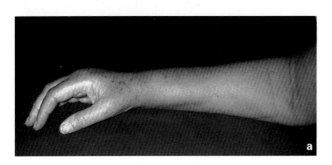 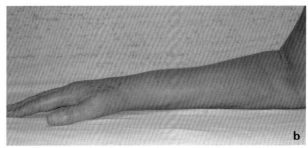

图5-24 右臂合并复杂性局部疼痛综合征的急性淋巴水肿。**a.**治疗前；**b.**治疗后

框5-2　急性淋巴水肿：淋巴水肿Ib期实例

Földi认为，转运能力低于正常淋巴负荷是暂时性或慢性的，属于结构性（器质性）或功能性异常。急性淋巴水肿是功能性和器质性功能不全的结果，特别是术后或创伤后，复杂性局部疼痛综合征（疼痛性神经营养不良或祖德克病）和自身免疫性疾病（慢性关节炎、硬皮病、银屑病）情况下出现的急性淋巴水肿。事实上，由于充血和细胞碎屑形成速度增加，继发于这些病理状态的炎症可导致淋巴负荷显著增加。同时，由于初始淋巴管中的淋巴形成障碍和（或）淋巴管和前淋巴集合管的创伤性或炎症性破坏，导致其转运能力降低。疼痛也加重了淋巴痉挛从而导致淋巴泵的转运能力下降。

在转运能力降低的情况下，淋巴负荷的增加会导致淋巴系统混合性功能不全（见第4章4.3）。因此，急性淋巴水肿的发生可以通过淋巴系闪烁造影术观察到，并可以通过手法淋巴引流有效治疗。

急性淋巴水肿持续时间短，没有继发组织改变。淋巴抑制因子是手法淋巴引流的绝对指标，常被低估或忽略。最近的生理病理学研究发现为这种治疗提供了新的方向。

总之，在术后、创伤后的康复期，如果存在复杂性局部疼痛综合征或自身免疫性疾病，急性淋巴水肿的治疗必须优先考虑使用手法淋巴引流和弹性绷带[8]。

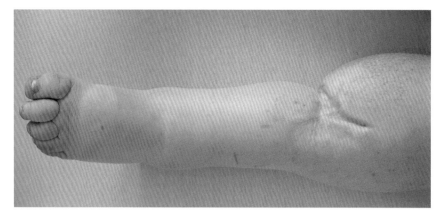

图5-25 左腿创伤后慢性淋巴水肿：累及小腿内侧的创伤，有80%～90%的淋巴管位于该区域

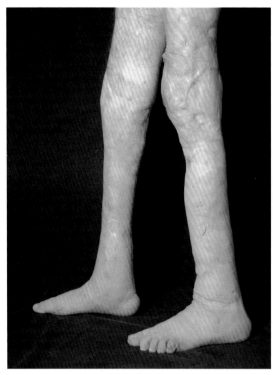

图5-26 1名12岁儿童被卡车碾压，双腿出现继发性淋巴水肿：患者双腿有严重皮肤损伤，淋巴管系统受损

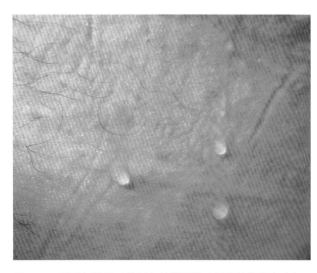

图5-27 腿后部淋巴反流引起的淋巴溢（原发性淋巴水肿）

患有这些疾病的年轻患者通常会因乳糜瘘而出现明显的全身广泛性水肿和复发性支气管炎。也可能发生生殖器淋巴水肿伴乳糜反流。

单纯淋巴水肿或与其他疾病相关的淋巴水肿

淋巴水肿可单独出现，也可伴随其他疾病出现。其中最常见的是静脉功能不全和脂肪水肿（表5-12）。并发或混合性水肿有发展为斯图尔特-特里夫斯综合征（Stewart-Treves syndrome）的高度风险。

表5-12 淋巴水肿相关疾病
✓ 脂肪水肿
✓ 关节病（淋巴瘀滞性关节病）
✓ 脂肪水肿合并关节炎
✓ 特发性周期性水肿
✓ 脂肪水肿合并特发性周期性水肿
✓ 慢性静脉功能不全，Widmer分期 III 期
✓ 慢性静脉功能不全合并脂肪水肿
✓ 慢性静脉功能不全、脂肪水肿合并关节炎
✓ Ulrich-Turner 综合征
✓ Klippel-Trenaunay综合征
✓ 多发性类风湿性关节炎
✓ 硬皮病
✓ 祖德克病
✓ 黄甲综合征
✓ 静脉血栓形成
✓ 神经系统疾病（偏瘫、多发性硬化、脊髓灰质炎、创伤性损伤）
✓ 肺结核
✓ 丝虫病

有必要鉴别淋巴管炎和丹毒。淋巴管炎是一种单纯的淋巴管感染，其从感染灶扩散到相连的淋巴结，导致淋巴结变得肿胀和疼痛。在皮肤上，可以看到沿淋巴管走行的红线。

5.2.5 淋巴水肿的并发症和疼痛

当没有并发症时，原发性或继发性淋巴水肿不会产生剧烈的疼痛，甚至在象皮肿阶段也不需要使用止痛药。有时患者会主诉淋巴水肿的肢体有功能性障碍或有紧张感。慢性淋巴水肿体积的缓慢和渐进发展使组织结构能够适应这种变化，从而避免疼痛。

疼痛是并发症或淋巴水肿快速发展的结果。当患者疼痛时，应考虑以下情况：

（1）丹毒，也称感染性皮炎（在北美称为蜂窝织炎），是淋巴水肿最常见的并发症之一。皮肤浅表毛细淋巴管网及淋巴管的感染始于淋巴管炎，可导致淋巴瘀滞。感染、炎症伴急性水肿会引起剧烈疼痛。

（2）恶性淋巴水肿，以淋巴管和（或）淋巴结的肿瘤性阻塞为特点。这种梗阻会导致水肿快速发展，引起持续性疼痛。

（3）放疗后引起神经源性、肌源性、关节周围或骨骼疼痛，会经常被错误地归因于淋巴系统。

（4）急性淋巴水肿。

（5）人为淋巴水肿。在这种情况下，患者经常主诉有剧烈疼痛，以夸大其残疾程度，而忽略了单纯淋巴水肿无痛的事实。这些主诉本身就是这种淋巴水肿诊断的一个特定因素。这种类型的淋巴水肿具有非典型特点，边缘清晰。患者通常会假装需要辅助器（手杖、拐杖等）。

（6）淋巴水肿会逐渐导致关节周围退行性变、骨膜、韧带和（或）肌腱疼痛。对于已经做过乳房切除术的女性，有必要评估肩周炎对疼痛症状的影响。40%以上的病例会出现这种病变。

（7）累及臂丛。

丹毒或感染性皮炎

丹毒是原发性和继发性淋巴水肿最常见的并发症。超过30%的淋巴水肿患者会出现丹毒。体重指数（BMI；又称体质量指数、体质指数）过高会增加这种风险。

丹毒是一种细菌感染性疾病，通常由A型溶血性链球菌通过皮肤损伤侵入。例如，在园艺、修剪指甲、做日常杂务或照顾动物的过程中真皮和皮下组织受到感染[9]。

丹毒的特点是损伤处发热和疼痛，可以几小时内在皮肤上大范围扩散（图5-28，图5-29）。其快速发展会加重水肿。丹毒经常突然出现，伴有全身不适、呕吐、寒战和发热，体温可达约38.9~41 ℃。负责灭菌和清除组织间隙中碎屑的淋巴系统停止工作，这一现象解释了为什么感染如此容易传播。皮肤、皮下组织和淋巴管网的变化增加了该风险（表5-13，表5-14）。

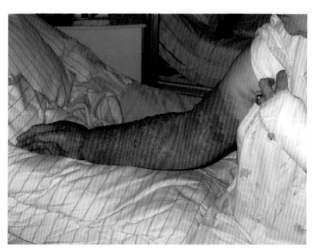

图5-28 大疱性丹毒（乳腺癌腋淋巴结切除术后慢性淋巴水肿）

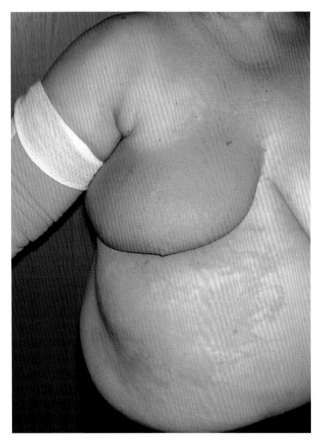

图5-29 乳腺癌腋淋巴结切除术后慢性水肿患者躯干丹毒

表5-13 淋巴水肿感染的原因
✓ 免疫系统缺陷
✓ 组织间隙淋巴引流不足
✓ 与淋巴瘀滞相关的组织改变（瘘管、囊肿等）
✓ 真菌病

表5-14 丹毒的临床症状
✓ 突然发作
✓ 寒战
✓ 呕吐
✓ 发热至41℃
✓ 红斑
✓ 皮温升高
✓ 疼痛
✓ 水肿加重

尽早使用抗生素治疗至关重要。复发性丹毒通常每4周出现一次；在这种情况下，需要长期使用抗生素治疗，有时长达数年。

丹毒的预防包括治疗淋巴水肿、适当制动、

避免感染的风险。

恶性淋巴水肿

恶性淋巴水肿是一种因肿瘤发展改变或阻止淋巴流动的情况。

这通常是指淋巴结转移或肿瘤细胞扩散到淋巴管（癌性淋巴管病）并阻断淋巴流动，从而在短期内造成所有淋巴分支区域的疼痛性水肿（图5-30~图5-33；表5-15）。

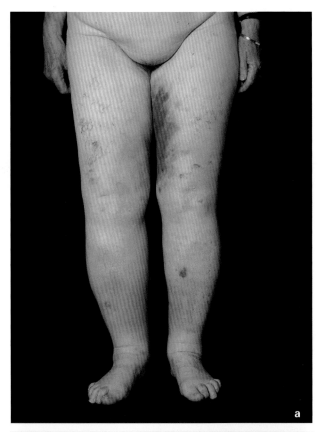

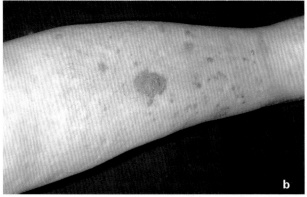

图5-30 累及双下肢的继发性淋巴水肿：整体视图（**a**）和局部视图（**b**）。子宫颈癌治疗15年后，患者左腿内侧出现红肿，怀疑存在血栓性静脉炎。4周后，组织病理学提示存在Stewart-Treves血管肉瘤。当观察到慢性淋巴水肿患者出现血肿形式的皮肤改变时，应高度怀疑是否存在血管肉瘤

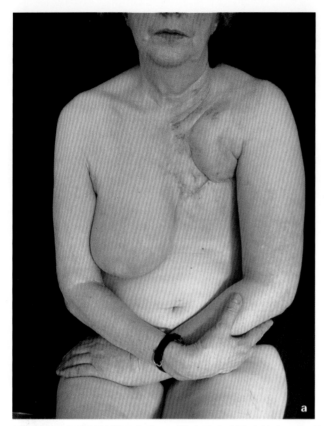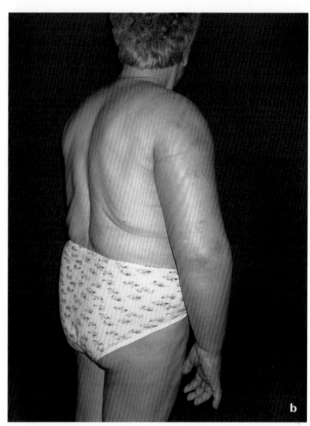

图5-31 上肢恶性淋巴水肿。**a.**该水肿在乳腺癌治疗25年后出现，伴有疼痛和运动障碍。紫绀表明静脉血流量减少。静脉血流量受肢体根部和腹部左上象限前侧肿瘤复发的影响（组织学证实）。**b.**中心性水肿是该淋巴水肿的特点

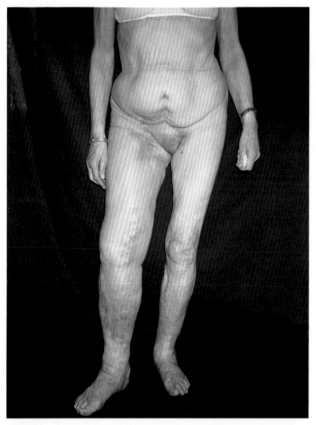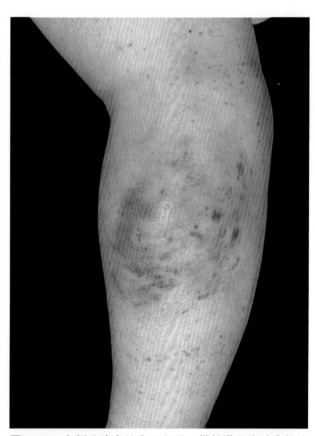

图5-32 子宫颈癌治疗19年后复发右下肢恶性淋巴水肿

图5-33 左侧乳腺癌放疗10年后，慢性淋巴水肿未经治疗，前臂Stewart-Treves血管肉瘤

表5-15	恶性淋巴水肿的临床表现

- ✓ 水肿快速发展（数天或数周）
- ✓ 中心性水肿（肩胛肱骨区、臀部）
- ✓ 半透明状水肿
- ✓ 顽固性水肿
- ✓ 已存在的水肿突然加重
- ✓ 需要使用镇痛药物的神经性疼痛
- ✓ 肢体根部关节活动迅速减少
- ✓ 转移性浸润致轻瘫或麻痹的神经丛病
- ✓ 类似血肿的病变（血管肉瘤）
- ✓ 明显的癌性淋巴管病（发红但不发热）
- ✓ 浅表静脉曲张
- ✓ 皮肤转移

恶性淋巴水肿有3种类型：

（1）淋巴水肿在几天或几周内快速发展，并出现新发的肿瘤。

（2）以前治疗过的肿瘤复发，通过浸润内淋巴挤压或阻塞淋巴管引起淋巴瘀滞。这些情况会出现淋巴水肿或已存在的淋巴水肿发生恶化。这种情况经常见于乳腺癌局部复发，甚至在首次治疗25~30年后出现。

（3）慢性淋巴水肿可导致肿瘤形成，淋巴

管肉瘤（斯图尔特-特里夫斯综合征）因此恶化。其他类型肿瘤，如上皮样细胞癌、基底细胞癌或皮下组织肿瘤，也可能由慢性淋巴瘀滞（框5-3）发展而来。

淋巴水肿的治疗见框5-4。

放疗后遗症

放疗可改变神经结构的特性，使施万（Schwann）细胞萎缩，敏感性和肌力下降，从而引起伴有剧烈疼痛的并发症。这种后遗症可能出现得较晚，有时甚至在放疗数十年后出现。

疼痛并不是淋巴水肿卡压神经引起的，而是放疗的后遗症。因为放疗会导致细胞分裂期的离子化，从而破坏高分化的肿瘤细胞，但也会损伤皮肤、神经和淋巴管等正常组织（图5-34）。

5.3 静脉水肿和静脉性淋巴水肿

静脉系统的功能是让血液从外周回流到心脏（框5-5）。

框 5-3 手法淋巴引流与肿瘤

手法淋巴引流并不会引起肿瘤转移。

转移扩散取决于两个因素：

（1）肿瘤的生物学特性。一些肿瘤由于其新生血管丰富、对邻近组织有浸润能力和可产生生长因子，因而具有很强的侵袭性；而有些肿瘤则被认为导致转移的方式很少。转移扩散通过内皮间血管或直接通过内皮细胞转移性浸润血管结构（血液和淋巴）。

（2）患者的免疫系统。一项研究[10]对转移扩散与手法淋巴引流的关系进行了研究。把100例喉癌术后和放疗后继发面部淋巴水肿患者分为两组进行比较，其中一组接受手法淋巴引流，而另一组没有接受手法淋巴引流。结果显示两组患者疾病的转移发生率和复发率无显著差异。

 感染是手法淋巴引流进行消肿治疗的绝对禁忌证之一。

框 5-4　淋巴水肿的治疗

关于淋巴水肿的物理治疗详见第8章。以下是对手术、药物、饮食和间歇气压疗法的概述。

手术治疗

淋巴水肿有两种手术方式：淋巴水肿组织切除术、淋巴分流术。

过去有许多治疗淋巴水肿的技术。1912年，Charles提出了完全切除淋巴水肿组织，随后进行皮肤移植（图B5-1）。1969年，Thompson提出利用去表皮真皮组织搭建旁路的分流术。其他分流术包括Silk技术，最新的nylon移植技术（Handley）、大网膜转移术。

目前的分流术有：

（1）淋巴管吻合术。

（2）Baumeister的血管自体移植术。

（3）淋巴蒂移植术。

（4）血管化的淋巴结移植术。

淋巴管吻合的缺点与吻合通透性的持续时间有关。当血管内淋巴流压力降低时，血流反向，有导致吻合淋巴管内血栓形成的风险。

当梗阻部位可以被准确定位时，根据Baumeister[11]的自体血管移植术，可以使用一定长度的移植血管分流病变部位，这也是受原发性淋巴水肿影响的患者不能从该技术中获益的原因。

主要的困难是找到一个可植入的淋巴管，而不在取出淋巴管后的区域产生更多的淋巴水肿。

关于血管化淋巴结移植，其效果仍待验证。

简言之，迄今为止还没有一种治疗淋巴水肿的手术方法被证明是一种决定性的解决方案；相反，由于这些技术而导致的淋巴水肿恶化一直是必须考虑的风险。

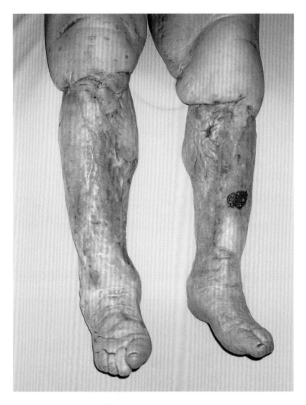

图B5-1　Charles淋巴组织切除术后

药物治疗

目前尚无有效的药物。用低聚原花青素（procyanidolic oligomers）或苯并吡喃衍生物（benzopyronic derivatives）进行的试验只显示了边际效益。苯并芘因其众所周知的肝毒性已退出市场。

淋巴水肿治疗没有规定可使用利尿剂；相反，建议不要使用。使用利尿剂可降低淋巴水负荷，因而有增加组织间隙蛋白质浓度和淋巴水肿纤维化的风险。

淋巴水肿的任何药物治疗都必须专门针对并发症的预防。感染会对慢性淋巴水肿产生负面影响，长期的抗生素治疗已被证明对感染的预防非常有效。这同样适用于真菌病的预防治疗。

间歇气压疗法

业内已开发出大量不同的间歇气压治疗装置用于治疗水肿。

对于腋淋巴结切除术后或腹股沟淋巴结清扫术后继发于淋巴管阻塞的淋巴水肿，绝对不建议采用持续加压疗法进行淋巴水肿治疗。事实上，加压疗法会将组织间液引至肢体近端区域，从而加剧已经存在于该区域的淋巴水肿，并有引起并发症（如淋巴囊肿、淋巴溢或生殖器淋巴水肿）的风险。另外，加压疗法可促使液体成分而不是蛋白质成分的再吸收，这可导致淋巴水肿区域的蛋白质浓度增加，加大组织纤维化的风险[12, 13]。

加压治疗仅限于预防深静脉血栓形成和治疗创伤及术后炎症性水肿、静脉水肿、静脉性淋巴水肿和脂肪水肿。

饮食措施

目前尚无治疗淋巴水肿的特殊营养方案。只有特定的低脂饮食对淋巴滞留性肠病有效，包括中链甘油三酯（人造黄油和MCT油）。低蛋白饮食已被证明是完全负作用的，这是因为低蛋白血症会引起广泛性水肿，因此它可加剧淋巴水肿。

考虑到肥胖是加重淋巴水肿的因素，因此监测受淋巴水肿影响的肥胖患者的饮食以减轻体重是非常重要的。

糖尿病微血管病变可阻止淋巴生成，并增加感染风险，因此，糖尿病也需要合理控制病情。

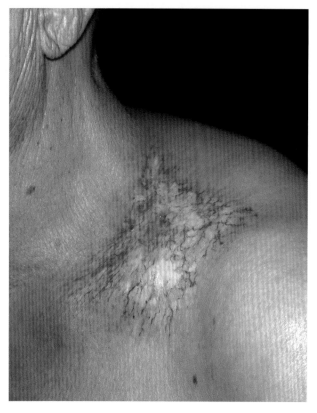

图5-34 放疗并发症：多发性毛细血管扩张。这是手法淋巴引流局部禁忌证，因为有出血的风险

静脉壁很薄（最大厚度为1.5 mm，见于腔静脉），扩张性是动脉壁的8倍。静脉系统占总血容量的2/3，仅占血管阻力的15%。

静脉回流由低容量系统控制，该系统受体位变化的影响。在卧位（仰卧位），踝关节处的静脉压力（用直接压力计测量）为12~18 mmHg，腹股沟处的流速（通过多普勒效应评估）约为7.7 cm/s，当把下肢抬高10°时，平均静脉血液流速可加快200%。坐位时，静脉压可达55 mmHg，站位时，静脉压可达80 mmHg，流速降低2 cm/s。行走时，外周静脉压降至30 mmHg，腹股沟流速达8 cm/s。在站立状态下，17~37 s后将达到平均静息压力。静脉功能不全时，这个值减少到17 s。

下肢静脉系统的功能：①无论身体体位如何，是活动或休息，血液总是回流至右心；②储存血液；③调节心容量；④不同天气条件下的皮肤热调节。

框 5-5　下肢静脉系统：解剖学特征

在正常情况下，静脉循环因为存在带瓣膜的穿支静脉系统，所以血液是从浅表层流向深层的，除了足部，足部血液循环是从深层流向浅表层的。

下肢90％的静脉回流发生在筋膜下深静脉。肌肉的静脉流入主深静脉的流量随相关肌群的活动而变化。后者位于动脉旁，与动脉壁紧密相连，可充当热交换器。腿部的每一条动脉都伴有两三条同名静脉，与之共用纤维鞘。

腿部有3组深静脉：胫后静脉、胫前静脉和腓静脉。腘静脉起于胫前、后静脉的汇合处，形成独立的静脉主干，因此在外周静脉瘀滞时起重要作用。当受病变影响时，它不能被任何其他静脉血管取代，除非有双腘静脉（约占36％）。随后腘静脉延续为股静脉。

股深静脉和股浅静脉汇合形成股静脉，继续形成髂外静脉，与髂内静脉连接形成髂总静脉。

左、右髂总静脉在第5腰椎右侧汇合形成下腔静脉。左侧髂总静脉略长于右侧，经右侧髂总动脉向前交叉，使其向后靠近骶岬（图B5-2）。这种由动脉搏动引起的压迫是获得性膜性阻塞的起源，约22％的成人受其影响。这也是左下肢深静脉血栓发生率高的原因。

下肢的浅静脉源自足背内、外侧缘的大、小隐静脉。足底静脉系统特别丰富，没有瓣膜，形成足底静脉丛（Lejar静脉丛）（图B5-3a）。

大隐静脉从下肢内侧的踝前部，延伸至腹股沟，在这里穿过筛筋膜后形成一个拱形（直径6~7 mm），注入股静脉（图B5-3b）。大隐静脉通过浅支与对侧同名静脉吻合，可引起耻骨上静脉曲张（髂静脉梗阻的直

接征象），还与通过腹外侧壁至颈根部的浅静脉吻合，可在腹股沟淋巴管或髂-腔静脉系统阻塞的情况下形成辅助静脉侧支循环网络。

小隐静脉沿腿部外侧从后踝和外下踝区域向腘窝上升，与腘静脉汇合形成一个位置可变的拱形（直径4~5 mm）（图B5-3c）。

贯穿筋膜的穿支静脉确保浅层和深层之间的联系。从手术的角度来看，一些穿支静脉非常重要：在小腿内侧有3条Cockett穿支静脉，即"24 cm穿支静脉"、Boyd静脉和Dodd静脉。这些穿支静脉功能不全往往导致静脉溃疡。

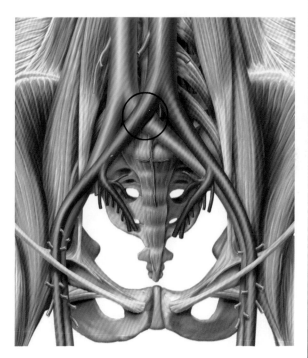

图B5-2　右髂总动脉压迫左髂总静脉

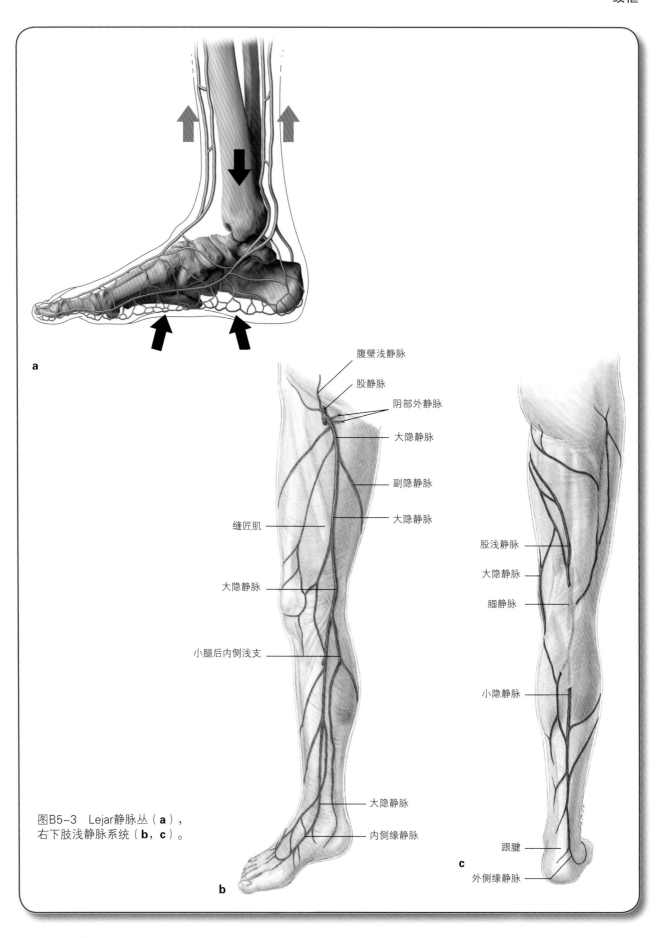

图B5-3 Lejar静脉丛（**a**），
右下肢浅静脉系统（**b**，**c**）。

腹壁浅静脉

股静脉

阴部外静脉

大隐静脉

副隐静脉

大隐静脉

缝匠肌

大隐静脉

小腿后内侧浅支

大隐静脉

内侧缘静脉

股浅静脉

大隐静脉

腘静脉

小隐静脉

跟腱

外侧缘静脉

下肢静脉回流主要机制：①行走时足底静脉受压；②关节和肌肉泵机制（图5-35a）；③心血管吸入机制（舒张期和膈肌运动时的心房内负压）（图5-35 b）；④残余动脉压。

心血管吸入作用，加上残余动脉压，确保在静息体位时使静脉回流，而关节和肌肉泵机制则在运动过程中起作用。

静脉阻塞或瓣膜功能不全可引起被动性充血，静脉系统压力升高，导致慢性静脉功能不全（CVI）。CVI包括下肢静脉扩张、瓣膜功能不全和伴随静脉高压引起的一系列变化。从无症状的静脉高压只产生外观变化到更严重的血栓形成后综合征，其严重程度各不相同。

据统计，25岁以下的男性和女性CVI患病率约为20%，70岁以上人群CVI患病率约为70%。

主要危险因素是遗传、年龄、性别、肥胖、妊娠、久坐的生活方式、运动障碍和过度饮酒[14]。

CVI主要由瓣膜功能不全引起，或继发于深静脉血栓形成，由瓣膜发育不全或血管发育不良导致的CVI不常见[14]。下肢原发性CVI必须通过体格检查与继发性CVI鉴别，尤其是与血栓形成后综合征鉴别。两种功能不全都会导致静脉高压和被动充血。CVI的所有相关并发症都是由这两种现象引起的（表5-16）。

表5-16 慢性静脉功能不全的相关并发症
✓ 毛细血管扩张和延长
✓ 红细胞渗漏（赭色皮炎、紫癜）
✓ 炎症和感染（淋巴管炎、皮下组织炎、丹毒）
✓ 慢性水肿
✓ 湿疹
✓ 营养性疾病：组织纤维化、皮下脂肪硬化、白色萎缩症、乳头状瘤病、角化过度、钙化、溃疡

对临床症状进行评估并采取适当的综合治疗措施，可有效治疗外周静脉高压和其引起的慢性并发症。

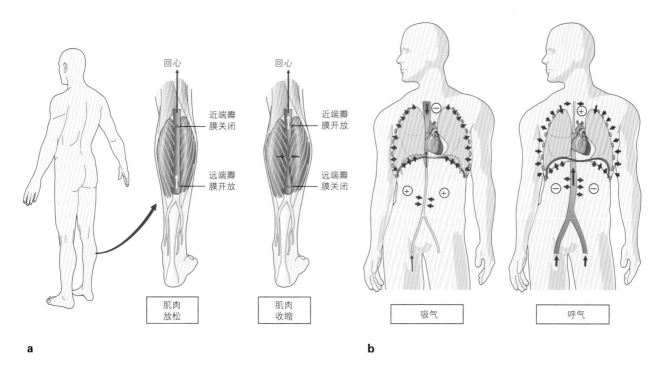

图5-35 促进静脉回流的血管外机制。**a.**骨骼肌收缩增加血管压力。**b.**与呼吸肌运动相关的胸腔和腹腔压的交互变化

CVI可能继发于下面3种情况：

（1）由瓣膜和（或）血管壁的变化使垂直静脉向远端反流逐渐形成原发性静脉曲张导致的原发性静脉病（图5-36）。

（2）由动态静脉功能不全（心力衰竭、肝硬化）（框5-6，框5-7）或机械功能不全（血栓后、创伤后）引起的继发性静脉病，因穿支静脉功能不全导致水平逆向反流。这与继发性静脉曲张的形成有关。

（3）静脉瓣膜发育不全较罕见，可能使原发性静脉曲张程度加重，从而促进血栓形成。

当反流发生在某些关键点时，如腘静脉、穿

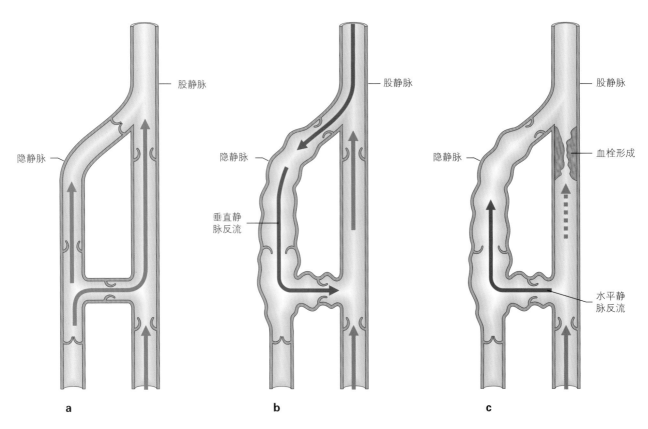

图5-36 **a**.下肢静脉血流的正常方向。**b**.原发性淋巴水肿引起的垂直静脉反流。**c**.继发性淋巴水肿引起的水平静脉反流

框5-6　右心衰竭

右心衰竭会引起腔静脉瘀血，从而增加静脉压，导致滤过增加，最终产生下肢对称性水肿。

这种水肿是手法、加压淋巴引流和使用绷带的禁忌证。

没有并发症时，心源性水肿总是双侧对称的，是一种受不同体位下重力影响的水肿。

不使用枕头平卧时出现呼吸困难或肝颈静脉反流的患者，都可能是右心衰竭患者。

框5-7　肝脏疾病

肝硬化可导致肝组织纤维化、血流阻力增加，引起静脉压升高，随后首先导致腹腔内滤过增多和水肿（腹水），之后累及下肢。

腹水的存在会增加下腔静脉的压力，下腔静脉的压力传递到下肢静脉，又会加重水肿进程。

此外，肝衰竭引起的低白蛋白血症也会导致液体流向组织间隙，从而形成水肿。

支静脉，与其血流动力学结果有关。

在血栓形成后综合征的患者中，行走不再降低静脉压力，反而会引起静脉高压和被动充血。

CVI整体增加了毛细血管内的压力，改变了Starling平衡。病理性滤过增加，超过了再吸收，淋巴水负荷增加，淋巴系统功能储备减少[15]。如果淋巴系统能够确保淋巴负荷的转运，就不会出现水肿。

在出现急性静脉病变时，不能使用手法淋巴引流。

5.3.1 静脉功能不全并发症

静脉功能不全的并发症可分为：①急性——肺栓塞；②亚急性——静脉瘀滞和继发性静脉曲张；③慢性——外周营养不良。

当静脉功能不全时，可能引起以下问题：①微循环血管舒缩障碍，通常为血管收缩型。②毛细血管滤过增加，从而增加淋巴负荷。当淋巴系统反应不足时，初始会出现低蛋白水肿。③间质胶体渗透压增加。④缺氧加剧间质营养问题。⑤炎症反应。

随后可能出现各种营养性疾病：①赭色色素沉积（含铁血黄素的红细胞通过毛细血管壁）；②皮下组织炎症反应；③萎缩硬化症；④白色萎缩症；⑤静脉性湿疹；⑥皮肤溃疡（图5-37）。

图5-37 慢性静脉功能不全和溃疡

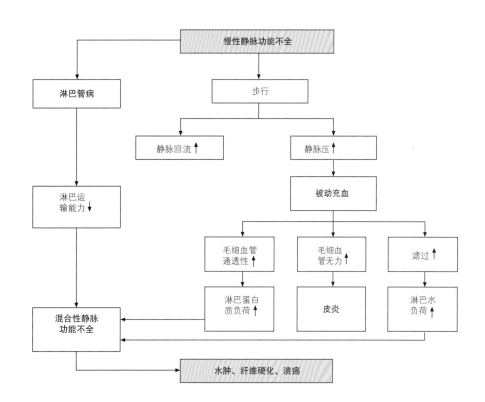

在CVI Ⅰ期，水肿是由淋巴功能动力不足引起的。此阶段不建议使用手法淋巴引流，且禁止使用弹性压迫和二类弹性绷带，以防止水肿和静脉病变的发展。CVI Ⅱ期、Ⅲ期是由混合性淋巴系统功能不全引起的。在这些阶段，物理治疗减轻充血是必要的。

上述情况，均为初始负荷已经过载，淋巴系统功能不全在间隙和淋巴管处逐渐恶化，逐步发展为炎症反应。例如，从血栓性静脉炎的发展所观察到的（静脉炎急性期的淋巴阻塞和随后阶段的逐渐扩散现象），由淋巴功能不全发展成真正的静脉性淋巴水肿（phlebolymphedema）。在上述情况下，水肿有3个来源（脂肪、静脉、淋巴），这种混合性水肿（脂肪淋巴混合性水肿，lipophlebolymphedema）也可能影响淋巴水肿患者。

5.3.2 临床分期（Widmer）、生理病理（Földi）和治疗

CVI I 期的特点是足底和踝周静脉扩张（足跖环形静脉曲张），躺下时出现间断的、可逆的外踝夜间水肿。

当被动充血时，淋巴负荷超过了淋巴转运能力，导致了继发于静脉功能不全的夜间淋巴水肿（图5-38）。

治疗方法：如果这一阶段没有禁忌证（动脉病变、胶原病变），可从早到晚使用二类压力长袜（踝关节处的压力为25~35 mmHg），可防止组织间隙压增加引起的水肿。除了使用压力袜，

进行减少充血的运动也是有用的，如仰卧位，抬高下肢，跟随呼吸的节奏进行踝关节屈伸运动（踝背屈时呼气）。这个简单的运动可以使静脉血流加速190%。表5-17列出了针对静脉的其他有益建议。

表5-17　CVI I期：建议
✓ 减重
✓ 纠正腰椎前凸，以减少右髂总动脉将左髂总静脉压向骶岬的挤压
✓ 戒酒
✓ 睡觉时下肢抬高并略微弯曲（10° 的仰角可使平均静脉流速增加200%）[14]
✓ 纠正足底与地面接触的间隙
✓ 穿2~3 cm的高跟鞋
✓ 避免长时间站立或进行交替步行训练
✓ 每天至少步行30 min
✓ 定期进行循环加压治疗
✓ 保持肠道通畅
✓ 避免膝关节弯曲太久，长时间保持坐姿时，要激活关节和肌肉泵功能
✓ 避免穿紧身衣服
✓ 避免长时间暴晒
✓ 温水淋浴或泡澡后用冷水冲洗
✓ 进行有助于静脉回流的运动（游泳、骑自行车、步行、越野滑雪），避免危险运动（篮球、排球、足球、橄榄球、网球、举重）

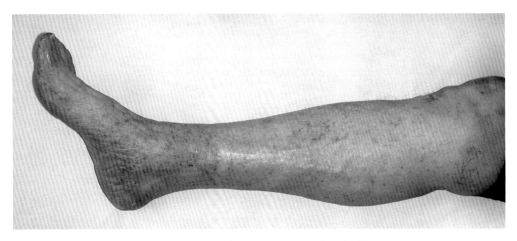

图5-38　慢性静脉功能不全：I期。注意有轻微水肿、紫绀和静脉扩张

Ⅱ期以持续性水肿、赭色皮炎、硬化性皮下组织炎为特点，在某些情况下还伴有白色萎缩症和角化过度（图5-39）。继发组织改变可引起局部淋巴系统机械性功能不全。这就解释了这一阶段减轻充血治疗的好处。静脉高压的慢性特性会损害血管内皮，病理性增加毛细血管的通透性。蛋白质和炎症介质滤过进入组织，形成局部炎症反应，并导致红细胞进入组织间隙，导致皮炎。组织中的含铁血黄素沉积是形成赭色皮炎的原因。这种炎症反应会引起淋巴管病变，随后还会引起微淋巴管病变。因此，不能保障水负荷和血浆渗出物的排除。由于淋巴转运能力下降，水肿富含蛋白质。机械性淋巴功能不全（淋巴管转运能力下降）与初始动力性功能不全有关。静脉水肿进展为静脉性淋巴水肿[16]，Stemmer征阳性。

治疗方法：患者应学习减轻外周充血的运动，并接受有益静脉的措施。此外，建议采用踝关节和胫腓关节的特定运动来减少充血以减轻静脉性淋巴水肿。

Ⅲ期以静脉高压和被动充血为特点，这会引起毛细血管前括约肌收缩。因此，血流可刺激动静脉直接吻合的形成，使相关的皮肤区域处于缺氧状态。这种缺氧会导致腿部形成溃疡（图5-40）。

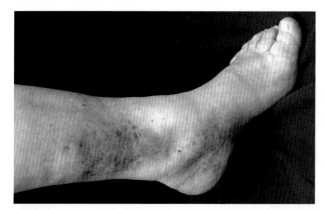

图5-39 CVI：Ⅱ期。存在持续性水肿、皮下脂肪硬化、赭色皮炎和静脉丛扩张

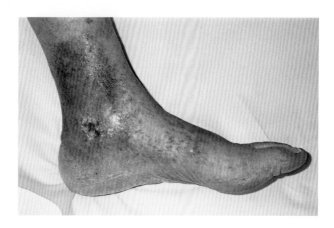

图5-40 慢性静脉功能不全：Ⅲ期。可以观察到典型局部溃疡（内踝区）

治疗方法：基本与Ⅱ期相同。有溃疡时，需针对溃疡进行特殊治疗（框5-8）。呼吸训练、功能再训练及再适应训练对患者（通常是老年患者）非常必要[17]。

5.4 脂肪水肿和脂肪性淋巴水肿

Allen和Hines[18]是第一个对"脂肪水肿"这一名词进行定义的学者。这个名词不是所有人都认同，而且有许多同义词，如硬化症、脂肪瘤，甚至水肿-胶原纤维硬化症。

脂肪水肿是一种伴进行性变性的脂肪组织增生，主要发生于髋关节。它以"灯笼裤"的形状一直延伸到脚踝。有时也会出现在肩胛带（Launois-Bensaude）。

正常的躯干和肥大的腿极不相称（图5-41）。直立性水肿通常会在一天中的下午出现脂肪水肿部位体积增大。脂肪水肿和肥胖的区别在于前者是一种病理改变，后者是结构改变。肥胖通常影响躯干，低热量饮食可以缓解，是心血管疾病如动脉硬化和动脉高血压的高风险因素。

脂肪水肿通常是双侧对称的，触诊时疼痛，几乎都会累及足部。起初凹陷征和Stemmer征为阴性。组织学研究表明，脂肪水肿是以通透性病结痂是健康组织急性损伤后的愈合，但静脉溃疡与之不同，它是在受损组织上发展的慢性病变。

所有静脉溃疡均有细菌聚集；但是这些细菌通常不是致病性的，所以并不会频发感染。

在静脉溃疡的患者中，淋巴系统会明显受累。淋巴管发生痉挛，可以将病灶与循环中的其余部分隔离，导致转运能力不足和混合性淋巴功能不全。这样，在初始淋巴管和血管壁局部形成纤维蛋白，从而降低动脉交换能力和增加代谢物累积。所有这些现象都增加了局部坏死的风险。

有关静脉溃疡的治疗（从损伤后瘢痕形成的角度来看）：

（1）潮湿的药物优于干燥的药物；它们可以在37℃的温度下保持正常的潮湿环境，并具有较高的吸收能力。

（2）肌成纤维细胞由于具有很高的收缩能力，可以在病变部位减少瘢痕形成。静脉溃疡会对周围组织造成损伤，从而抑制这种机制起作用。

（3）发生淋巴水肿时，巨噬细胞蛋白水解的特性非常重要，因其能够发出化学信号、清除细胞废物和刺激生长因子，因此在溃疡愈合过程中至关重要。

以下附加治疗措施是促进瘢痕治疗（从清除到上皮形成）的补充：

（1）物理治疗（弹性压迫、手法淋巴引流、被动和主动活动、加压淋巴引流、呼吸疗法、体位指导等）。

（2）心理社会治疗（家庭治疗、鞋袜适应、步行等）。

（3）放疗（可能是浅表放射消炎治疗）。

（4）手术（可能是静脉切开、搭桥术、硬化疗法）。

使用这些措施后，75%以上的静脉溃疡可愈合。此外，如果严格使用适当的弹性压迫，只有10%的静脉溃疡会复发。

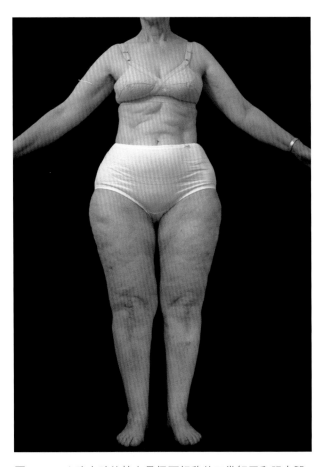

图5-41　脂肪水肿的特点是极不相称的正常躯干和肥大腿

理性增加为特点的毛细血管和毛细淋巴管病变。这种现象解释了组织充血和频繁血肿的原因。水和蛋白质淋巴负荷也会增加[14]。

脂肪水肿主要发生于女性。男性出现脂肪水肿可能提示病理状况，如雌二醇水平升高和睾酮水平降低（前列腺癌治疗、肝硬化）。

5.4.1　脂肪水肿的发展阶段

脂肪水肿可分为3个不同阶段。

Ⅰ期的特点是下肢体积增大，并伴有疼痛症状。在一天中的下午，可能会出现凹陷征（图5-42）。生理病理学显示静脉和毛细血管通透性增加，毛细血管密度降低，肥大脂肪细胞融合。

Ⅱ期以纤维结缔组织结节形成为特点，可触及。肉眼可见皮肤因结节而出现橘皮样改变（图5-43）。

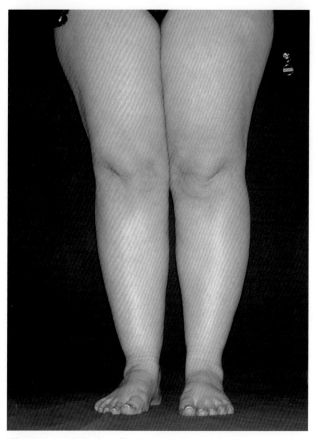

图5-42 脂肪水肿：Ⅰ期

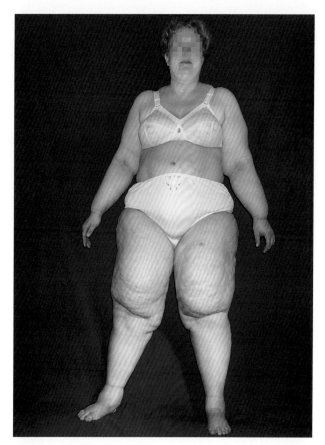

图5-43 脂肪水肿：Ⅱ期

　　Ⅲ期的特点是脂肪营养不良（脂肪代谢障碍或失调，引起皮下脂肪缺失的现象），结缔组织和皮肤发生变化，因淋巴系统机械功能不全而形成大量分叶状淋巴组织。Stemmer征阳性，脂肪水肿变为脂肪性淋巴水肿（lipolymphedema）。在这一阶段，肥胖会使水肿加重并向象皮样变发展（图5-44）。

　　在第Ⅱ期和第Ⅲ期，毛细血管和毛细淋巴管增多。由于高淋巴负荷（动力功能不全），淋巴管运动能力（维持在Ⅰ期）逐渐降低，导致转运能力下降。这种情况可导致混合性淋巴管系统功能不全：经过20～30年的发展，随着淋巴水肿加重，脂肪水肿会更加严重。

 在出现急性静脉病变时，不能使用手法淋巴引流。

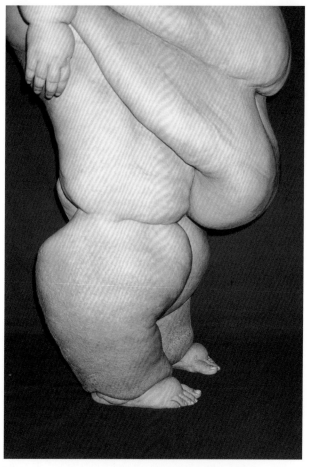

图5-44 脂肪水肿Ⅲ期合并象皮样脂肪淋巴水肿

5.4.2 脂肪水肿的治疗

低热量饮食不会减轻脂肪水肿。但良好的饮食习惯会改善患者的抑郁情绪。

在脂肪水肿 I 期（无淋巴水肿），建议采用手法淋巴引流、加压治疗、使用压力袜、饮食疗法和以下肢锻炼为重点（如水中体操）的综合疗法。压力袜的使用非常重要，因为其可防止直立性水肿和疼痛。

对于淋巴瘀滞的 II 期和 III 期（皮肤淋巴瘀滞，Stemmer征阳性），手法淋巴引流、压力绷带和减少充血的运动是基本的治疗方法。

许多年轻的女性脂肪水肿患者会选择吸脂术。过去这项技术对淋巴系统的损伤很大，现已成为一项副作用较小的有效治疗技术。强烈推荐患者请有经验的整形外科医生进行治疗和至少24小时的住院治疗。

5.5 特发性周期性水肿

只有女性会出现。它不是淋巴水肿，而是由卵巢-垂体-下丘脑轴功能失调引起的广泛性水肿伴淋巴系统充盈（动力功能不全）。毛细血管通透性增加会引起血容量不足，导致低血压；血管会"干涸"，并引发脱水反应，伴有口渴。增加的液体会导致体重增加。这种水肿出现在特定生理阶段：月经期、妊娠后或绝经后。

月经期出现的特发性周期性水肿可能在绝经后消失。典型的临床症状是在月经周期第二阶段体重增加5~10 kg，伴有乏力、头痛和便秘。早晨脸上可能会出现水肿，白天水肿会扩展并累及下肢，此时凹陷征明显。

特发性周期性水肿会因为服用利尿剂而加重。

手法淋巴引流不能改善其症状，而使用压力绷带或压力袜可限制下肢水肿并减轻患者的痛苦。

5.6 黏液性水肿

当甲状腺功能不全（甲状腺功能减退或甲状腺功能亢进，如Graves-Basedow病）时，约1%~2%的患者会出现纤维化、无凹陷的弹性水肿；这就是所谓的黏液性水肿。

它最常位于胫前区，但也可以广泛分布。

黏液性水肿的治疗大体与淋巴水肿相同；很难以其他水肿的治疗方式来治疗。这种治疗主要是控制内分泌的病变（图5-45）。

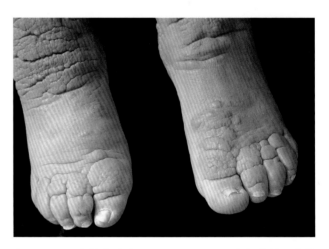

图5-45 黏液性水肿（Graves-Basedow病）中的乳头状瘤病和角化过度

5.7 水肿和动脉病变

确诊动脉病变后，应尽可能预防下肢水肿，因为水肿是加重缺血的因素。因此，对缺血患者的治疗不能仅限于动脉系统的治疗措施，还必须考虑静脉和淋巴系统。

缺血性病变的不同阶段，对静脉和淋巴管的影响可能不同：

（1）根据Fointaine Leriche的研究，在 II 期，步行时间的缩短可能会导致这些患者进入久坐生活方式，从而降低肌肉和关节泵机制的效率，而肌肉和关节泵机制是静脉淋巴回流不可缺少的部分。此外，动脉压在这一阶段也会降低，会影响静脉回流。

（2）当缺血加重时，发生水肿的风险会显著增加。在这一阶段，循环系统的运输能力大幅下降，患者的水肿有向Ⅱ期和Ⅲ期发展的危险。在Ⅲ期，患者仰卧出现疼痛时会导致水肿的发展或恶化，可将受累的肢体全天大部分时间保持在抬高的位置。

组织肿胀引起的缺血会诱导血管壁结构损伤，并影响平滑肌、内皮和周围神经功能。由于这些病变可导致毛细血管通透性增加，滤过和静脉淋巴负荷增加，而淋巴转运能力显著降低。

由于血管舒缩对缺氧高度敏感，淋巴系统不能很好控制缺血组织水肿。水肿会压迫血管和神经结构，促进动脉病变的发展。水肿部位富含蛋白质，可引发炎症反应，然后使间质组织纤维化。

有时，动脉病变手术后会并发组织缺氧。大多数情况下，外科动脉血运重建会导致术后淋巴水肿（图5-46）。手术导致血流量突然显著增加，从而产生大量反应性充血，导致淋巴负荷中的水和蛋白质增加，最后超过淋巴系统的转运能力。手术会直接损伤腹股沟或腘淋巴结，或者因为隐静脉的部分

切除而影响淋巴管和静脉的功能。

当动脉病变合并水肿时，动脉物理治疗措施应辅以防止水肿的物理治疗，如淋巴引流（手法或加压）、弹性压迫和多层非弹性绷带治疗。治疗措施的选择和应用应根据淋巴功能不全的类型、临床表现和动脉病变的程度来确定。

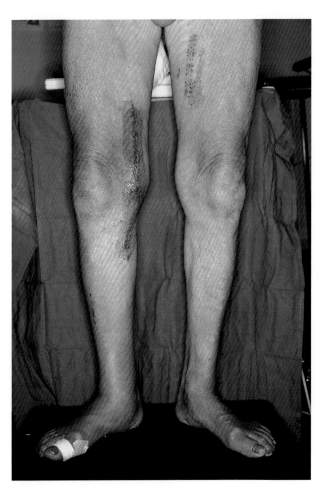

图5-46 右下肢缺血后淋巴水肿

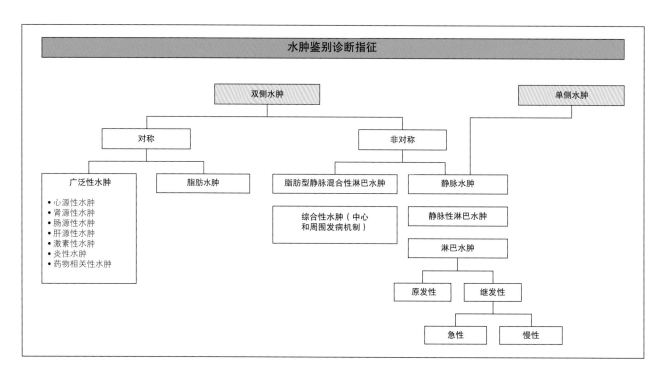

水肿鉴别诊断指征		

双侧水肿   单侧水肿

对称   非对称

广泛性水肿
- 心源性水肿
- 肾源性水肿
- 肠源性水肿
- 肝源性水肿
- 激素性水肿
- 炎性水肿
- 药物相关性水肿

脂肪水肿

脂肪型静脉混合性淋巴水肿   静脉水肿

综合性水肿（中心和周围发病机制）   静脉性淋巴水肿

淋巴水肿

原发性   继发性

急性   慢性

四肢围度测量记录																		
姓名	日期																	
年龄																		
上肢：右−左																		
肘部																		
肘部以下10 cm																		
肘部以下15 cm																		
肘部以下20 cm																		
腕部																		
拇指																		
肘部以上10 cm																		
肘部以上20 cm																		

姓名	日期																	
年龄																		
下肢：右−左																		
膝部																		
膝部以下10 cm																		
膝部以下20 cm																		
膝部以下30 cm																		
小腿																		
踝部																		
膝部以上10 cm																		
膝部以上20 cm																		
肢体根部																		

参考文献

1. Ferrandez J-C, Theys S, Bouchet J-Y. Rééducation des oedèmes des membres inférieurs. Paris: Masson; 1999.

2. Hidden G, Menard P, Zorn JY. Lymphaticoveneous communications: role of lymph nodes. Anat Clin 1985; 7(2): 83-91.

3. Hutzschenreuter P, Brümmer H. Eine experimentelle Studie zur Beurteilung der Wundheilung unter manueller Lymphdrainage. Lymphologica 1989; S. 97-100.

4. Pain SJ, Purushotham AD, Barber RW et al. Variation in lymphatic function may predispose to development of breast cancer-related lymphoedema. Eur J Surg Oncol 2004; 30(5): 508-14.

5. Baulieu F, Baulieu J-L, Secchi V, Dabiens J, Barsotti J, Itti R. Factorial analysis of dynamic lymphoscintigraphy in lower limb lymphoedema. Nucl Med Commun 1989; 10(2): 109-19.

6. Bourgeois P, Peeters A, Leduc A. Contraction musculaire sous bandage semi-rigide: étude de son effet sur la résorption de protéines marquées. Ann Kinésithér 1991; 18(3): 111-6.

7. Langer I, Guller U, Berclaz G et al. Morbidity of sentinel lymph node biopsy (SLN) alone versus SLN and completion axillary lymph node dissection after breast cancer surgery: a prospective Swiss multicenter study on 659 patients. Ann Surg 2007; 245 (3): 452-61.

8. Härén K, Backman C, Wiberg M. Effect of manual lymph drainage as described by Vodder on oedema of the hand after fracture of the distal radius: a prospective clinical study. Scand J Plast Reconstr Surg Hand Surg 2000; 34(4): 367-72.

9. Prins C. Dermo-hypodermite infectieuse du membre supérieur chez les patientes avec carcinome du sein traité par mastectomie, curage ganglionnaire et radiothérapie. Conférence Service de dermatologie Hôpitaux Universitaire de Genève; 2004 apr.

10. Preisler VK, Hagen R, Hoppe F. Nutzen und Risiken der manuellen Lymphdrainage bei Kopf-Hals-Tumoren. Physikalische Therapie 1999; 20: 541-5.

11. Baumeister R. Funktionelle Verbesserung an lymphödematösen Extremitäten durch Lymphgefäßtransplantation. Langenbeck's Archives of Surgery 1985; 366: 664.

12. Weissleder H. Lymphödemtherapie: Stellenwert der apparativen intermittierenden Kompression - Literaturüberblick. Lymph Forsch 2003; 7(1): 15-8.

13. Marshall M. Studienlage zur evidenzbasierten Anwendung der intermitterenden pneumatischen Kompression bei CVI in CEAP-Stadien 3-6. Vasomed 2004; 16(4): 136.

14. Ramelet A, Monti M. Abrégé de Phlébologie. Paris: Masson; 1993.

15. Földi M, Földi E, Kubik S. Textbook of lymphology. München: Urban & Fischer; 2006.

16. Weissleder H, Schuchhardt C, eds. Lymphedema, diagnosis and therapy. Köln: Viavital; 2007.

17. Larcinese A, Giordano F, Tomson D. Insuffisance veineuse chronique stade III: prise en charge physiothérapeutique. Praxis 2008; 97(4): 187-91.

18. Allen EV, Hines EA. Lipedema of the legs: a syndrome characterized by fat legs and orthostatic edema. Proc Staff Mayo Clin 1940; 15: 184-7.

参考书目

Asdonk J. Manuelle Lymphdrainage-Ein Sammelwerk in Einzeldarstellungen. Heidelberg: Karl F. Haug; 1970.

Cluzan RV. Le retentissement lymphatique de la stase veineuse chronique. Artères et Veines 1991; 10(5).

Hayashi A, Johnston MG, Nelson W, Hamilton S, McHale NG. Increased intrinsic pumping of intestinal lymphatics following hemorrhage in anesthetized sheep. Circ Res 1987; 60(2): 265-72.

Pecking A, Cluzan R, Desprey-Curely J. Indirect lymphoscintigraphy in patients with limb edema. Immunology and hematology research, progress in lymphology. Proceedings IX International Congress of Lymphology; 1983; Tel Aviv; 201-8.

Schad H, Brechtelsbauer H. The effect of saline loading and subsequent anaesthesia on thoracic duct lymph, transcapillary protein escape and plasma protein of conscious dogs. Pflugers Arch 1978; 378(2): 127-33.

Schmeller W, Meier-Vollrath I. Lipödem. In: Weissleder H, Schuchhardt C, eds. Erkrankungen des Lymphgefäßsystems. Köln: Viavital; 2006: 301-21.

Vodder E. Le drainage lymphatique, une nouvelle methode therapeutique. Paris: Sante pour tous; 1936.

Zölter H. Funktionelle Anatomie der Lymphbildung. Lymph Forsch 2003; 7(2): 60-8.

第二部分　基本技术

第6章
手法淋巴引流概述

1892年，亚历山大·维尼沃特（Alexander Winiwarter）首次提出不使用手术、药物而采用手法治疗淋巴系统功能紊乱的设想[1]。然而，直到40年后，丹麦哲学博士和物理治疗师埃米尔·沃德（Emil Vodder）才创立了手法淋巴引流（MLD）技术。从那时起，这种技术被效仿、批判然后改进——老师教导学生，学生又不断超越老师。

本书所讲述的MLD技术受Vodder[2]的启发，一些作者[3-7]的研究证实了MLD对淋巴管系统的影响。这些影响包括：

（1）通过交替压迫和拉伸组织促进组织间液进入毛细淋巴管生成淋巴。

（2）通过刺激前淋巴集合管和淋巴管的舒缩运动促进淋巴管的充盈和排空，从而加快淋巴流速。

（3）刺激淋巴结来调节淋巴回流量和浓度。

（4）减少淋巴淤积。

MLD区别于传统按摩技术的是MLD并不使用传统的发力方法，而是在干燥皮肤上进行有节奏的环转运动，这种手法不会增加皮肤充血。

根据不同的皮肤状况和治疗部位，施加不同的压力，只需达到使皮肤相对皮下组织向所需引流方向移动即可。

6.1 基本技术

这种技术运动由两个相反方向的阶段组成：压迫阶段和放松阶段（图6-1）。

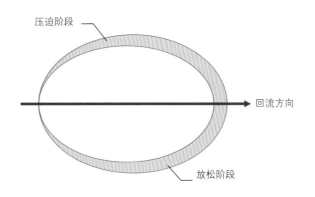

图6-1 基本操作技术：压迫阶段和放松阶段

Vodder提出了4种MLD基本手法——定圈法、泵送法、旋转法和铲送法。

4种基本手法的特点：

（1）定圈法：使皮肤和淋巴管在纵向和横向上轻度拉伸，刺激血管舒缩。

（2）泵送法：对组织施加压力，使组织液进入淋巴管生成淋巴。

（3）放松阶段：使淋巴管充盈。这一阶段短于压迫阶段。

（4）以近似每秒一次的速度在同一区域（可能是定圈法和泵送法）的不同部位推进（旋转法和铲送法）。

（5）治疗从近端开始，当近端排空时有助于远端淤积液体的重吸收。

（6）压力的方向取决于淋巴管的流向。

（7）运动不能引起皮肤充血和疼痛。

6.1.1 定圈法

手指平放在皮肤上，在圆的第一部分柔和渐进施加压力，在第二部分压力缓慢下降，同时保持手指与皮肤接触，使皮肤回弹到原位。沿引流的方向推进（图6-2）。

说明

定圈法的目的是在纵向和横向被动拉伸浅表淋巴管，以增强它们的舒缩性。可以用单手或双手操作。当双手操作时，建议拇指交叉，使之形成不同大小的圆圈。

6.1.2 泵送法

拇指外展与示指形成一个完全开放的弓形，手指伸展，手腕弯曲，手掌放松地垂直于被治疗区域的纵轴，随着手腕的伸展使手掌接近皮肤逐渐施加压力；治疗以一个切向力结束（图6-3）。施压阶段结束，手向相反方向运动，手腕回到初始弯曲的位置。

说明

泵送法的主要目的是通过在组织上交替压迫和放松促进淋巴生成；可用单手或双手操作，小范围区域使用两个手指操作（框6-1）。

6.1.3 旋转法

起始位为拇指（外展）和示指朝引流方向放在皮肤上，然后，手腕稍旋转放低向皮肤施压使皮肤表面朝引流方向移动直至手掌接触皮肤。当拇指与示指相触时，下一旋转治疗开始（图6-4）。

说明

此法适用于治疗宽阔区域，如躯干等，其目的是促进淋巴的生成和转运。

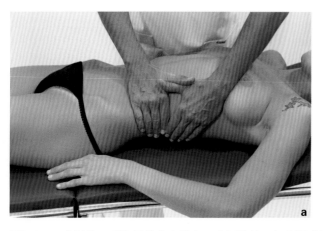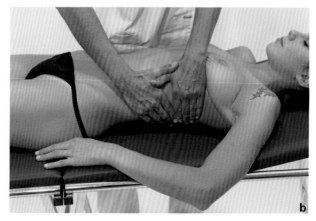

图6-2　**a.**定圈法：手指平放在皮肤上，在圆的第一部分渐进施加压力。**b.**在第二部分压力逐渐降低

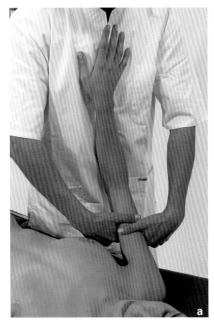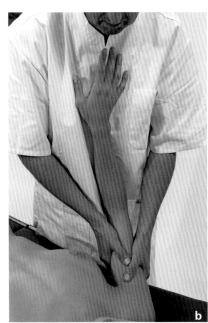

图6-3　a.泵送法：拇指和示指形成一个开放弓形，垂直置于待治疗区域的主轴。b.治疗手通过伸展手腕滚动皮肤

框6-1　联合应用

定圈法和泵送法可以联合使用。

远端手沿引流方向进行泵送，近端手操作定圈法。

先泵送后定圈，连续操作推进（图B6-1）。

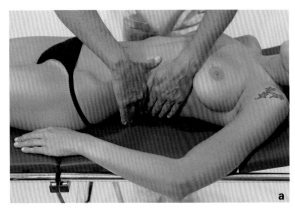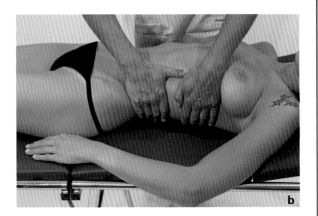

图B6-1　定圈法和泵送法联合应用

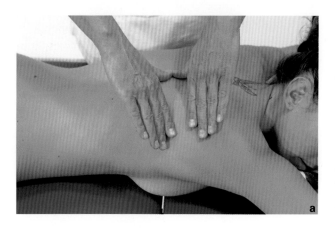

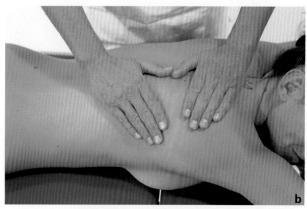

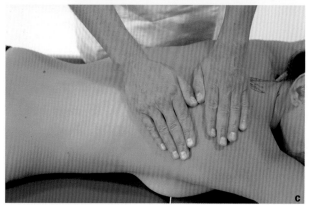

图6-4　**a.**旋转法：仅拇指和示指轻触皮肤。**b.**旋转降低手腕向皮肤施压直至手掌接触皮肤。**c.**在操作过程中，拇指靠近直至接触示指

6.1.4　铲送法

起始位类似泵送法，拇指和示指形成一个完全开放的弓形，除拇指外其余四指指向患肢远端，覆于待治疗区域，然后手腕向身侧渐进伸展使整个手掌接触皮肤。考虑到浅层淋巴管的解剖方向，手应由远及近从后向前跨过肢体分界线（图6-5）。在运动后期施加更大压力。之后腕关节回到初始旋转弯曲与皮肤接触的位置。

说明

此法的主要目的是四肢引流，考虑到浅表淋巴管受到刺激时引流方向及皮肤毛细血管网中淋巴流动的方向是由远端向近端，因此必须使肢体前侧朝向治疗师。

6.2　具体方法

以下为4种手法在特定部位的应用。

6.2.1　胸骨旁淋巴结引流

治疗师将其手指远端置于胸骨边缘的肋间隙（图6-6）。当指尖触及淋巴结后，由前向后渐进施压促使淋巴结排空。由于左、右胸骨旁淋巴结之间有吻合，所以必须双侧引流。

6.2.2　肋间管引流

此操作必须在胸骨旁淋巴结引流之后进行。将手指远端置于胸前和外侧肋间隙（图6-7）进

 在铲送法操作时，治疗师掌心必须朝向自己，操作完成后，手掌置于所治疗区域附近。

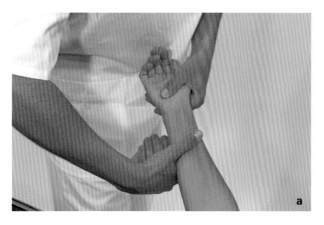

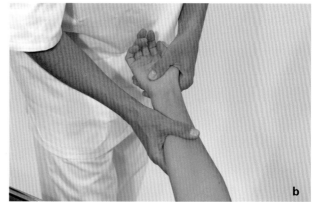

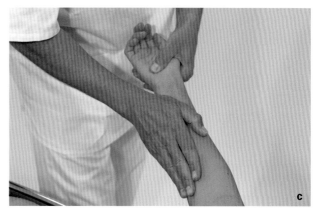

图6-5 **a.**铲送法：拇指和示指形成一个张开的弓形，除拇指外其余四指朝向肢体的远端。**b.**手腕伸展使整个手掌接触肢体。**c.**然后手由远及近从后向前跨过肢体分界线

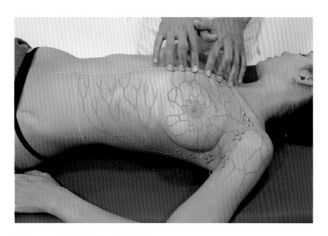

图6-6 胸骨旁淋巴结引流

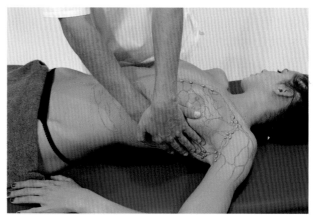

图6-7 肋间淋巴结引流

行波浪运动，使肋间隙液体流向相应的胸骨旁淋巴结。

6.2.3 腘淋巴结引流

腘淋巴结是下肢后外侧区域深淋巴结。患者膝关节屈曲90°，治疗师中指和环指指尖做类似铲送法的操作对其进行引流。

6.2.4 滑车上淋巴结引流

手和前臂的淋巴通过指向腋淋巴结的定圈法进行引流。

6.2.5 收肌管深层淋巴管引流

除拇指外，双手指尖放在内收肌纤维上。通过对淋巴管施加水平向上的压力来引流。

6.2.6 结肠引流

不同节段的结肠通过定圈法向胃肠道淋巴干引流。

6.2.7 腹部深层淋巴链引流

整体技术

从胸导管的起点处，手指保持朝向胸导管起点，在呼气时手掌施加压力，从腰主动脉淋巴链到髂淋巴链重复此手法。在对侧淋巴链由远端向近端重复此手法。

腹主动脉旁淋巴链引流

治疗师一只手放在患者背部的髂嵴和第12肋之间位置，另一只手放在前侧髂前上棘和第12肋之间位置。前手在呼气时朝胸导管方向主动连续按压2~3次。

髂淋巴链引流

治疗师一手倾斜，以尺侧置于患者髂嵴上方，另一手掌心朝向髂窝置于其上，上方手施加压力，下方手主动朝胸导管方向推动。

6.2.8 坐骨管引流

首先定位坐骨位置，治疗师将其拇指相对放在坐骨下方，垂直于骨盆施加压力并向上移动。由近端向远端重复此操作直到大腿下1/3处。

6.3 MLD适应证

MLD可用于以下临床情况：

（1）预防继发性淋巴水肿[8]。

（2）原发性和继发性淋巴水肿。

（3）静脉性淋巴水肿。

（4）脂肪水肿。

（5）脂肪性淋巴水肿。

（6）脂肪静脉混合性淋巴水肿。

（7）创伤后水肿（急性淋巴水肿）。

（8）术后水肿（急性淋巴水肿）。

（9）血肿。

（10）硬皮病。

（11）风湿性疾病引起的水肿（急性淋巴水肿）。

（12）淋巴滞留性脑病。

（13）淋巴滞留性肠病。

（14）复杂性局部疼痛综合征（痛性神经营养不良综合征、祖德克病）。

6.4 制约水肿物理治疗的因素

某些特殊情况或疾病会使MLD的治疗复杂化并降低MLD效果，如肥胖、糖尿病、高血压、风湿性关节炎、瘢痕、角化过度、真菌病、淋巴瘘、淋巴囊肿、淋巴溢、淋巴静脉曲张、毛细血管扩张、继发性纤维化（postactinic fibrosis）、溃疡、疾病恶化、麻痹和瘫痪。

6.5 MLD禁忌证

需要区分全身禁忌证与局部禁忌证，绝对禁忌证与相对禁忌证。

全身绝对禁忌证：①感染；②急性静脉栓塞；③失代偿性肾衰竭；④失代偿性右心衰竭。

恶性淋巴水肿是一种全身相对禁忌证，姑息性治疗时可以使用。

局部绝对禁忌证：①颈部——甲状腺功能减退、甲状腺功能亢进、心律失常、颈动脉粥样硬化、颈动脉窦反射亢进；②深腹部——妊娠、经期、肠梗阻、膀胱炎或继发性结肠炎、急性或慢性肠病、造口、主动脉瘤、盆腔血栓性静脉炎、下肢深静脉血栓、腹部血管手术史。

局部相对禁忌证：①颈部——60岁以上患者；②深腹部——慢性静脉功能不全、60岁以上患者。

深腹部引流不应引起患者疼痛或不愉快的感受，治疗师应根据患者的敏感性来调节所施加的压力。

MLD不会引起癌细胞转移，因此癌症患者可以使用MLD治疗[6,9,10]（框5-3）。

参考文献

1. Winiwarter A. Deutsche Chirurgie. Stuttgart: Enke; 1892.
2. Vodder E. Lymphdrainage ad modem Vodder. Aesthet Med 1965; 14: 190.
3. Földi M, Strössenreuther R. Principes du drainage lymphatique manuel. Paris: Maloine; 2005.
4. Weissleder H, Schuchhardt C. Lymphedema. Diagnosis and Therapy. Köln: Viavital; 2007.
5. Kriedermann B, Myloyde T, Bernas M et al. Limb volume reduction after physical treatment by compression and/or massage in a rodent model of peripheral lymphedema. Lymphology 2002; 35(2): 96.
6. Földi M, Földi E, Kubik S. Textbook of lymphology. München: Urban & Fischer; 2006.
7. Waldemar L, Olszewski WL, Engeset A. Intrinsic contractility of prenodal lymph flow in human leg. Am J Physiol 1980; 239: 775-83.
8. Pecking A, Lasry S, Boudinet A, Floiras J, Rambert P, Guérin P. Postsurgical physiotherapeutic treatment:interest in secondary upper limb lymphedemas prevention. In: Partsch H, ed. Progress in lymphology. Proceedings of the XIth Congress in Vienna, 1987. Amsterdam: Elsevier Science, 1988.
9. Preisler VK, Hagen R, Hoppe F. Nutzen und Risiken der manuellen Lymphdrainage bei Kopf-Hals-Tumoren. Physikalische Therapie 1999; 20: 541-5.
10. Godette K, Mondry TE, Johnstone PA.Can manual treatment of lymphedema promote metastasis? Soc Integr Oncol 2006; 4(1): 8-12.

第7章

淋巴引流技术的实操手法

概述

本章所述的手法淋巴引流（MLD）适用于健康人和一些以前通过MLD治疗后疗效显著的患者。对于原发性或继发性淋巴水肿的患者，需要根据其临床特点采用特定的技术。这些技术将在第8章讲述。

根据Vodder的观点，无论治疗身体哪个部分，MLD都应该从肩颈部开始。虽然在Vodder时代，这仅仅是基于临床经验提出来的，但是后来Beltramino证实了这一技术的有效性[1]。简言之，这一技术包括3个步骤。

肩颈准备技术

患者舒适仰卧位，治疗师站于患侧。

第一步，刺激锁骨上淋巴结（图7-1）[2]。

第二步，在颈部使用定圈法刺激迷走神经，调节淋巴管舒张性，然后刺激锁骨上淋巴结（图7-2）。

第三步，肩部的旋转圆周运动。该技术以胸导管和右淋巴管连接处与锁骨下段的引流及颈内静脉的引流结束（图7-3）。这个操作会促进大淋巴管的伸展，增加锁骨下静脉和淋巴吸入静脉连接处的容量[3]。

以下不再描述这种操作顺序，而是将其简单地称为"肩颈准备技术"。

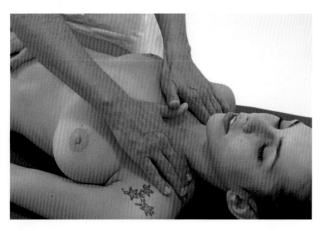

图7-1 刺激锁骨上淋巴结

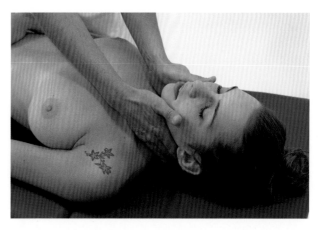

图7-2 颈部使用定圈法刺激迷走神经，然后刺激锁骨上淋巴结

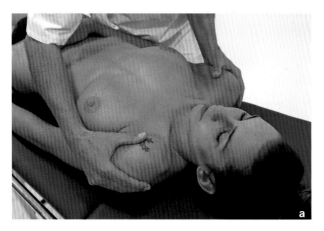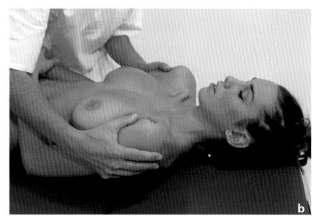

图7-3 通过肩部泵送运动引流至静脉淋巴管连接处

除了眉毛和口腔，其他部位的MLD均采用定圈法。

检查局部是否有
禁忌证。

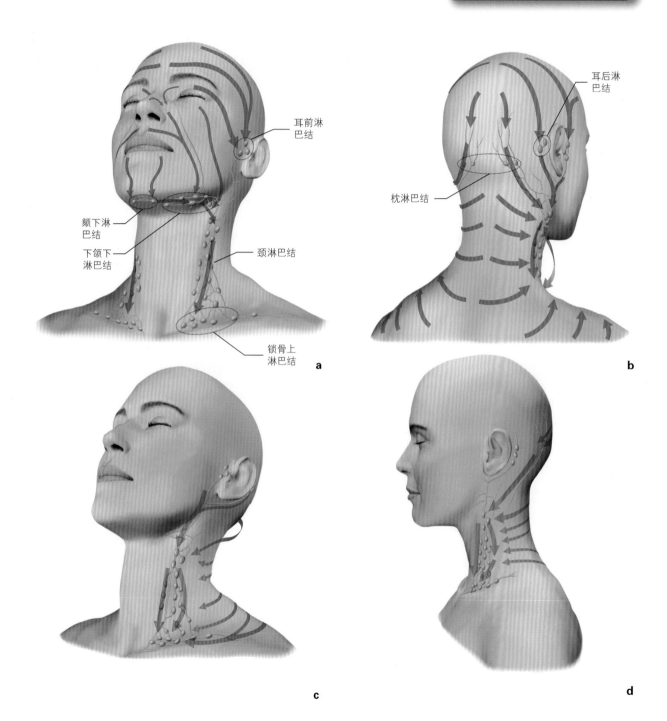

图7-4 头颈部淋巴管分布：前面观（**a**），后面观（**b**），侧面观（**c，d**）

7.1.1 头颈部淋巴引流手法

患者舒适仰卧位，头部稍抬高，治疗师站在患者旁边。

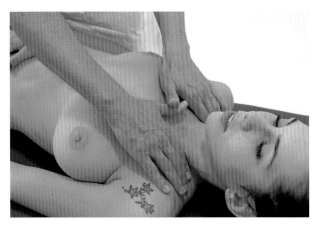

图7-5 肩颈准备技术完成后，开始头颈部淋巴引流，对两侧面部进行保健按摩，直至两侧锁骨上淋巴结

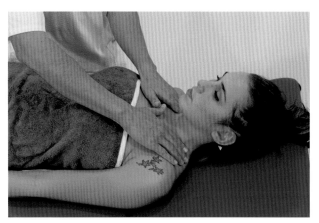

图7-6 头颈部的淋巴引流始于用示指和中指的指腹对锁骨上淋巴结进行定圈按摩

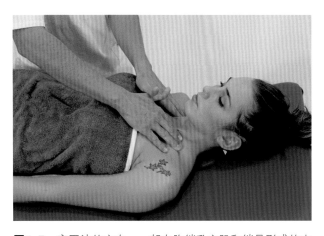

图7-7 定圈法的方向——朝向胸锁乳突肌和锁骨形成的夹角处，从两侧向锁骨上淋巴结引流

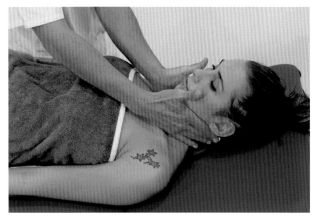

图7-8 接下来，双手放在颈外侧，彼此平行，朝锁骨上窝的方向使用定圈法刺激颈外侧淋巴结

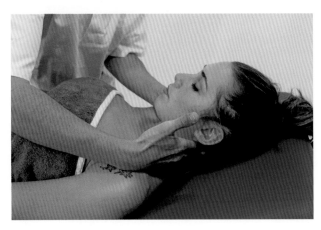

图7-9 将手指放在项线上，即可触及枕淋巴结，通过定圈法引流至颈下部

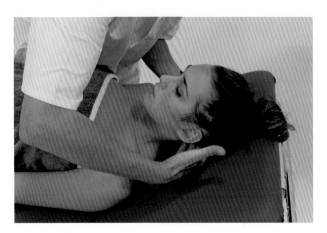

图7-10 应用定圈法，手法幅度为90°

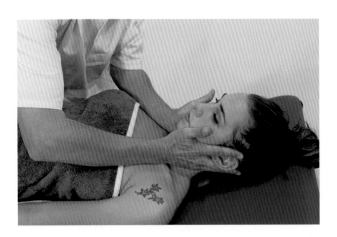

图7-11 如上所述，双手张开既可刺激耳前和耳后淋巴结，又可以同时刺激颈外侧淋巴结，引流方向朝向锁骨上窝

7.1.2 面部和头部的淋巴引流手法

患者舒适地仰卧于治疗床上，头部稍抬高，治疗师站在患者后面。

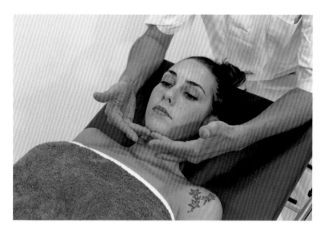

图7-12 一根或两根手指相对，放于颏下淋巴区域。手掌旋转同时向外引流，覆盖下颌角和颈部的淋巴结

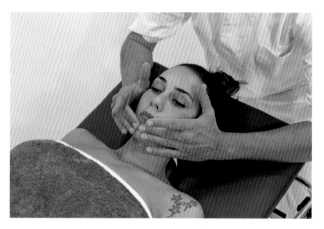

图7-13 用指尖将下巴淋巴液引流至颏下淋巴结

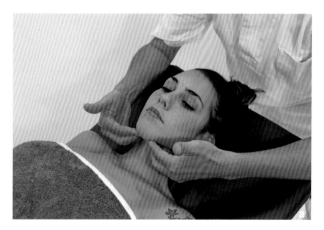

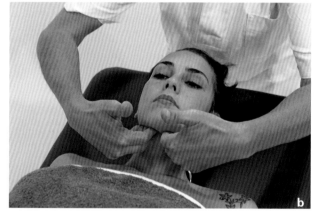

图7-14 应用于颏下淋巴区域的引流技术同样适用于下颌下淋巴引流，按照同样的方向进行重复引流

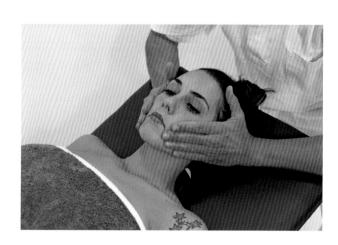

图7-15 继续进行面部引流：双手尽可能多地覆盖面部，使用定圈法引流至下颌下淋巴结

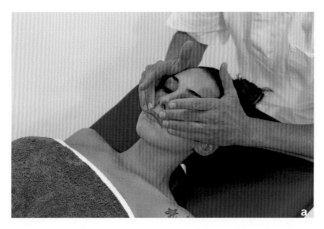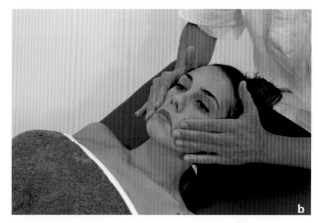

图7-16 上唇区域从内向外用指尖使用定圈法引流，完成后治疗师需要再次刺激下颌下淋巴结

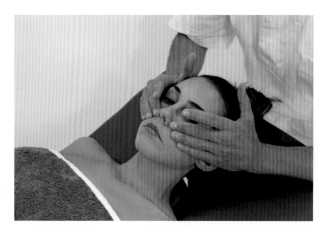

图7-17 手指放在面颊部，准备进行鼻部引流

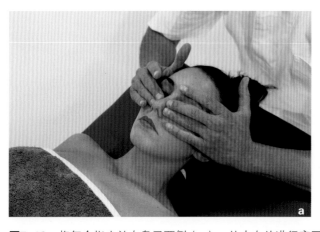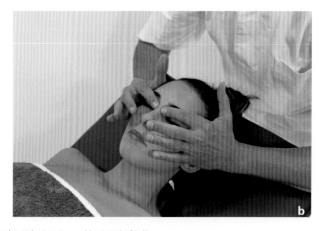

图7-18 将每个指尖放在鼻子两侧（**a**），从内向外进行定圈法引流（**b**），然后重复操作

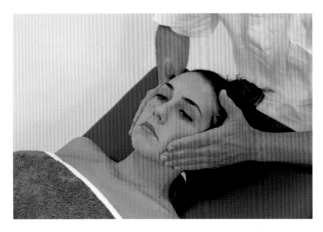

图7-19 再次引流下颌下淋巴结（图7-14），将双手横放于面颊下部，重复手法至下眼睑

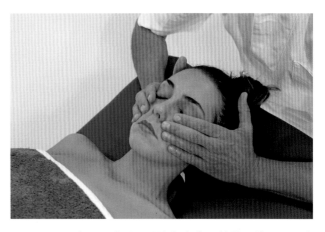

图7-20 到达下眼睑后，引流集中在耳前淋巴结。从眼睑外侧区到内侧区引流，最后再次刺激下颌下淋巴结

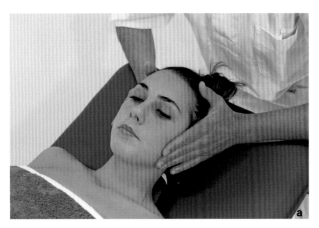

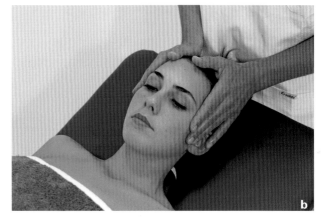

图7-21 双手放于面部两侧，从下颌角（**a**）逐渐引流到耳前淋巴结（**b**）

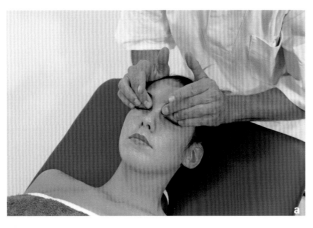

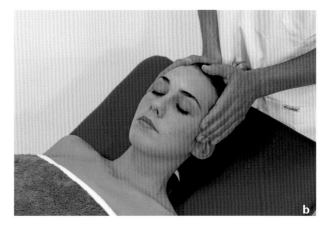

图7-22 使用定圈法（**a**）对太阳穴及上眼睑进行引流，再次刺激耳前淋巴结（图7-21），完成后再次返回初始位置（**b**）

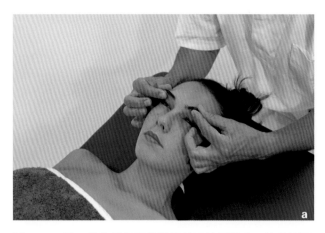 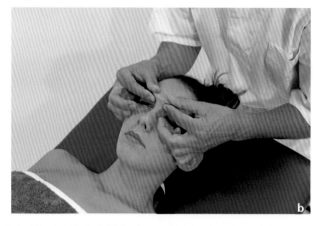

图7-23 另一操作是从耳前淋巴结开始至眉毛，然后返回。眉毛引流采用的是外侧（**a**） 到内侧（**b**）的小泵送法，然后再向相反的方向进行

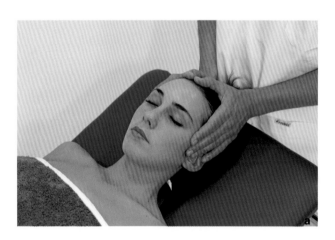 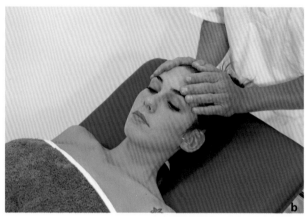

图7-24 每一次的前后推动（**a**）均有助于刺激耳前淋巴结。双手尽可能多地覆盖太阳穴及头部两侧（**b**），引流这些部位的淋巴液。然后，引流前额和前颅骨区域（**c**）的淋巴液

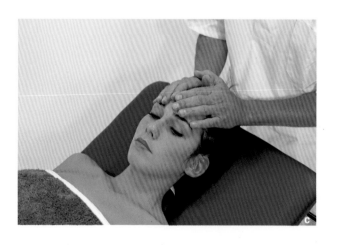

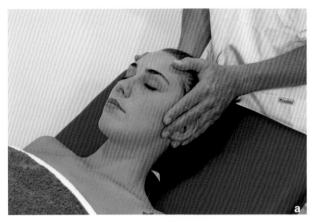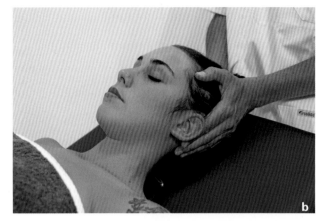

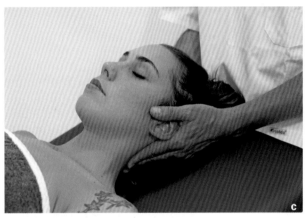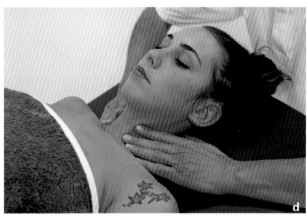

图7-25 将示指和中指放于耳前淋巴结，环指和小指放于耳后淋巴结（**a**），引流头颅中部（**b**）和后部（**c**）直至枕部的淋巴液，最后引流到颈部（**d**）

图7-26 治疗师重复耳前和耳后淋巴结的引流技术，最后以再次刺激锁骨上淋巴结结束（图7-6，图7-7）

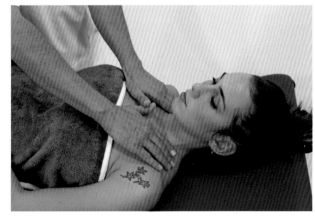

这一过程完成了主要淋巴链的保健按摩。

7.1.3　口腔手法淋巴引流

患者舒适地仰卧于治疗床上，头部稍抬高，治疗师站在患者旁边。

该技术需在头颈部引流后进行。治疗师需要戴无菌手套，定时用清水湿润患者口腔。每次变换位置时，治疗师的手须退出口腔；根据患者吞咽需要，治疗师的手可能要较频繁地退出口腔。乙烯基手套比乳胶手套更易于让患者接受，也有助于防止过敏。

口腔引流应朝向口腔后外侧区域，朝着颈深部淋巴结的方向进行。

治疗师使用右手手指引流患者右侧口腔，左手手指引流患者左侧口腔。

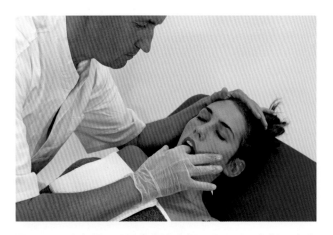

图7-27　治疗师一手固定患者头部，另一手示指插入患者口腔，在舌头区域进行垂直泵送法

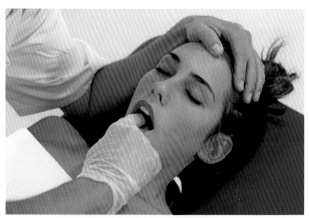

图7-28　然后，在口腔的后面和侧面使用小定圈法。先从近端至远端，然后从远端至近端引流一侧舌头

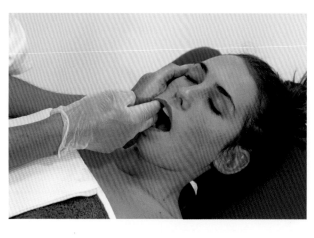

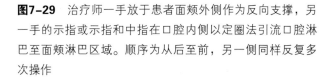

图7-29　治疗师一手放于患者面颊外侧作为反向支撑，另一手的示指或示指和中指在口腔内侧以定圈法引流口腔淋巴至面颊淋巴区域。顺序为从后至前，另一侧同样反复多次操作

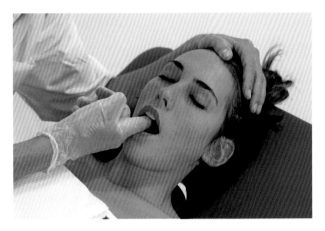

图7-30 用示指朝向颈深部以小定圈法引流上腭部，先从近至远，再从远至近

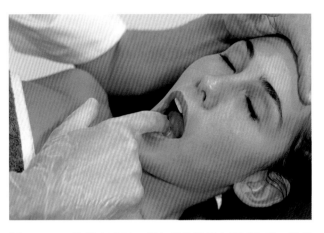

图7-31 示指放在舌下，朝向后外侧用小定圈法对口腔底部进行引流

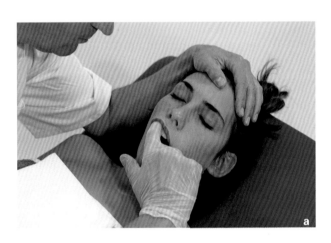

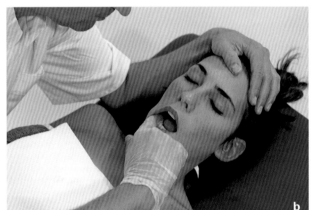

图7-32 上牙龈（**a**）、下牙龈（**b**）、牙龈里面（**c**）和外面（**a，b**）均采用相同的引流方法

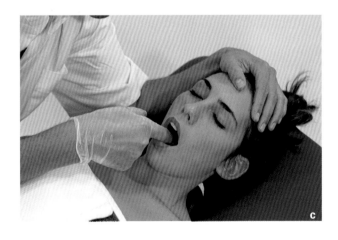

完成口腔内的淋巴引流后再多次刺激锁骨上淋巴结。

每侧胸部的浅表淋巴管网的淋巴液流向同侧的腋淋巴结。这些来自腋窝的淋巴结通常分为5个部分。根据Berg的研究，这些淋巴结沿着与胸小肌有关的腋动脉和腋静脉分布在3个层次。

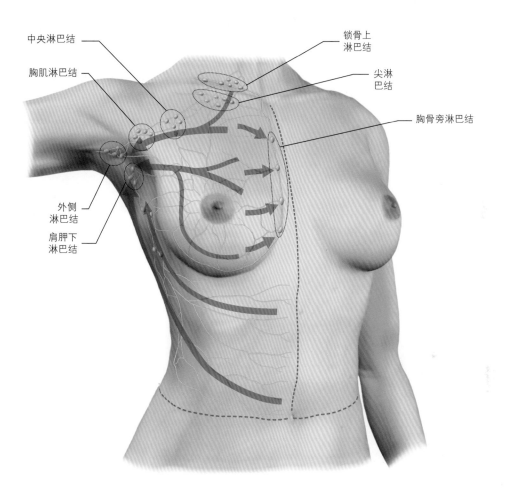

图7-33　胸部淋巴管网分布

7.2.1 胸部手法淋巴引流

患者舒适地仰卧于治疗床上，治疗师站于患者旁边。从肩颈准备技术开始（图7-1至图7-3）。

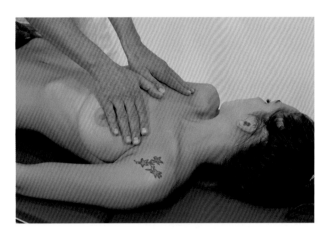

图7-34 引流前先进行从胸骨到肩峰的保健按摩

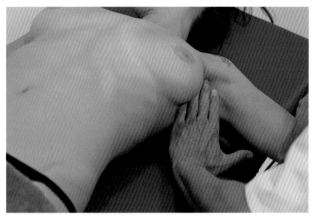

图7-35 腋淋巴结的特殊引流技术：治疗师将患者上肢外展60°，并在肘部固定，另一手平行于患者胸部，手腕放于治疗床上，除拇指外的手指伸向患者胸大肌处

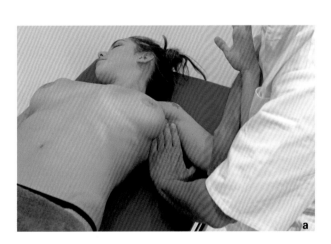

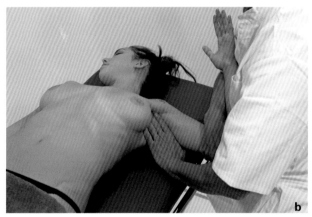

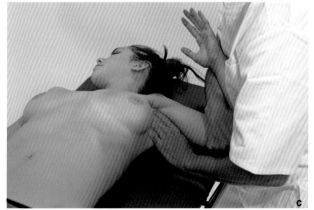

图7-36 这项技术需将患者手旋转90°，沿腋动脉方向将淋巴液从腋窝的外侧淋巴结（**a**）泵送向中央淋巴结（**b**），然后引流至同侧的静脉淋巴管交汇处。引流结束时，患者手臂外展60°~90°，治疗师的手平行于患者手臂，放于患者胸大肌上（**c**）

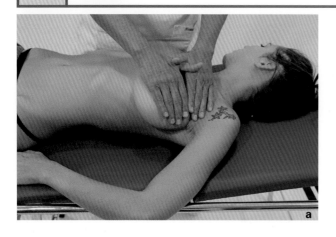

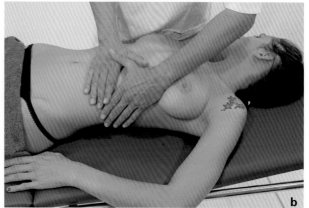

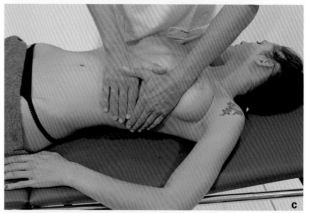

图7-37 通过定圈法和旋转法向腋窝方向引流乳房上部
（**a**）和乳房下部（**b**）的淋巴液。然后，胸部外侧淋巴液
通过定圈法和泵送法向腋窝方向引流（**c**）

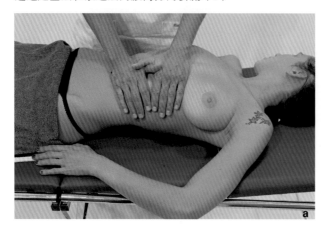

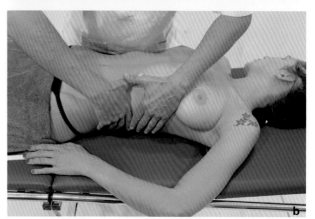

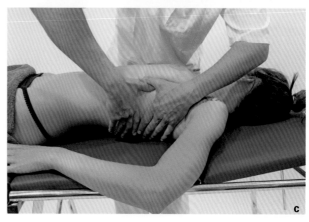

图7-38 旋转法、定圈法和泵送法相结合，从而使淋巴液
从胸下部（**a**）转移至腋窝（**b，c**）

7.2.2 乳房淋巴引流手法

乳房通常的引流方式是引流向同侧腋淋巴结和位于同侧胸骨旁的乳腺淋巴结。也可向锁骨上淋巴结进行引流。

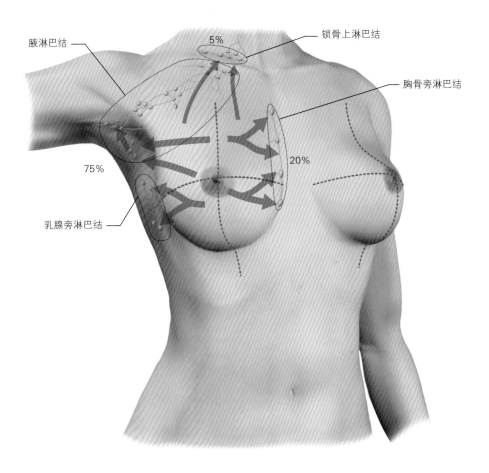

图7-39 乳房淋巴管网示意

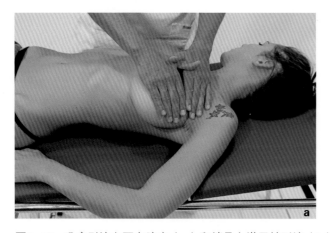
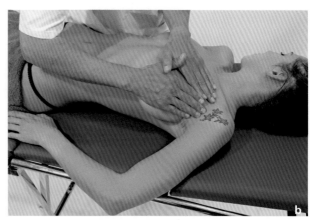

图7-40 乳房引流主要向腋窝（**a**）和锁骨上淋巴结引流（**b**）

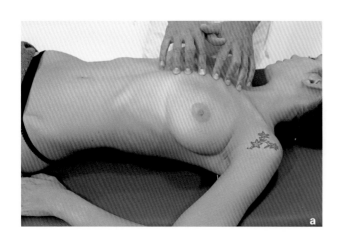
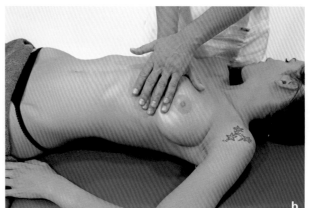
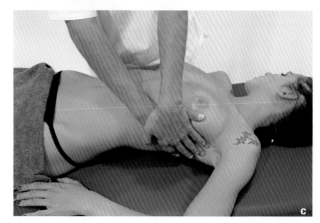

图7-41 先刺激内侧乳房（胸骨旁）淋巴结（**a**），再进行乳房内侧象限和肋间隙的引流（**b**，**c**）

每侧背部的淋巴液流向同侧的腋淋巴结。

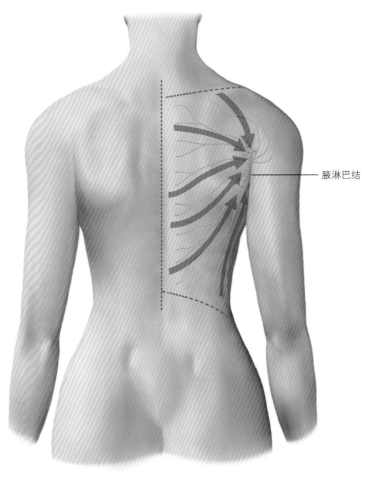

腋淋巴结

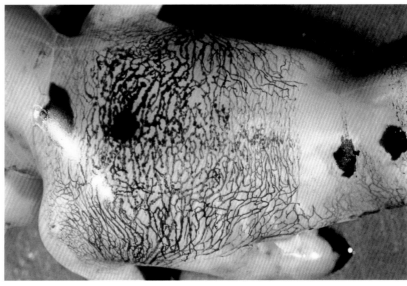

图7-42 背部淋巴管示意（**a**）和胎儿背部浅表淋巴集合器的解剖图（**b**，图片由S. Kubik提供）

7.3.1 背部淋巴引流手法

患者仰卧位，实施肩颈准备技术（图7-1至图7-3）和腋淋巴结引流技术（图7-35，图7-36）。治疗师站于患者旁边，指导患者俯卧于治疗床上。

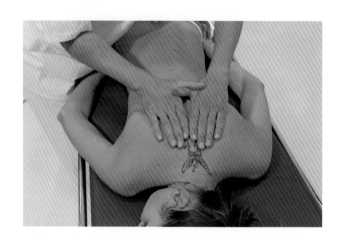

图7-43 先进行脊柱向腋窝的保健按摩

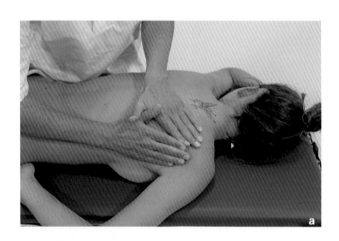

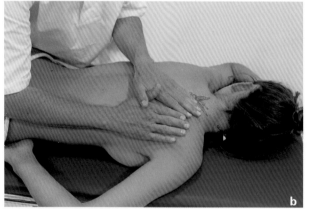

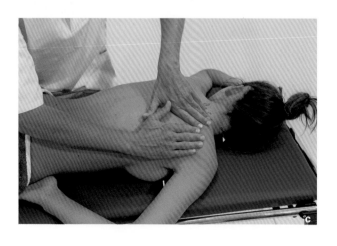

图7-44 从腋窝附近（**a**）开始，尽可能以定圈法结合泵送法从近端至远端（**b**），再从远端至近端（**c**）引流上背部

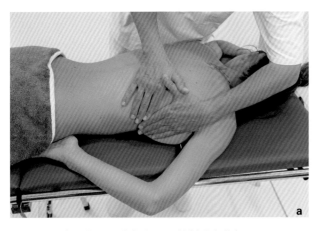

图7-45 接下来，从腋窝附近开始刺激中背部

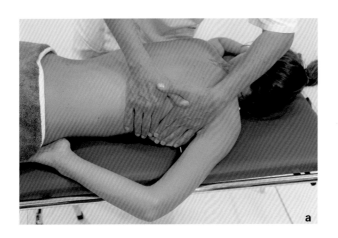
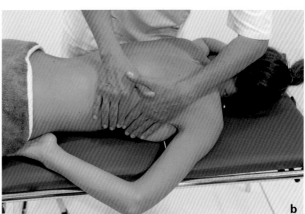

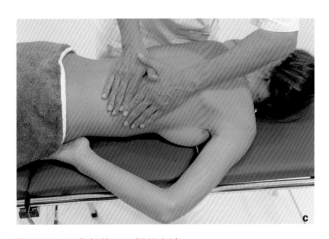
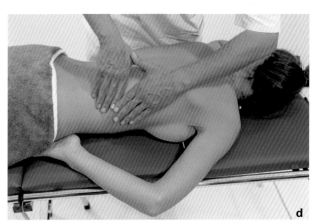

图7-46 下背部使用同样的方法

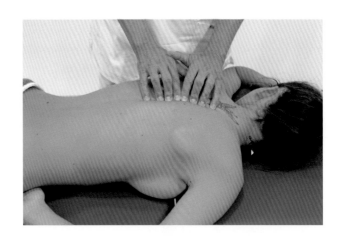

图7-47 使用泵送法，用指尖沿胸导管方向引流椎旁深部淋巴结

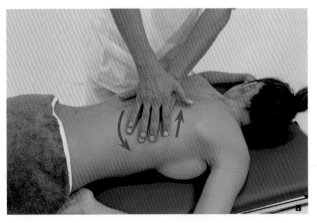

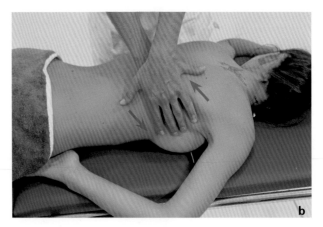

图7-48 椎旁淋巴结引流后，用手指在肋间隙使用泵送法，引流肋间隙淋巴液（从近端至远端）。红色箭头指淋巴液引流方向，蓝色箭头指手部从近端至远端的运动

以背部朝向腋窝方向的保健按摩结束本次引流。

上肢淋巴朝腋淋巴结引流。需注意的是，上肢部分淋巴通过淋巴管束（短型淋巴管束）运送到锁骨上淋巴结，在约16%的人群中，手部部分淋巴通过长型淋巴管束运送到锁骨上淋巴结[4]。

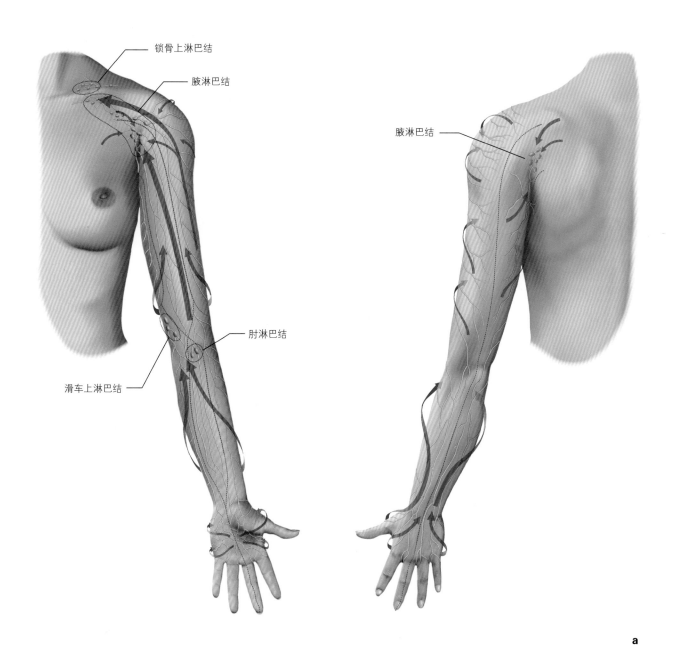

图7-49　**a.** 上肢淋巴管示意。**b.** 上肢浅表淋巴管解剖。**c.** 长型淋巴管束解剖（**b** 由S. Kubik提供，**c** 由I. Caplan 和 J. L. Ciucci 提供）

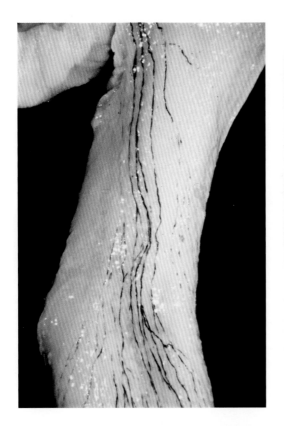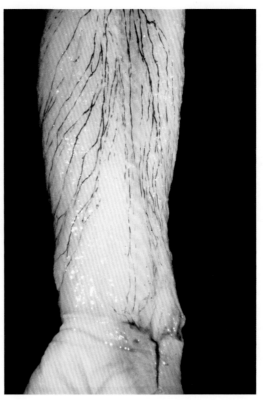

b

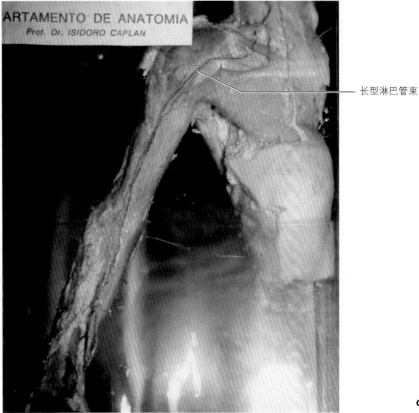

长型淋巴管束

图7-49（续）

c

7.4 上肢

7.4.1 上肢手法淋巴引流

患者舒适仰卧位，治疗师站于患侧。引流前先进行肩颈准备技术（图7-1至图7-3）。

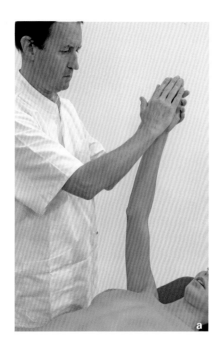
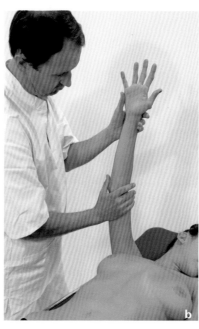
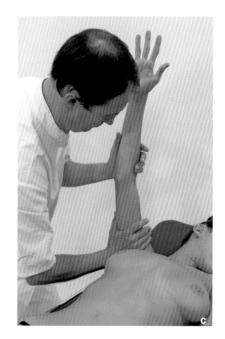

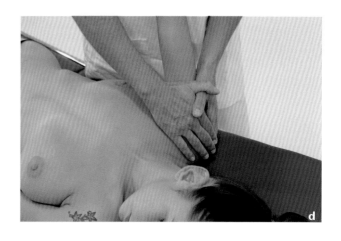

图7-50 引流之前要进行浅表的保健按摩，从手开始
（**a**），由远端至近端（**b**，**c**）朝向肩膀（**d**）按摩

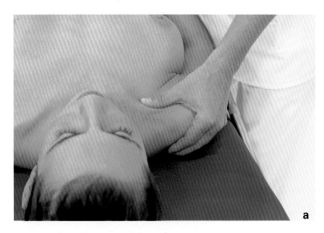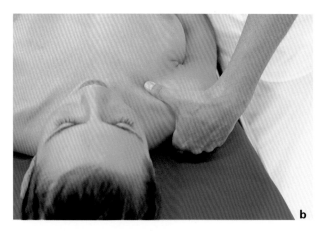

图7-51 拇指放置在锁骨下的三角肌上（**a**），对锁骨上区域（**b**）施加定圈法以刺激淋巴管束

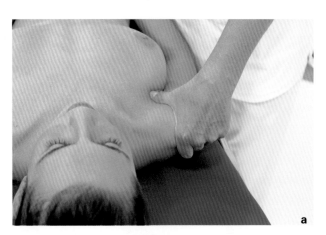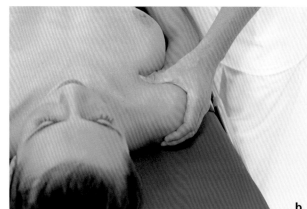

图7-52 然后在三角区重复该技术，从近端至远端，再从远端至近端

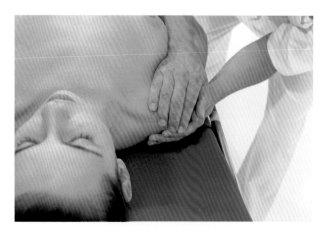

图7-53 双手用定圈法将肩部淋巴引流至腋窝

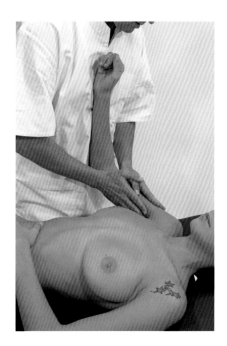

图7-54 双手沿患者上肢长轴进行轻抚，放松皮肤、肌肉、筋膜

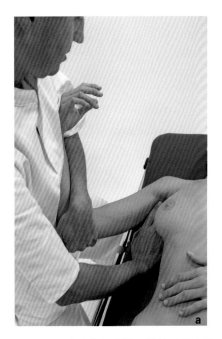
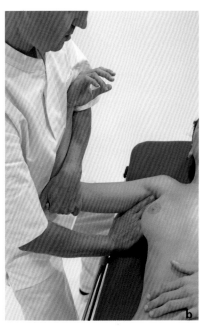
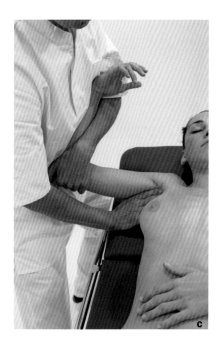

图7-55 随后进行腋淋巴结的引流（图7-35，图7-36）

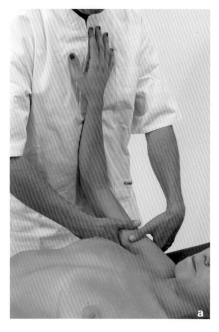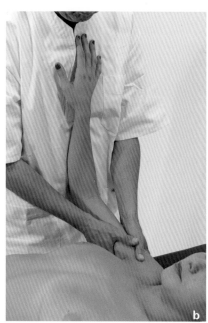

图7-56 上臂运用泵送法

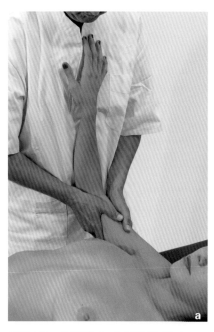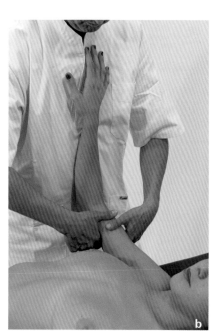

图7-57 从近端（**a**）至远端（**b**）

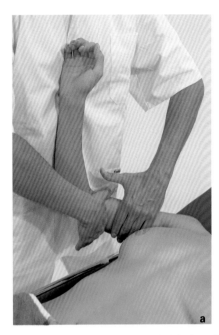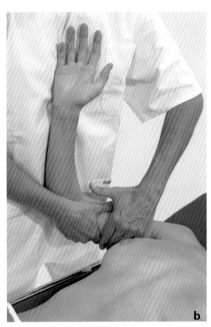

图7-58　在上臂同时运用泵送法与定圈法，特别是上臂内侧，此处富含丰富的淋巴管

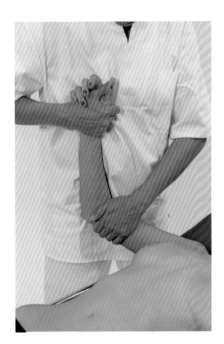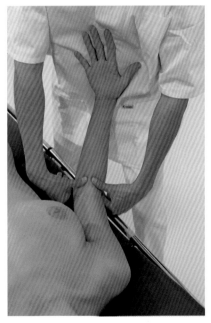

图7-59　如图所示治疗师右手稳定患者上臂，左手用定圈法引流滑车上淋巴结至腋淋巴结

图7-60　向近端方向以小幅度定圈法引流位于肘内侧肱二头肌腱附近的肘淋巴结

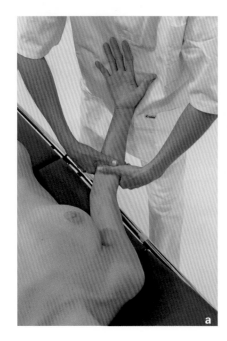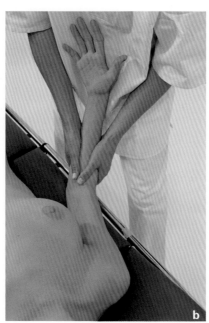

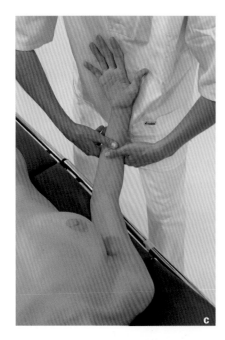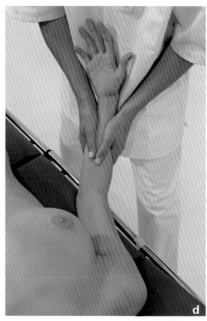

图7-61 前臂用双手从近端至远端实施泵送法

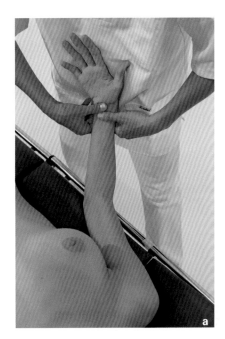 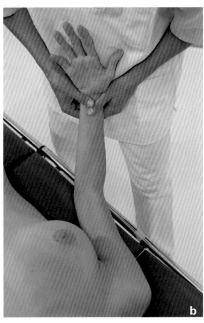

图7-62 从前臂到腕关节继续使用这些技术引流。用两个拇指在前臂内侧面下1/3 实施定圈法

7.4 上肢

7.4.2 手部手法淋巴引流

虽然是一项特定的技术，但手部淋巴引流前仍应先行上肢淋巴引流（见7.4.1）。

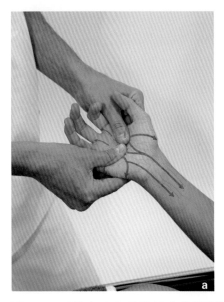

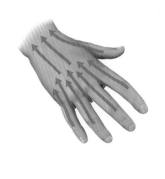

图7-63 手掌（**a**）和手背（**b**）的淋巴管引流

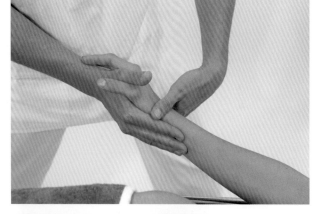

图7-64 在手部引流前，先实施手背泵送法。治疗师右手平放在患者的手下，以便在进行该技术时提供稳定和支撑。左手的拇指外展、腕关节屈曲引流

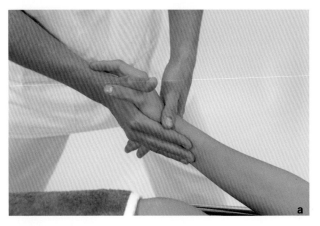

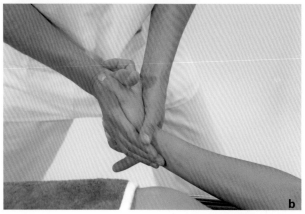

图7-65 在实施泵送法的同时被动地伸展患者腕关节，牵拉前臂的淋巴管和前部静脉，这很重要。通过这种方式，可以同时达到两个目的——泵送法可增加淋巴量，被动运动可增加淋巴和静脉容积

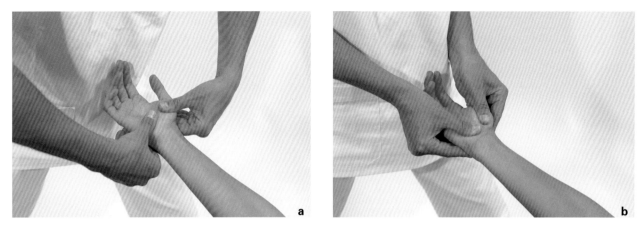

图7-66 鱼际和手背部的淋巴引流（**a**）可以使用朝向腕关节的定圈法（**b**）

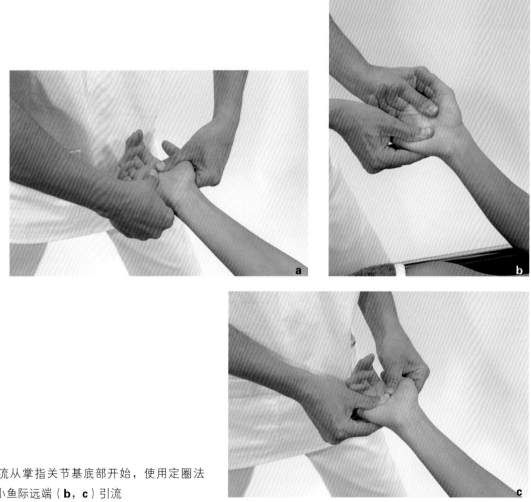

图7-67 手掌引流从掌指关节基底部开始，使用定圈法（**a**）朝向鱼际和小鱼际远端（**b**，**c**）引流

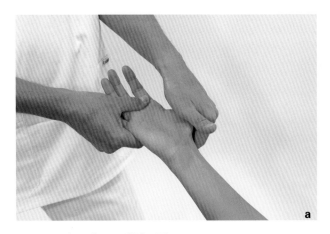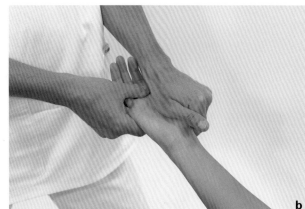

图7-68　鱼际使用泵送法引流

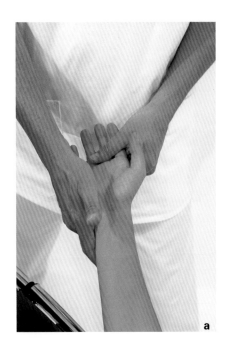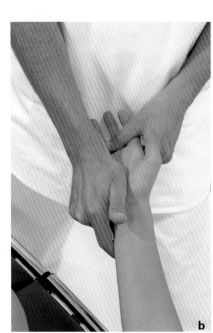

图7-69　小鱼际使用泵送法引流

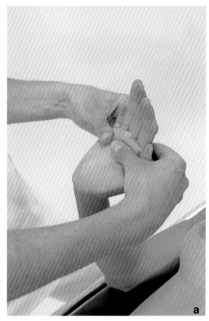
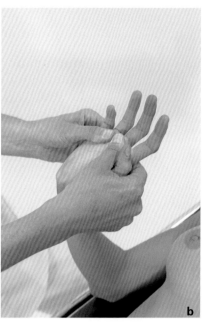

图7-70 从指间区域向腕部引流手掌远侧淋巴，这是正常的淋巴回流方向。拇指运用定圈法，把淋巴送到指间区域。治疗师同时把患者手背的淋巴引流至腕关节

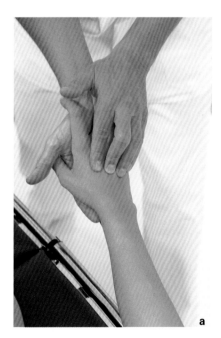
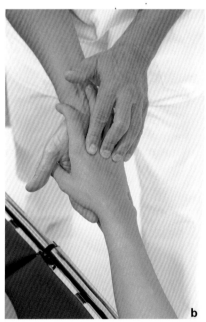

图7-71 在手背重复泵送法（图7-64，图7-65）后，指尖用定圈法引流掌骨间隙淋巴

7.4 上肢

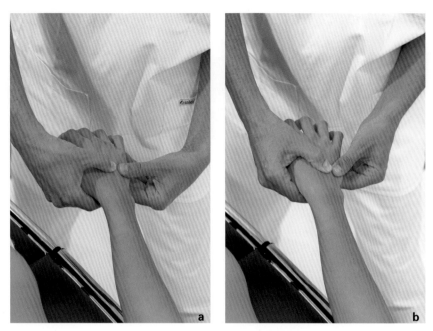

图7-72 此外，双手拇指实施朝向手腕的定圈法可引流掌骨间淋巴液

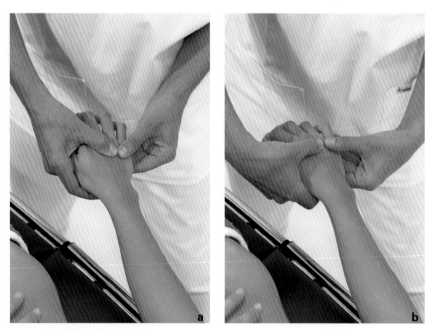

图7-73 掌骨间所有淋巴都是从远端至近端引流

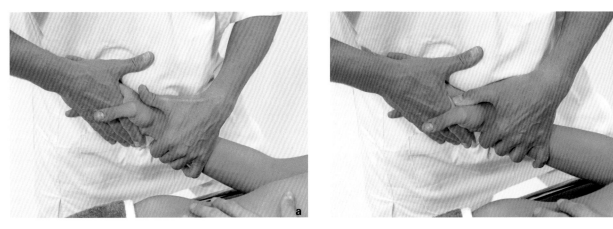

图7-74 在手背重复泵送法（图7-64，图7-65）。然后治疗师用拇指和示指固定患者手部，治疗手朝向虎口实施泵送法

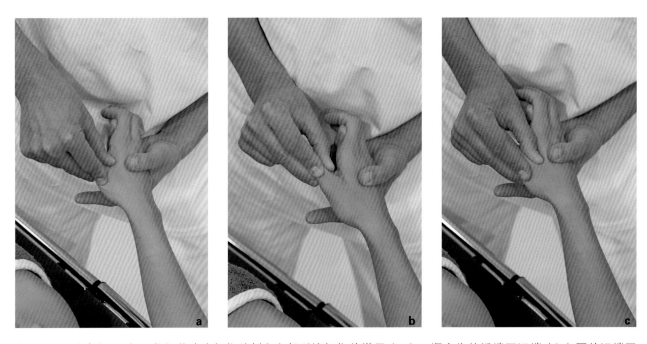

图7-75 治疗师用3根手指捏住患者拇指外侧和上部引流拇指处淋巴（**a**）。顺序为从近端至远端（**b**）再从远端至近端（**c**）

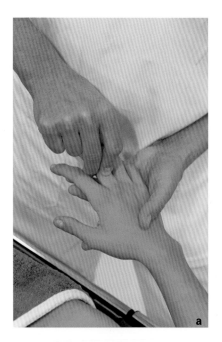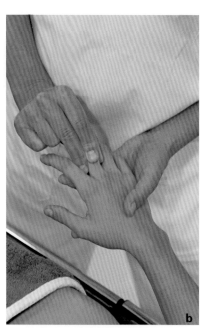

图7-76 三手指捏技术运用于患者其他手指

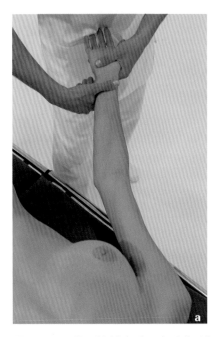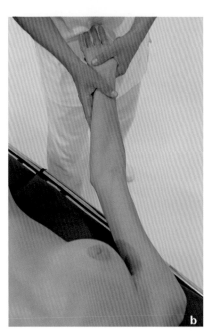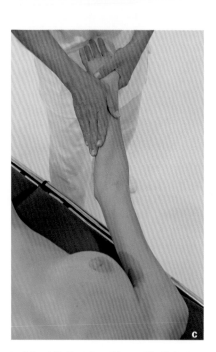

图7-77 手指引流结束后，在手背重复泵送法（图7-64，图7-65）。上肢近端再次成为引流的重点区域，以铲送法从手腕（**a**）移动到肘部（**b**），经过上肢内面的淋巴管（**c**）

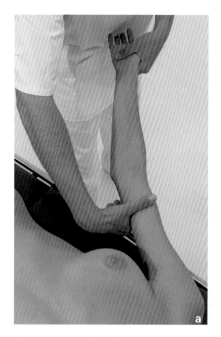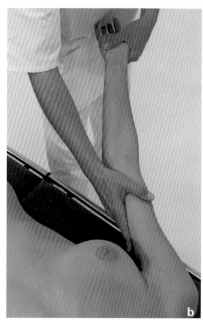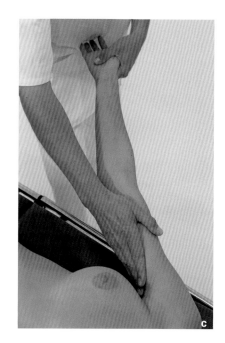

图7-78 同样的技术也可继续用于肘部至腋窝

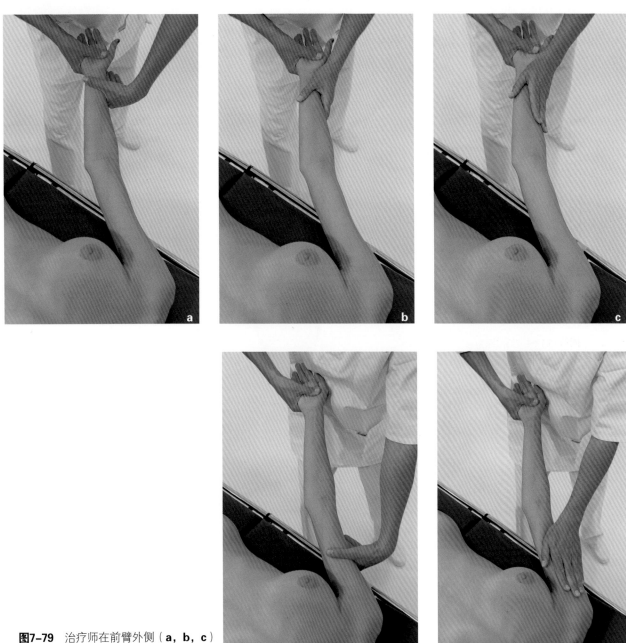

图7-79 治疗师在前臂外侧（**a，b，c**）
与上臂外侧（**d，e**）重复该技术

上肢淋巴引流包括以下技术：刺激腋淋巴结（图7-55）、肩部淋巴引流（图7-53）、淋巴管束刺激
（图7-51，图7-52）、静脉淋巴管连接处引流及锁骨上淋巴结引流技术（图7-6，图7-7）。

7.5 深腹部区域

　　腹股沟淋巴结收集的淋巴液进入腹腔，随之向上至髂淋巴链，然后汇入与腹主动脉平行的腹主动脉淋巴链（左、右腰干）。左、右腰干与肠干汇合于第1腰椎水平形成胸导管。腹腔内压力变化可显著刺激腹腔淋巴流动。某些特定技术可引流肠道淋巴，呼吸相关技术可加大腹腔内压力的变化，进而增加下肢、腹腔淋巴链和胸导管的淋巴容积。

检查局部是否有禁忌证。

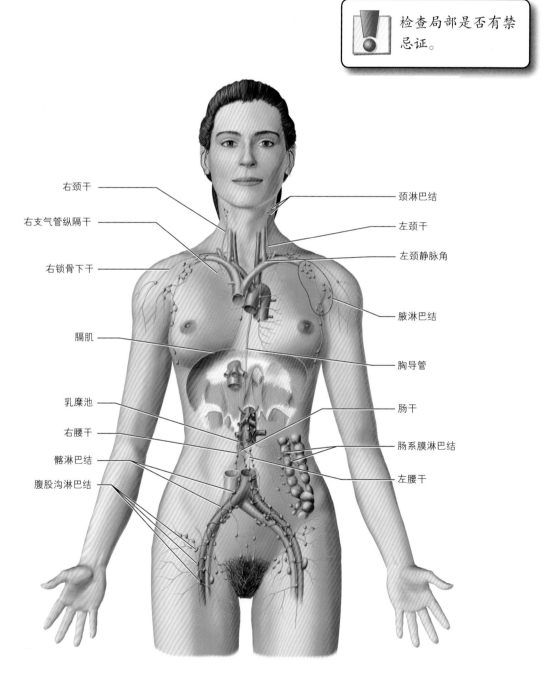

图7-80　躯干主要淋巴管和淋巴结

右颈干
右支气管纵隔干
右锁骨下干
膈肌
乳糜池
右腰干
髂淋巴结
腹股沟淋巴结

颈淋巴结
左颈干
左颈静脉角
腋淋巴结
胸导管
肠干
肠系膜淋巴结
左腰干

7.5 深腹部区域

7.5.1 结肠部手法淋巴引流

患者舒适仰卧位，头部略微抬高，下肢弯曲，以放松腹壁。治疗师站于患者一侧，从肩颈准备技术开始（图7-1至图7-3）。

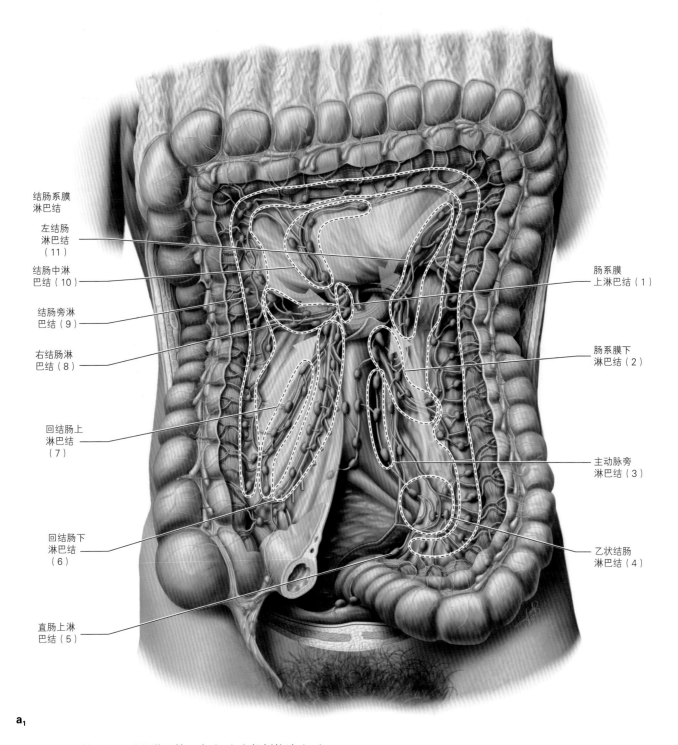

结肠系膜
淋巴结

左结肠
淋巴结
（11）

结肠中淋巴
结（10）

结肠旁淋
巴结（9）

右结肠淋
巴结（8）

回结肠上
淋巴结
（7）

回结肠下
淋巴结
（6）

直肠上淋
巴结（5）

肠系膜
上淋巴结（1）

肠系膜下
淋巴结（2）

主动脉旁
淋巴结（3）

乙状结肠
淋巴结（4）

a₁

图7-81 结肠和系膜的淋巴管示意（ a ）和解剖构造（ b ）

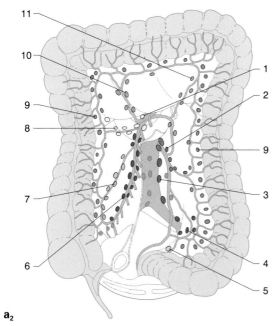

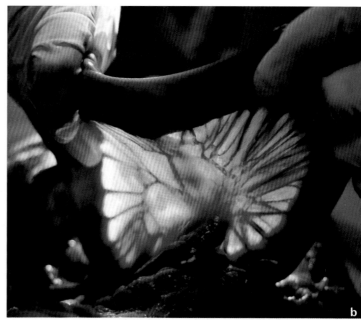

a₂

图7-81（续）

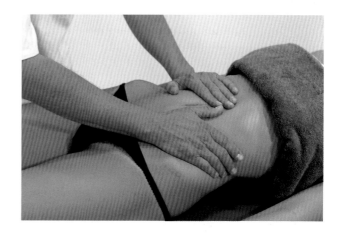

图7-82 腹部朝向结肠的保健按摩可放松腹壁

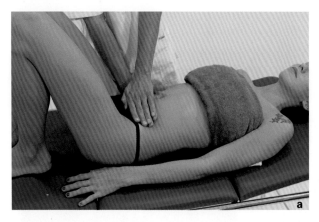
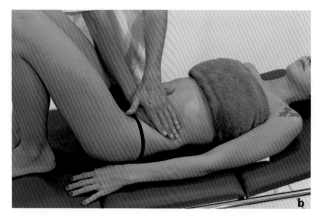

图7–83 通过指向腹部中心的定圈法引流不同节段的结肠。从降结肠开始引流。通过一手置于另一手上方可加强此运动的强度

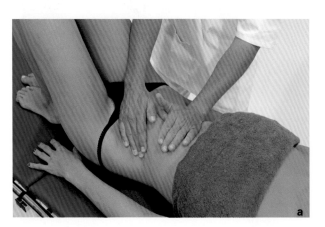
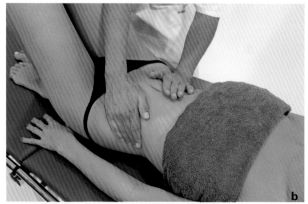

图7–84 腹部定圈法操作：一手置于横结肠上方，另一手置于降结肠上方

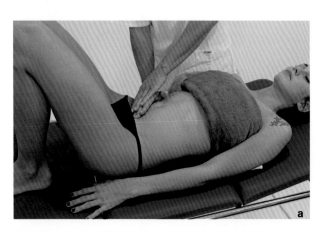
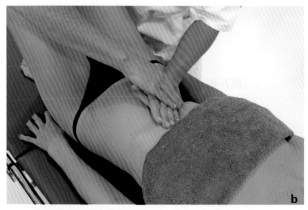

图7–85 在升结肠结束刺激（**a**）。引流结肠区域的淋巴进入乳糜池，最终流入胸导管（**b**）

7.5.2 腹部淋巴管链的手法淋巴引流

下列所有深腹部技术应在患者膈式呼吸的呼气阶段进行。治疗师在患者每次吸气的过程中逐步移动自己的手。为了在引流过程中增加腹腔内压力的变化，治疗师可以在每次吸气结束前用手施加阻力。每个区域都执行单个技术。腹腔深淋巴引流是涉及一系列整体和局部的技术。

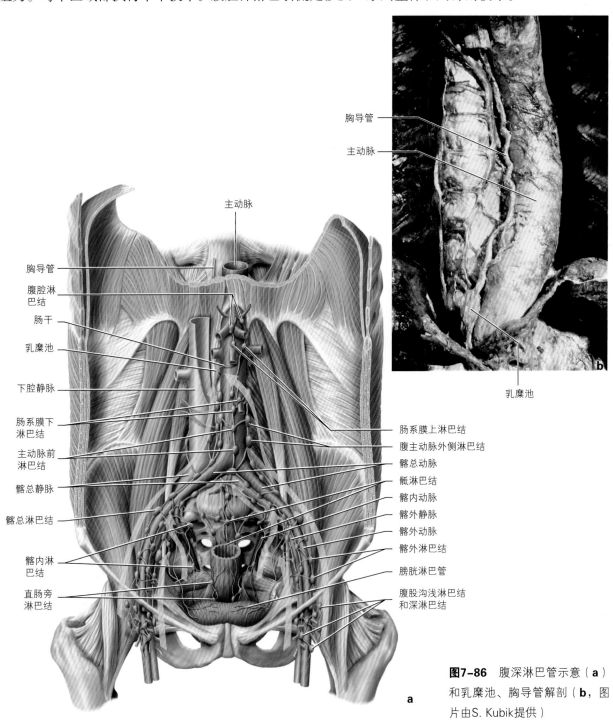

胸导管

主动脉

乳糜池

主动脉

胸导管
腹腔淋巴结
肠干
乳糜池
下腔静脉
肠系膜下淋巴结
主动脉前淋巴结
髂总静脉
髂总淋巴结
髂内淋巴结
直肠旁淋巴结

肠系膜上淋巴结
腹主动脉外侧淋巴结
髂总动脉
骶淋巴结
髂内动脉
髂外静脉
髂外动脉
髂外淋巴结
膀胱淋巴管
腹股沟浅淋巴结和深淋巴结

a

图7-86 腹深淋巴管示意（**a**）和乳糜池、胸导管解剖（**b**，图片由S. Kubik提供）

7.5 | 深腹部区域

整体技术

该技术可将淋巴引流到3个深腹部淋巴区域：胸导管、腹主动脉旁淋巴链和髂淋巴链。

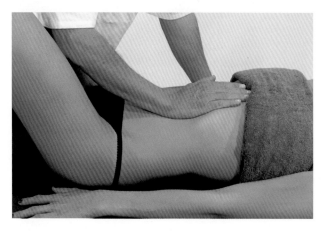

图7-87 掌根置于脐区，开始向胸导管引流，操作旋转法时施加压力

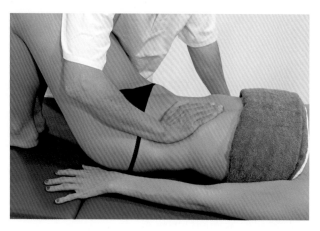

图7-88 重复同样的技术，手置于主动脉链的体表投影区

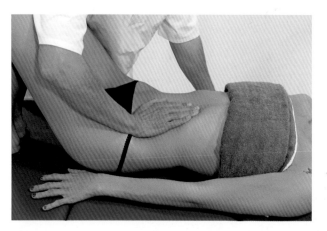

图7-89 随后，手置于髂淋巴链的体表投影区

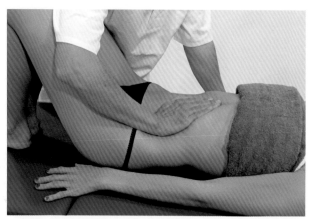

图7-90 髂淋巴链的淋巴流入腹主动脉旁淋巴链，因此需在该区域重复这项技术

7.5 | 深腹部区域

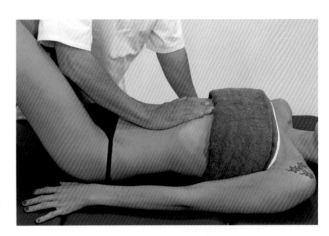

图7-91 在胸导管体表投影区重复使用该技术

对侧链也应采用同样的技术。

局部技术

这些技术可将淋巴引流到腹主动脉旁淋巴链和髂淋巴链。

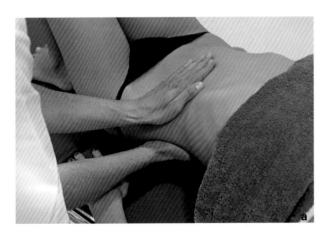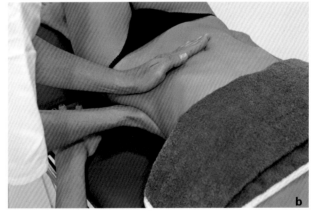

图7-92 这项技术是针对腹主动脉旁淋巴链的。治疗师一只手平放在第12肋和髂嵴之间，另一只手放在同侧腰方肌上以提供支撑（**a**）。上方操作手向胸导管方向施加压力（**b**）。患者呼气时对该区域施加两三次这种类型的压力

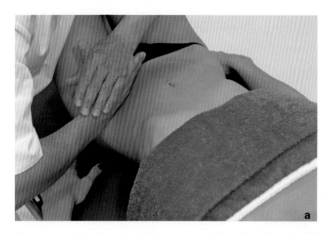
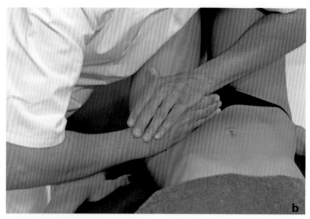

图7-93 治疗师一只手放在另一只手的上方，并置于患者髂窝之上引流髂链。下方操作手尺侧与患者皮肤接触，置于操作手上方的固定手进行加压（**a**）。此技术包括将操作手推入髂窝，然后从远端至近端，从外侧至内侧，向胸导管按压（**b**）。此技术可在呼气时重复2~3次

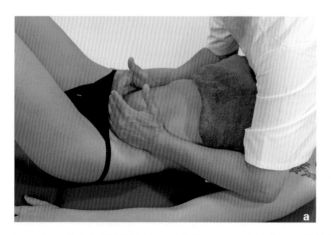
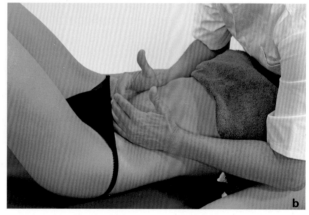

图7-94 作为已经描述过的腹腔深淋巴链引流技术的一种替代方法，治疗师站于患者头侧，双手托起患者内脏（**a**）。呼气时，施加压力将脏器向膈肌提起，以加速远端静脉-淋巴引流（**b**）。可重复此技术

 如果患者感到疼痛，可以指导其在腹腔深淋巴引流时腹式呼吸。

腹部引流以循环保健按摩结束。

腹浅区域淋巴流入腹股沟淋巴结，更准确地说，流入腹股沟浅表淋巴结。

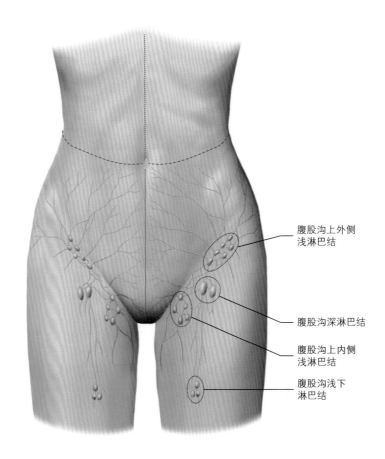

腹股沟上外侧
浅淋巴结

腹股沟深淋巴结

腹股沟上内侧
浅淋巴结

腹股沟浅下
淋巴结

图7-95 腹部浅表淋巴管

7.6.1　腹腔浅区手法淋巴引流

　　治疗师站于患者旁边，患者舒适仰卧位。先进行肩颈准备技术（图7-1至图7-3）及腹腔深淋巴引流（图7-87至图7-93）。

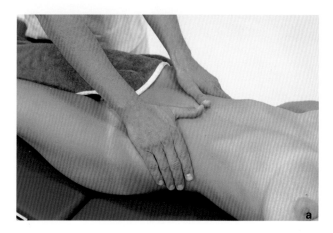

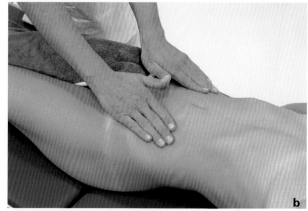

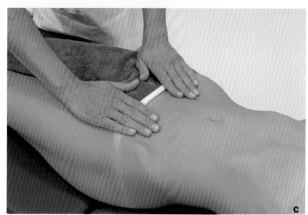

图7-96　在引流前先进行朝向腹股沟淋巴结方向的浅表保健按摩

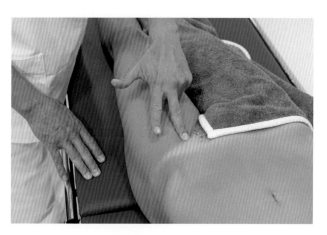

图7-97　股动脉是腹股沟淋巴结引流技术的重要体表标志。在髋关节中心附近腹股沟横纹上可触及

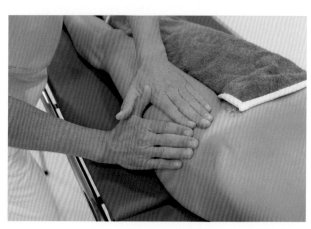

图7-98　双手垂直于腹股沟横纹，平放于股动脉外侧。使用定圈法将腹股沟上外侧浅淋巴结引流至腹股沟韧带。股动脉经腹股沟韧带穿出，股静脉和主要淋巴结经腹股沟韧带穿入

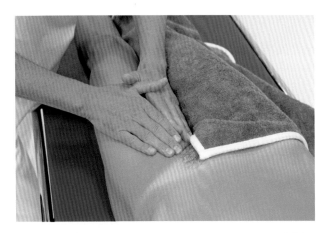

图7-99 双手垂直放于腹股沟横纹以引流腹股沟上内侧浅淋巴结。在大腿内侧向腹股沟韧带方向实施定圈法

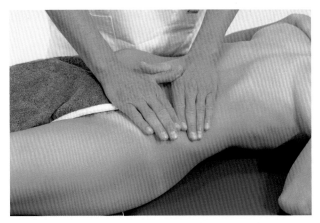

图7-100 腹股沟上外侧和上内侧浅淋巴结引流后，可采用定圈法将同侧腹部区域淋巴引流至同侧淋巴结

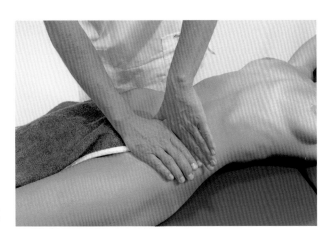

图7-101 此区域可同时使用定圈法和泵送法进行淋巴引流

在这些区域，向腹股沟上内侧、外侧浅淋巴结方向引流淋巴。通过侧向淋巴网将淋巴运送到腰部和臀肌侧面，并通过骨盆运送到臀肌中部。

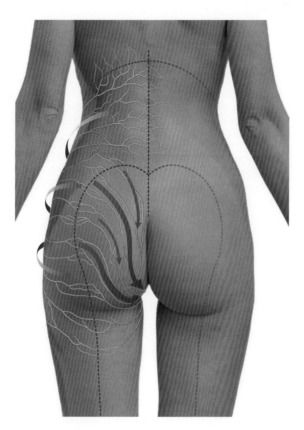

图7-102 腰部和臀部的淋巴管路径示意

7.7.1 腰部和臀部区域的手法淋巴引流

治疗从肩颈准备技术（图7-1至图7-3）开始，然后是腹腔深淋巴引流（图7-87至图7-93）和当患者处于仰卧位时的腹股沟上内侧和外侧浅淋巴结的引流（图7-97至图7-99）。患者舒适地俯卧于治疗床上，治疗师站在患者旁边。

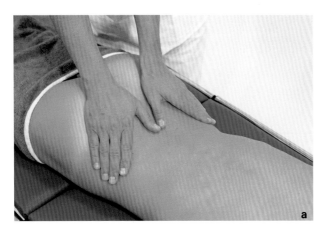
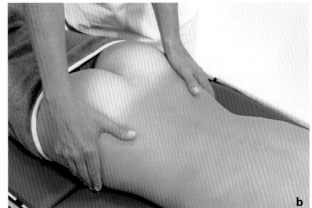

图7-103 淋巴引流之前需要进行从腰椎中部（**a**）到两侧（**b**）的保健按摩

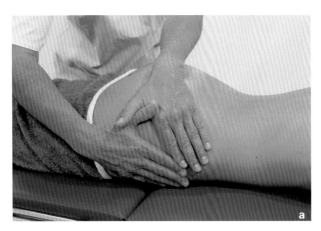
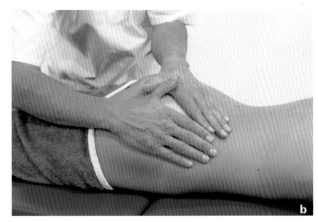

图7-104 为了引流侧腰部（**a**）和腰椎部位（**b**）的淋巴，朝向腹股沟上外侧浅淋巴结的方向使用定圈法

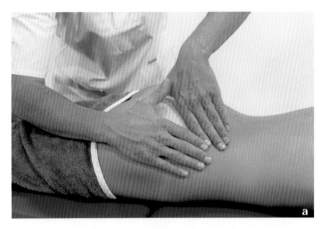 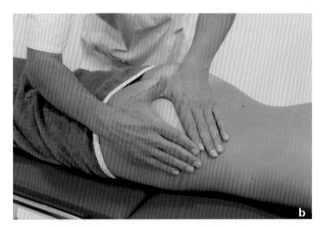

图7-105 定圈法和泵送法的组合对于该区域的引流有用，尤其是对于充血组织

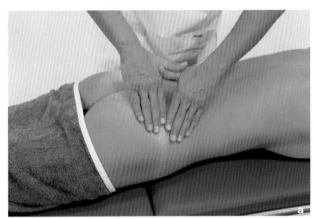

图7-106 该区域的引流采用旋转法完成

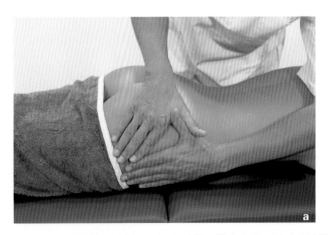 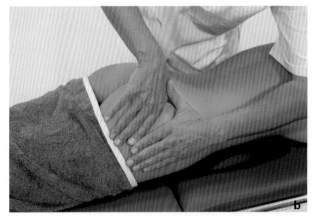

图7-107 将臀部外侧表面（**a**）的淋巴横向朝腹股沟上外侧浅淋巴结引流，这种淋巴引流可以单独使用定圈法，也可定圈法与泵送法组合使用（**b**）

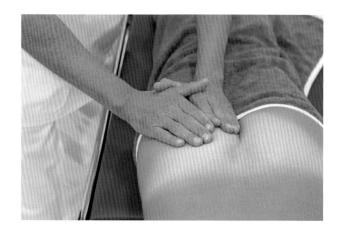

图7-108 臀部内侧通过内收肌区域朝向腹股沟上外侧浅淋巴结引流。为了排出浅表区域淋巴，使用手指朝向头部的定圈法引流上部区域

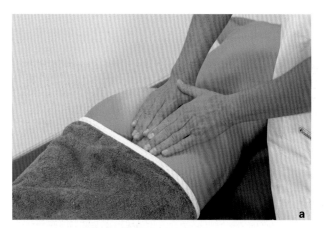

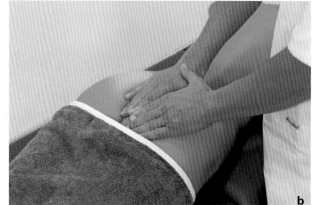

图7-109 使用手指朝向腿部的定圈法，引流下部淋巴液

来自该区域的淋巴朝向三个同侧腹股沟淋巴结组引流。必须强调腹股沟下浅淋巴结的重要性，因为足部、腿部、膝关节和大腿的前内侧表面淋巴液都通过它引流。

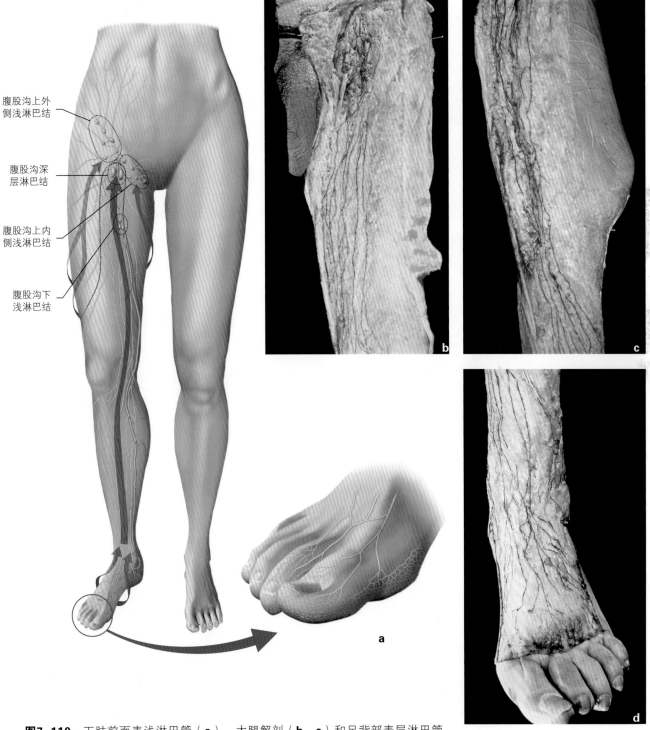

腹股沟上外侧浅淋巴结

腹股沟深层淋巴结

腹股沟上内侧浅淋巴结

腹股沟下浅淋巴结

图7-110 下肢前面表浅淋巴管（**a**）、大腿解剖（**b**，**c**）和足背部表层淋巴管（**d**）（**b~d**由S. Kubik提供）

7.8.1 下肢前面手法淋巴引流

患者舒适地仰卧于治疗床上，治疗师站在患者旁边。首先进行肩颈准备技术（图7-1至图7-3），然后进行腹腔深淋巴引流（图7-87至图7-93）。

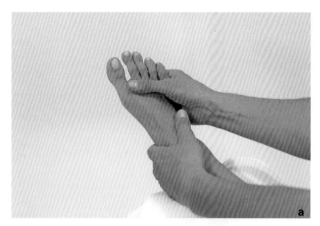
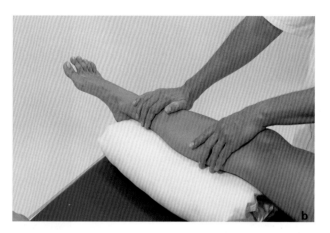
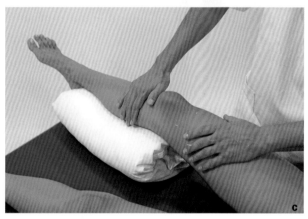
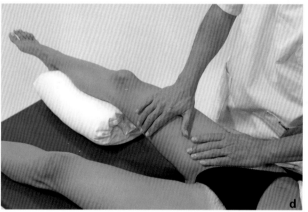

图7-111 在淋巴引流之前，先对下肢沿着淋巴流动的方向进行保健按摩，应特别注意富含淋巴管的前内侧区域

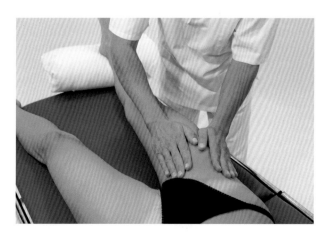
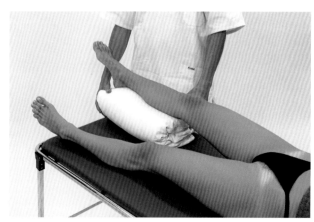

图7-112 按摩股骨周围可以放松皮肤、肌肉和筋膜　　**图7-113** 膝关节稍弯曲，下肢稍抬高

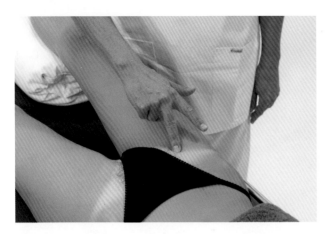

图7-114 准确评估股动脉的位置可以使淋巴引流手法定向到三个腹股沟引流区域

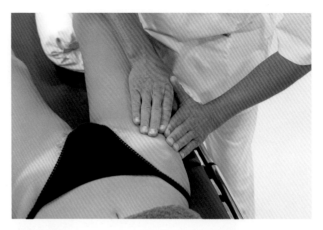

图7-115 双手侧向平放于股动脉下，手指平行于股动脉，覆盖腹股沟上外侧浅淋巴结。使用定圈法将淋巴沿腹股沟韧带的方向引流

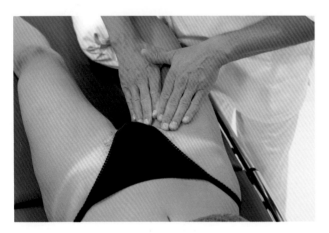

图7-116 将双手置于腹股沟上内侧浅淋巴结，使用定圈法将淋巴液从这些淋巴结引向腹股沟韧带。下肢轻微外旋可促进淋巴液引流

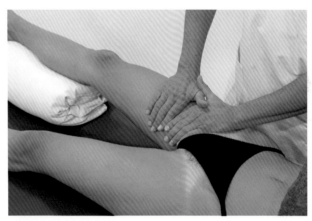

图7-117 为了引流腹股沟下浅淋巴结，双手垂直放于股动脉，近端手的第5指放在腹股沟皱褶处，向腹股沟韧带的方向使用定圈法进行引流

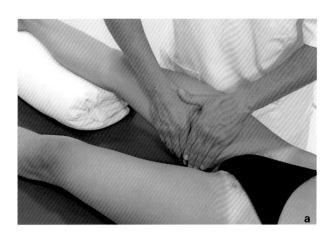

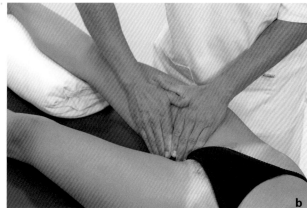

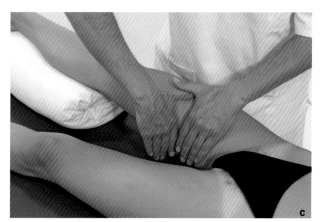

图7-118 单独使用定圈法或定圈法与泵送法组合，从大腿内侧表面向腹股沟上内侧浅淋巴结的方向引流

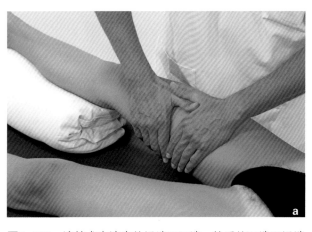

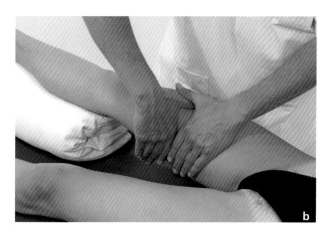

图7-119 该技术应该先从近端至远端，然后从远端至近端

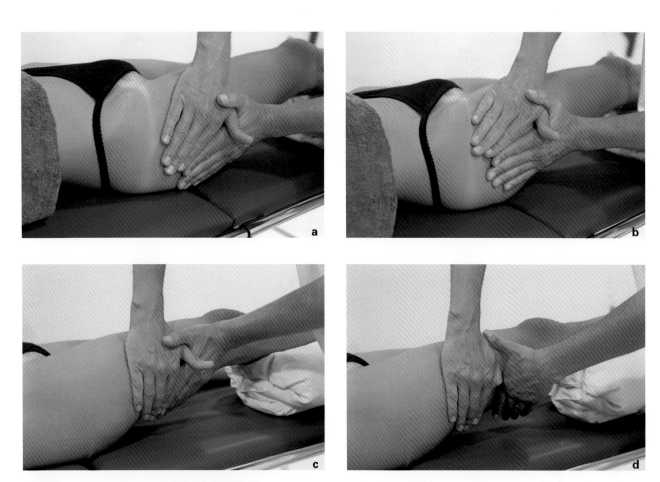

图7-120 单独使用定圈法或定圈法与泵送法结合，将大腿外侧表面（**a**）的淋巴液引流向腹股沟上外侧浅淋巴结（**b**）。该技术应该先从近端至远端（**c**），然后从远端至近端（**d**）

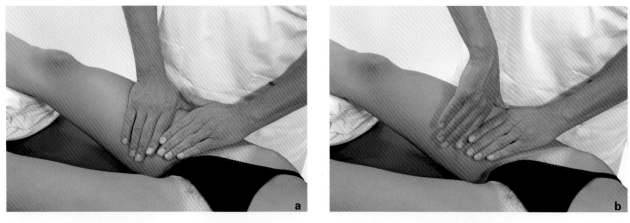

图7-121 通过单独使用定圈法或定圈法与泵送法结合，将大腿前面的淋巴液引流到腹股沟下浅淋巴结

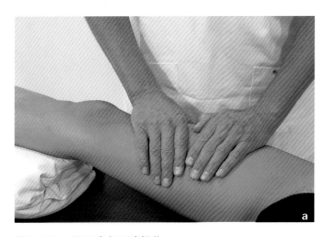

图7-122 从近端向远端操作

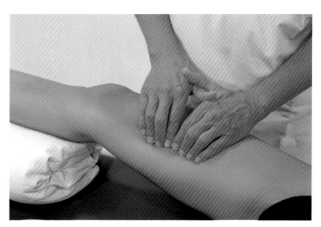

图7-123 内收肌管位于大腿内收肌和股内侧肌之间。其中包含股动脉、股静脉和深淋巴管。使用双手指尖实施泵送法可增加动脉对淋巴管的舒缩作用

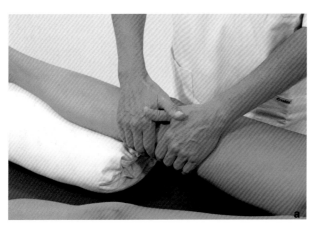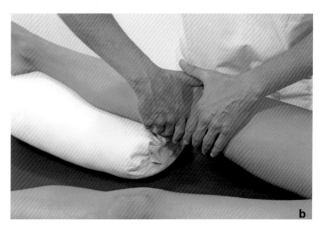

图7-124 大部分淋巴管从脚和腿由膝关节内侧面向上移动。为了刺激它们，可单独使用定圈法或定圈法与泵送法结合

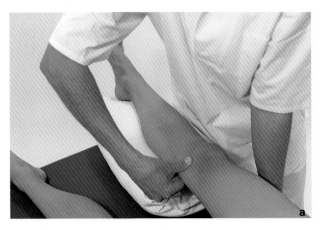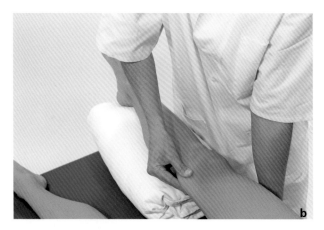

图7-125 用拇指和示指实施泵送技术，可增加该技术在膝关节前内侧面的精确度

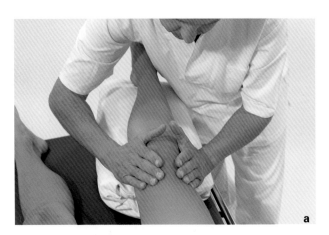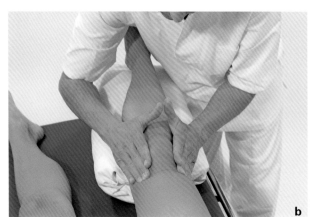

图7-126 在膝关节髌骨的上方实施定圈法

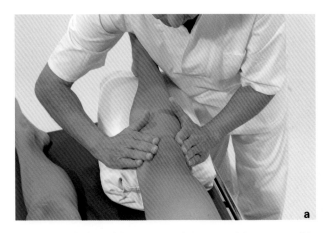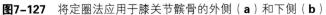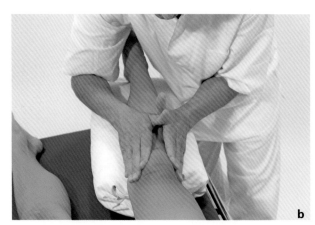

图7-127 将定圈法应用于膝关节髌骨的外侧（**a**）和下侧（**b**）

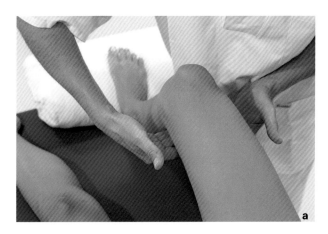
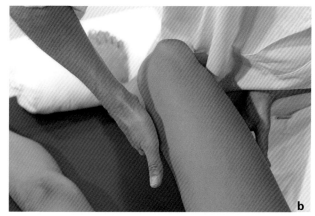

图7-128 腘淋巴结使用定圈法引流。 手指一开始放在胫骨髁后表面（**a**）。腘窝必须从远端到近端引流。完成后，将手指放在股骨髁之间（**b**）

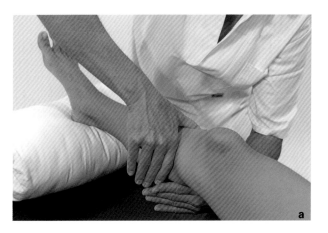
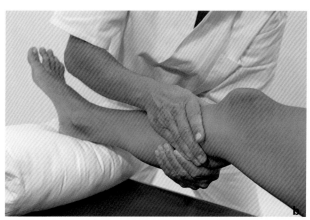

图7-129 腿部使用泵送技术进行引流，从近端至远端

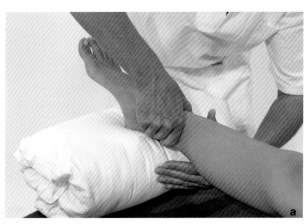
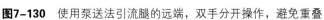
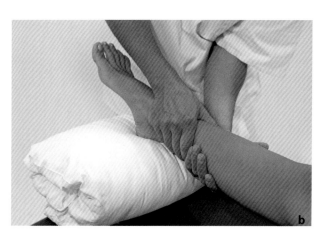

图7-130 使用泵送法引流腿的远端，双手分开操作，避免重叠

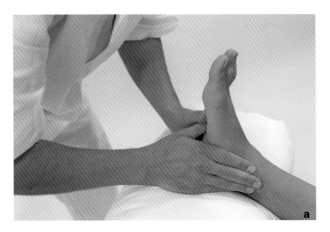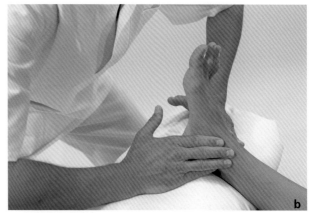

图7-131 先对踝上区（**a**）用指尖实施定圈法，然后对踝前区（**b**）实施定圈法

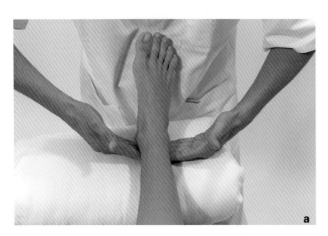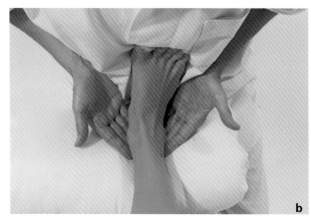

图7-132 指尖在后踝（**a**）实施定圈法，同时使患者踝关节被动背屈（**b**）

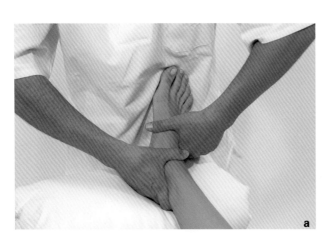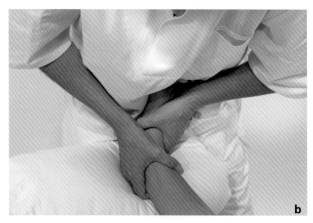

图7-133 将泵送法同时应用于外踝和足背。这个手法中包括对踝关节后外侧和前部所谓的"淋巴颈"刺激（**a**）。使用这些手法需要与踝关节被动背屈相结合（**b**）

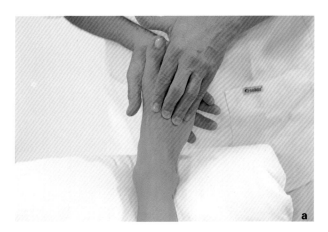
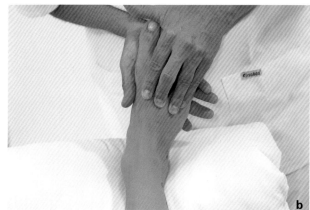
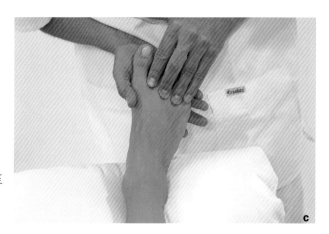

图7-134 使用指尖对跖骨间隙（**a**）实施定圈法，从近端至远端（**b**，**c**）进行按摩。一只手放置在跖骨头下作为支撑，患者踝关节被动运动

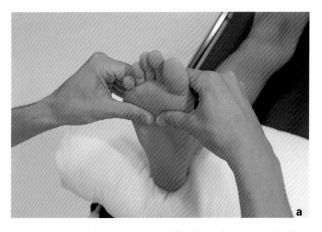
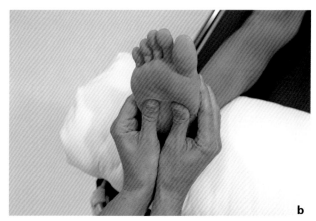

图7-135 用两个拇指指尖实施横向定圈法引流足底部淋巴液

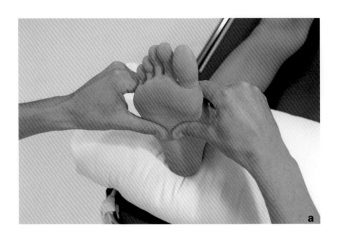

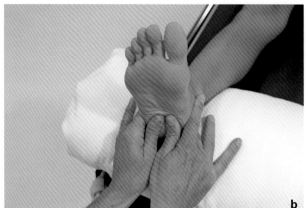

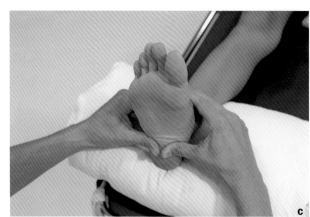

图7-136 该技术从跖骨头下部朝向脚跟进行操作，然后反方向操作

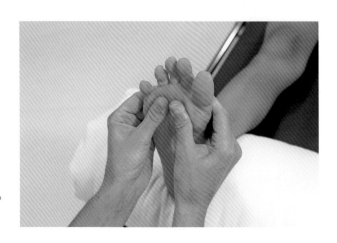

图7-137 跖骨头处的操作完成后，将刺激引导到趾间隙。淋巴液通过趾间隙移到足背

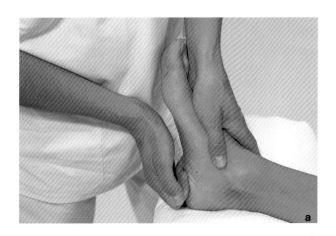

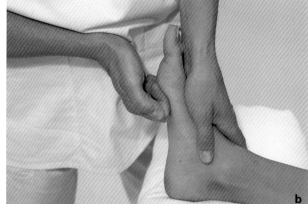

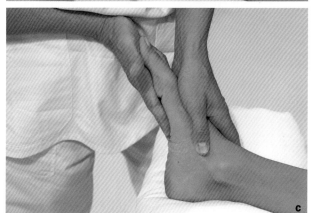

图7-138 通过按摩从脚跟（**a**）到跖骨头（**b**）引流足底静脉丛（图B5-3a），然后反方向操作（**c**）

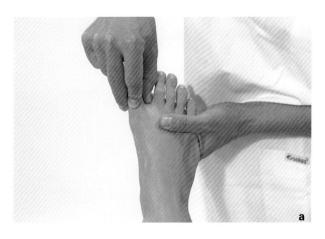

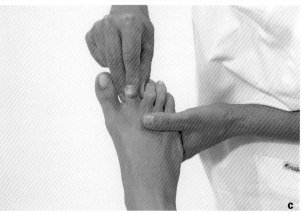

图7-139 三根手指覆盖趾骨外侧和上侧，使用泵送法引流脚趾

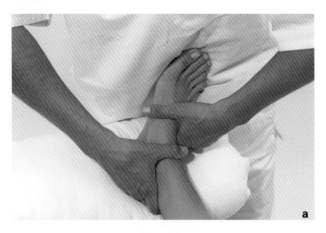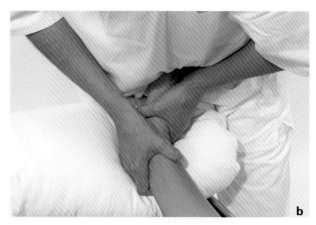

图7-140 在踝关节后外侧和前部的"淋巴颈"（**a**）重复泵送法，同时被动背屈踝关节（**b**）

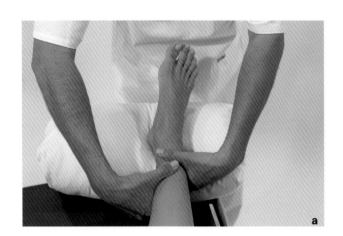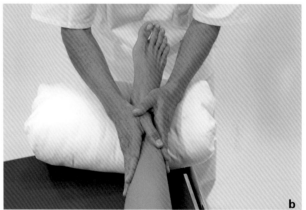

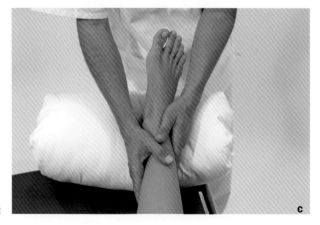

图7-141 使用铲送法引流至下肢近端

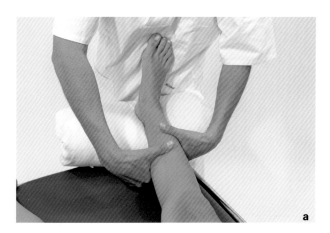

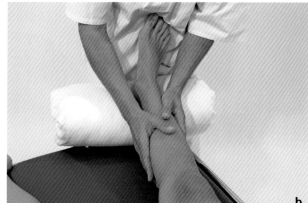

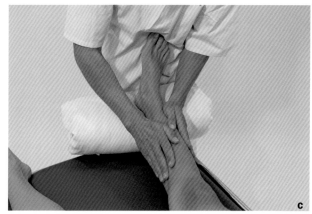

图7-142 腿部应用铲送法

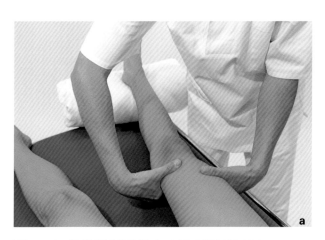

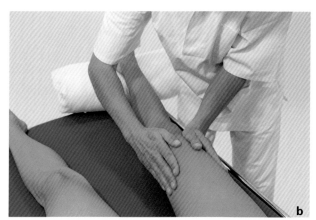

图7-143 运用相同的手法（**a**）于大腿下部（**b**）

7.8 下肢前面

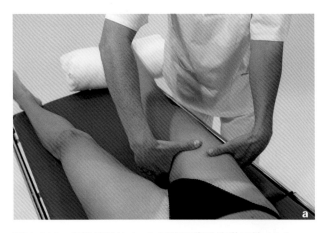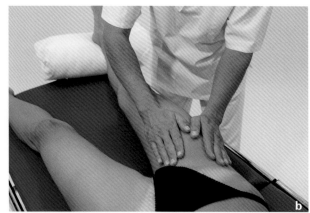

图7-144 应用铲送法（**a**）引流至腹股沟淋巴结（**b**）

治疗师通过再次引流腹股沟淋巴结来完成这一部分治疗。

来自该区域的淋巴液向3个同侧腹股沟淋巴结引流。来自腿后外侧的淋巴液通过腘淋巴结引流。

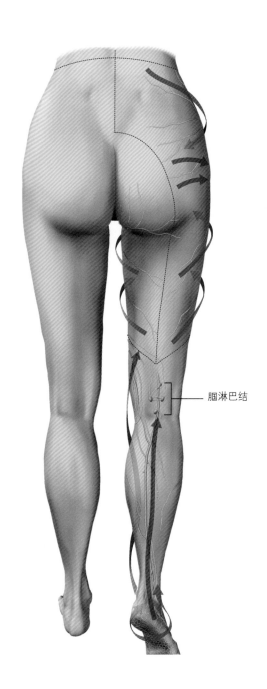

腘淋巴结

图7-145 下肢后表面淋巴管

7.9 下肢后面

7.9.1 下肢后表面淋巴引流手法

首先进行下肢引流前的准备工作（见本章7.8.1）。

患者舒适地俯卧在治疗床上，治疗师站在患者旁边。

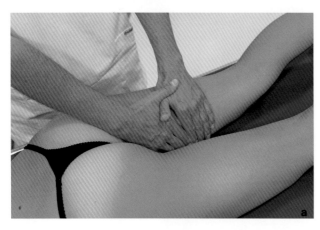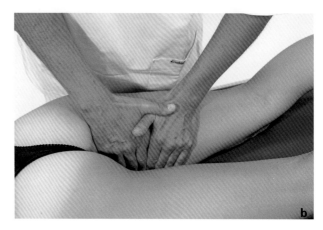

图7-146 大腿后内侧（**a**）使用泵送法通过内收肌区域（**b**）向腹股沟上内侧浅淋巴结的方向引流

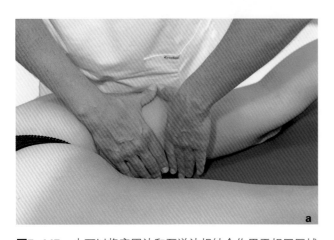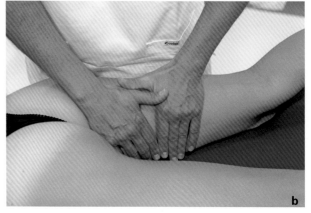

图7-147 也可以将定圈法和泵送法相结合作用于相同区域

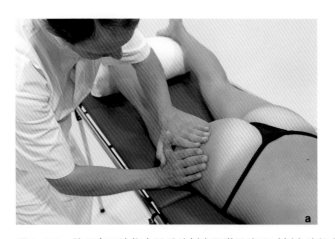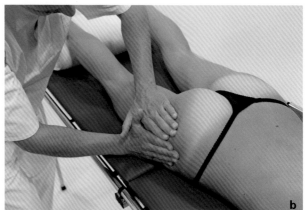

图7-148 使用定圈法将大腿后外侧表面淋巴液通过侧向路径向腹股沟上外侧浅淋巴结的方向引流

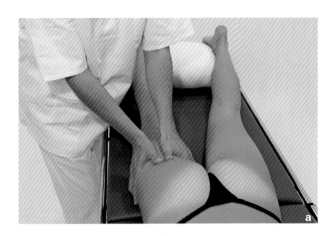
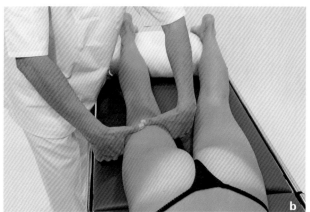
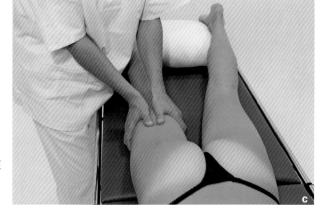

图7-149 使用泵送法引流大腿后内侧和后外侧（**a**）。该技术从近端至远端，直至腘窝（**b，c**）

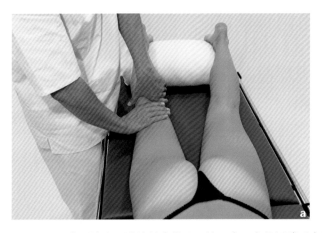
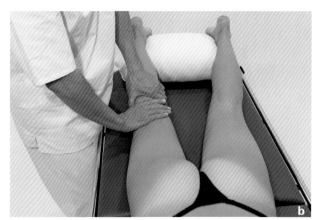

图7-150 定圈法和泵送法结合使用：放置在腘窝的近端手实施定圈法，而放置在腓肠肌的远端手实施泵送法

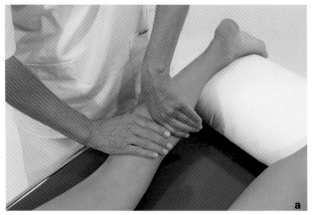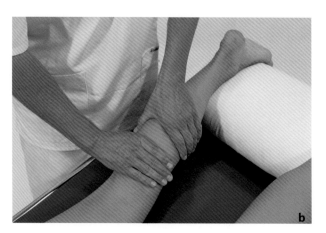

图7-151 手逐渐移动到远端。腿后部使用两种技术进行治疗

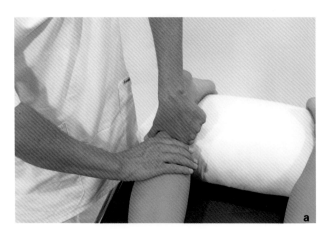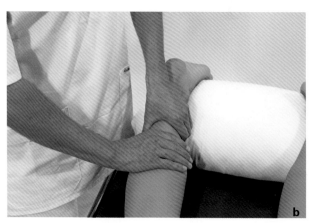

图7-152 该手法逐渐进行至踝关节

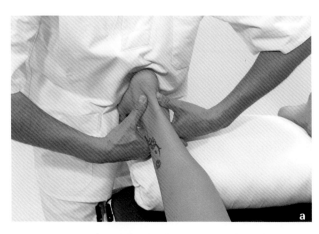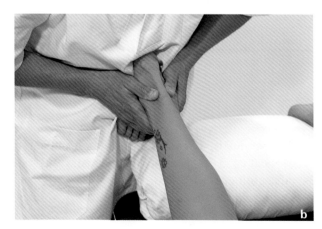

图7-153 患者俯卧位特别适合于踝关节后部引流。治疗师拇指放在患者踝关节后凹陷处，双手覆盖足背（**a**）。 在踝关节被动背屈（**b**）时使用定圈法进行治疗

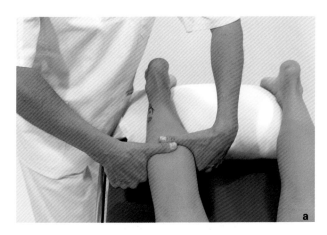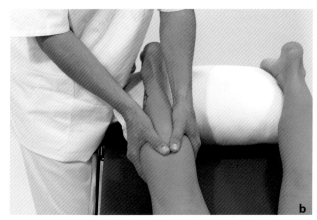

图7-154 在腿部使用从远端到近端的泵送法进行下肢后部的引流

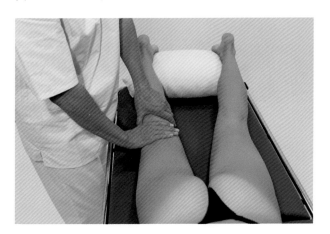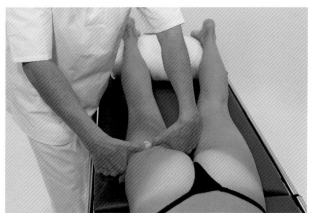

图7-155 在腘窝处重复实施定圈法和泵送法

图7-156 再次使用从远端至近端的泵送法刺激大腿后前侧和后外侧表面

下肢后面淋巴引流手术结束后，患者再次仰卧，以便重复进行腹股沟淋巴引流（图7-97至图7-99）、腹腔深淋巴引流（图7-87至图7-93）和锁骨上淋巴引流（图7-6，图7-7）。

参考文献

1. Beltramino R. Importancia de la estimulación cervical en el drenaje linfático manual. Congreso de Linfologia. San Pablo, 1995.
2. Vodder E. Lymphdrainage ad modem Vodder. Aesthet Med 1965; 14: 190.
3. Földi M, Strössenreuther R. Principes du drainage lymphatique manuel. Paris: Maloine; 2005.
4. Földi M, Földi E, Kubik S. Textbook of lymphology. München: Urban & Fischer; 2006.

第三部分　实用操作

第8章

淋巴水肿的两阶段治疗：
手法淋巴引流的应用

虽然手法淋巴引流（MLD）是一项非常重要的治疗手段，但必须将其纳入更加全面的治疗中，以便减轻淋巴水肿[1-5]。这一概念由M. Földi在1980年代初提出[6]。在1995年的一份共识文件中，国际淋巴学会制定了淋巴水肿的诊断方法和治疗指南[7]。MLD、多层弹性绷带包扎和可降低充血的运动是主要治疗措施[8-11]。

淋巴水肿的治疗分为两个阶段——消肿阶段和维持阶段（表8-1）。

消肿阶段的治疗计划必须征得患者的同意。当有并发症（如真菌病、乳头状瘤病、角化过度、淋巴瘘等）存在时，这个阶段首先要做的是皮肤护理。皮肤并发症是消肿治疗的禁忌，当皮肤问题不再存在时治疗师即可在日常的治疗中进行MLD。与水肿肢体相连的1/4躯干部分水肿减轻，或是早期这部分躯干无水肿，则需要联合使用MLD和弹性绷带。肢体的消肿运动应在患者的放松体位下进行，必要时治疗师可纠正患者消肿运动。不同的研究表明，经过消肿运动治疗后，

肢体体积可减少40%~72%[4,12-19]。在这个阶段患者必须学会如何使用绷带。必要时，物理治疗师可教给患者绷带的通用方法。

第一阶段要最大限度地减轻淋巴水肿，因此决定治疗时长的关键因素是水肿的严重程度。当患者进行压力衣治疗时，必须对患者进行相关的测量，并在第一阶段结束之前订购材料，以便第二个治疗阶段能够顺利开始。

表8-1 Földi的淋巴水肿两阶段治疗

消肿阶段

✓ 皮肤护理

✓ 经常MLD

✓ 使用多层弹性绷带

✓ 进行可降低充血的运动

✓ 必要时，进行物理治疗中的功能训练

维持阶段

✓ 使用压力手套、压力袖套、压力袜

✓ 积极活动和MLD以达到维持效果

✓ 持续皮肤护理

✓ 规律回访

在维持和优化阶段，压力衣（手套、袖套和袜子）可以帮助维持前一阶段的治疗效果。压力衣的类型由临床特点决定。治疗的频率（如必要，继续联合使用MLD和绷带）减少到每周1~2次。治疗师需要观察患者皮肤和治疗效果维持情况，同时患者继续进行可降低充血的运动。第二阶段的主要治疗目标是防止水肿的再发生。

第二阶段的治疗，用压力衣替代绷带，压力衣的作用比绷带弱9.5%~16%[12-15]。患者的积极配合（使用压力衣，每6个月更换一次，并进行自我MLD以维持疗效）是确保治疗效果的关键。

治疗师继续使用第一阶段的治疗方法也可以优化淋巴水肿减轻的效果。

本章将对MLD的应用进行详细讲解。第9、10和11章会涉及其他可能用于各阶段淋巴水肿的治疗方法。

8.1 淋巴水肿的MLD治疗

淋巴水肿是力学因素和淋巴管本身病变引起的共同结果。淋巴结功能正常，而局部转运能力病理性减弱，不足以承载淋巴回流负荷亦会引起水肿。

这里我们要讨论的MLD具体应用主要是指在病理条件下，受影响区域的淋巴液无法引流的情况（表8-2）。实际上，使用MLD将水肿区域的淋巴液向不正常的淋巴结进行引流是不正确的。在这种情况下，治疗师必须找到流向邻近淋巴结的引流通路。用MLD技术，通过直接吻合、结缔组织通道和浅表淋巴毛细血管网络，引导淋巴液从水肿区域向邻近淋巴结转移。使用这项技术时，要注意分水岭（图2-12，图2-15）具有较强的抗分流作用，因此需要延长这些操作的时间。

表8-3显示了应用MLD治疗淋巴水肿的顺序，框8-1描述了减少水肿组织纤维成分的3种特定技术。

在以下的段落中，详细讲述了可用于减轻特定身体区域水肿的替代引流途径。

表8-2 淋巴结功能障碍的病因
✓ 淋巴结切除术
✓ 放疗
✓ 创伤
✓ 慢性感染
✓ 发育不良
✓ 其他淋巴淤积因素（穿刺活检、手术创伤、纤维化等）

表8-3 淋巴水肿治疗：MLD的应用顺序
✓ 近端预处理治疗：颈部、肩胛部、腹部
✓ 邻近正常淋巴结MLD
✓ 水肿象限MLD
✓ 肢体近端MLD
✓ 肢体远端MLD

框8-1　针对组织纤维化的特殊手法技术

有3种技术可用于减轻水肿淋巴组织的纤维成分。这3种技术的作用已经得到了证实，只要治疗师发现有纤维区，它们可以应用在治疗的任何阶段。一般来说，根据所处理的区域情况选择三者之一。

反向运动技术

这种技术可应用于面积较大的纤维化区域。它的操作方法是双手相对，形成钻石形状，拇指和示指尖端相互接触（图B8-1a）。其中一只手斜向向远离另一只手的方向移动，用切向压力移动皮肤组织，从而减少这个钻石形状的表面（图B8-1b）。这个操作要在无痛的情况下进行，直到钻石形状缩到最小（图B8-1c）。然后释放压力使组织回到正常初始位置，再在对角线方向重复上述操作。在该区域重复操作直到组织硬度降低。

皮褶压缩技术

这项技术从泵式法开始（图B8-2a），但与标准的泵式法不同，它以压缩拇指和其他指尖之间的皮褶结束（图B8-2b）。用另一只手的拇指挤压皮褶，压力与组织纤维化成正比，施力要注意始终保持在疼痛阈值以下（图B8-2c）。在局部重复这种操作，直到组织硬度降低。它可应用于面积较小的纤维化区域。

手镯按摩技术

可应用于四肢纤维化区域。两手相对，拇指、示指指尖相接触，形成一个像手镯或袖章的环形（图B8-3a）。然后施加一定压力，将双手拉近，当纤维化组织被压缩时逐渐减小"手镯"的直径（图

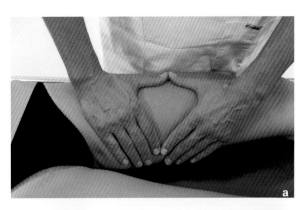

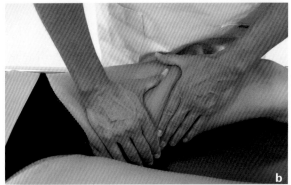

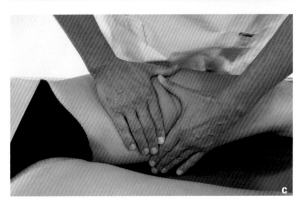

图B8-1　反向运动技术

8-3b）。这项操作以双手向肢体近端移动，使纤维组织中组织液产生移动为结束（图B8-3c）。这项技 术可能需要在同一区域重复施行。

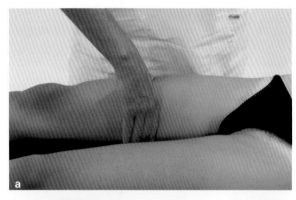

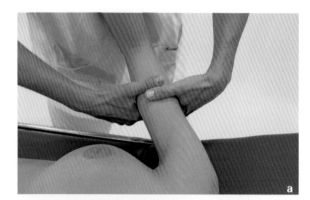

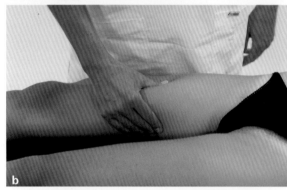

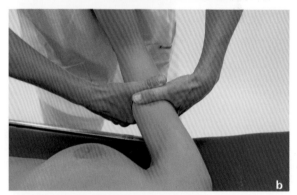

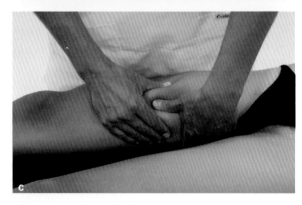

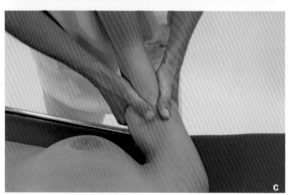

图 B8-2　皮褶压缩技术　　　　　　　　**图 B8-3**　手镯按摩技术

8.2 单侧面部淋巴水肿

锁骨上淋巴结病变常导致同侧面部淋巴水肿（图8-1）。原发性单侧面部淋巴水肿少见，其治疗与针对继发性水肿的治疗相似。

如果邻近淋巴结正常，则有两种选择：

（1）通过前、后通路对同侧腋淋巴结进行MLD。

（2）针对对侧锁骨上淋巴结进行MLD。

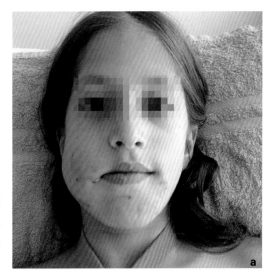

图8-1　a.面部右侧原发性先天性淋巴水肿；**b.**面部右侧继发性淋巴水肿

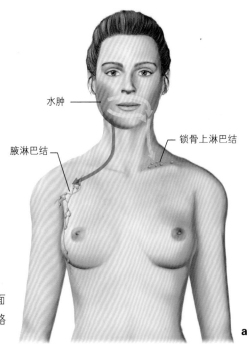
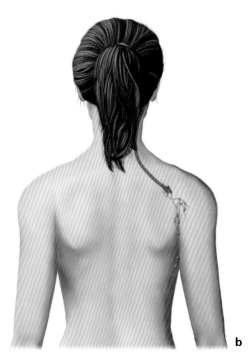

水肿

腋淋巴结

锁骨上淋巴结

图8-2　用于治疗单侧面部淋巴水肿的替代性前路（**a**）和后路（**b**）

8.2.1 朝向同侧腋淋巴结的手法淋巴引流

治疗师站在患者一侧，患者舒适地仰卧在治疗床上，头抬高45°。这项操作从肩颈准备技术开始（图7-1至图7-3）。然后是同侧腋淋巴结的治疗（图7-35，图7-36）。

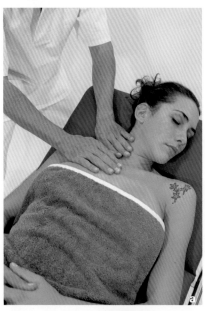
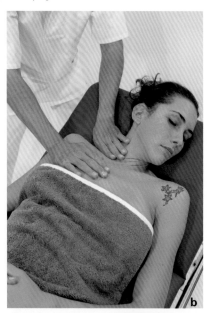

图8-3 治疗师一只手放在锁骨上方分水岭处的一侧（**a**）。然后，实施小直径定圈法，以方便淋巴液从水肿的颈部向同侧腋淋巴结引流（**b**）

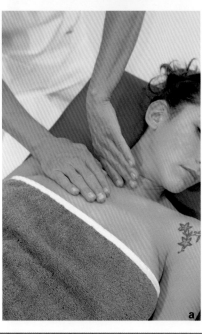
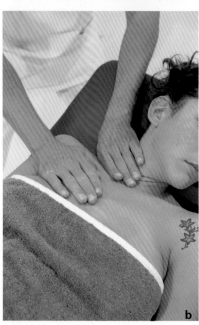

图8-4 定圈法与泵式法相结合。进行泵式法操作的手放在水肿区域，另一只手用定圈法引导淋巴液流向腋窝

这个过程以对同侧腋淋巴结的刺激结束（图7-35，图7-36）。

患者取坐位，治疗师将双手放在患者肩胛骨的两侧，使用相同的技术，由后路将淋巴液从水肿的颈部引向同侧腋淋巴结。

8.2.2 朝向对侧锁骨上淋巴结的手法淋巴引流

治疗师位于患者后方，患者舒适地仰卧于治疗床上，头部抬高45°。

对侧锁骨上淋巴结的治疗作为预备步骤（图7-6，图7-7）。

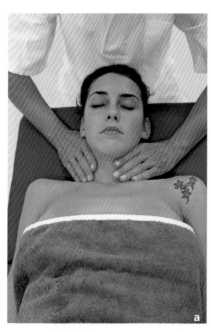

图8-5 使用定圈法（**a**），将单侧面部的水肿通过颈部通路引流向对侧锁骨上淋巴结（**b**）

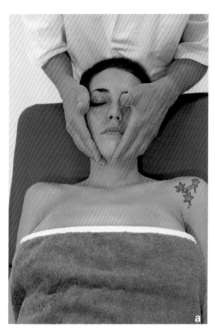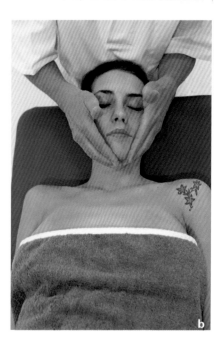

图8-6 通过颏下通路继续引流

8.2 单侧面部淋巴水肿

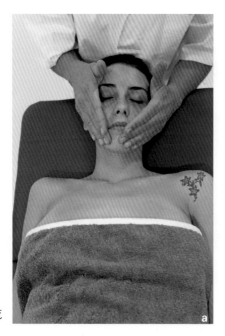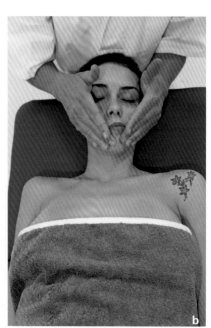

图8-7 通过下颌通路继续引流

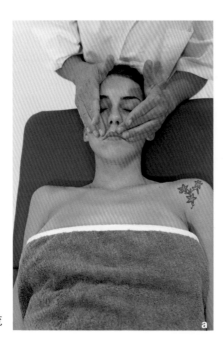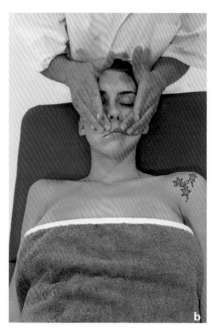

图8-8 通过颊上通路继续引流

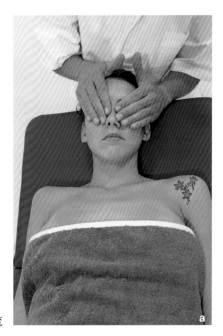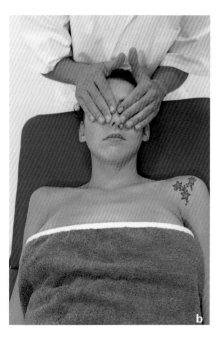

图8-9 鼻部浅表通路引流

这个阶段以口腔内引流（图7-27至图7-32）和对侧锁骨上淋巴结的治疗（图7-6，图7-7）结束。

 考虑选择一个可能的功能康复周期。

8.3　面部淋巴水肿

双侧锁骨上淋巴结病变可导致面部淋巴水肿（图8-10）。原发性面部淋巴水肿较罕见，其治疗类似于继发性面部淋巴水肿。

如果相邻区域的淋巴结是正常的，双侧面部可各使用一条引流通路——通过前、后通路向双侧面部的同侧腋淋巴结进行MLD。

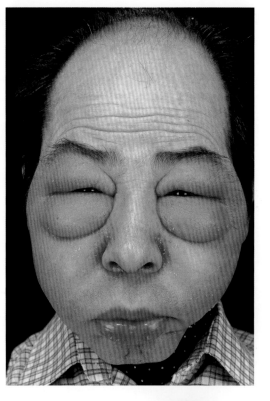

图8-10　喉癌放疗后面部淋巴水肿

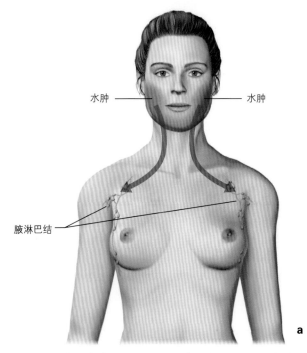

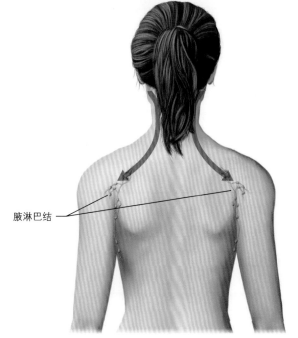

图8-11　治疗面部淋巴水肿可选的前方（ a ）和后方（ b ）通路

8.3.1　腋淋巴结手法淋巴引流

治疗师站在患者一侧，患者舒适地仰卧于治疗床上，头部抬高45°。

这项技术从腋淋巴结治疗（图7-35，图7-36）和肩颈准备技术（图7-1至图7-3）开始。

治疗师按照图8-3和图8-4中描述的技术针对每侧面部进行MLD，将淋巴液引流至同侧腋淋巴结。

如果水肿区域有不可避免的较大瘢痕，可在瘢痕上进行引流操作。

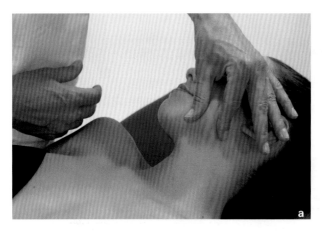 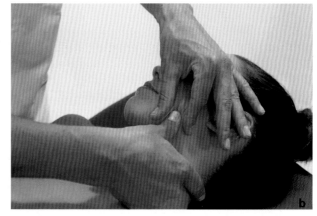

图8-12　在纤维组织区域，交替使用除纤维技术和基本技术。除纤维技术：用一手的拇指和示指捏起一个纤维皮褶（**a**），用另一手的拇指轻轻按压（**b**）（框8-1）

而后继续使用口腔内淋巴引流（图7-27至图7-32）进行治疗，以腋淋巴结的治疗（图7-35，图7-36）结束本次引流。

 患者取坐位，治疗师将双手放在患者肩胛骨的两侧，使用相同的技术，通过后路将淋巴液从水肿的颈部引流至同侧腋淋巴结。

 考虑选择一个可能的功能康复周期。

乳腺癌手术患者，除了乳房肿块切除（占所有病例的70%）和（或）乳房切除（占所有病例的30%）外，还需进行腋淋巴结切除[20]。发生继发性淋巴水肿的风险与切除淋巴结的数目成正比[8]。这可能会累及胸部、乳房和同侧上肢（图8–13）。

其他外科手术，如黑色素瘤，可能也需要进行腋淋巴结切除[21]。

原发性上肢淋巴水肿的治疗方法是将患肢淋巴液引流至同侧腋淋巴结。如果腋淋巴结存在发育异常，治疗类似于继发性上肢淋巴水肿。

急性上肢淋巴水肿的治疗是针对同侧腋淋巴结进行MLD。

同侧腋淋巴结异常而相邻淋巴结正常，有4种不同的引流路径：

（1）通过前、后通路向对侧腋淋巴结引流的MLD。

（2）通过前、后通路向同侧锁骨上淋巴结引流的MLD。

（3）向同侧腹股沟淋巴结引流的MLD。

（4）向胸骨旁淋巴结引流的MLD（图8–14）。

上肢MLD治疗之前应先进行胸部和乳房的治疗，并确认这些区域淋巴水肿处于消退状态；要确保患者至少每周能进行3次MLD治疗。初期治疗越密集，消肿成功概率越大。

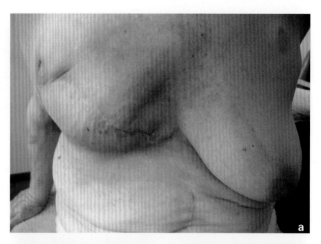
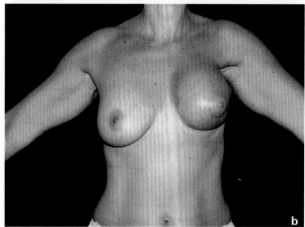
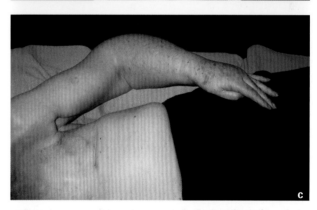

图8–13 乳房切除术（**a**，**c**）或乳房肿瘤切除术（**b**）后的胸部（**a**）、乳房（**b**）和上肢（**c**）淋巴水肿

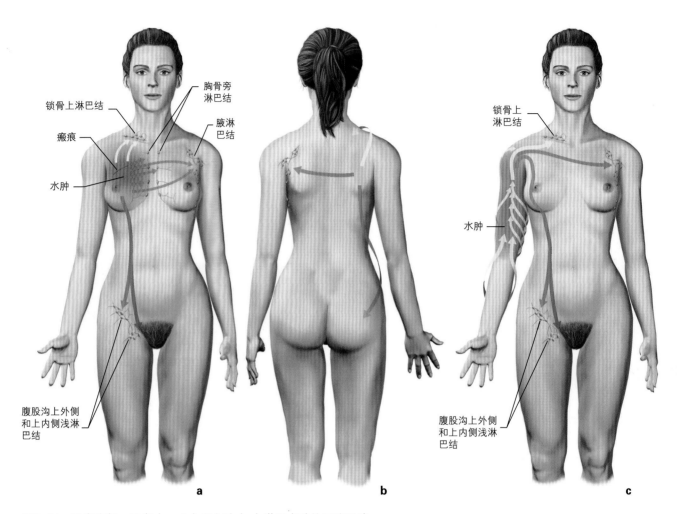

锁骨上淋巴结

瘢痕

水肿

胸骨旁淋巴结

腋淋巴结

腹股沟上外侧和上内侧浅淋巴结

锁骨上淋巴结

水肿

腹股沟上外侧和上内侧浅淋巴结

a   b   c

图8-14 治疗胸部、乳房（**a**，**b**）和上肢（**c**）淋巴水肿的可选通路

8.4 | 胸部、乳房及上肢淋巴水肿

8.4.1 从胸部区域到对侧腋淋巴结的手法淋巴引流

前侧通路引流

　　治疗师站在患者一侧，患者舒适地仰卧在治疗床上。这项技术从肩颈准备技术（图7-1至图7-3）和对侧腋淋巴结治疗（图7-35，图7-36）开始。

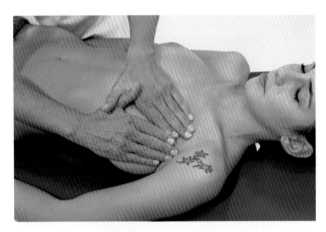

图8-15 双手垂直于腋-肱动脉的主轴，向对侧腋淋巴结实施定圈法。从靠近腋窝的正常胸部区域开始，逐渐向胸部水肿区域操作，直到到达分水岭

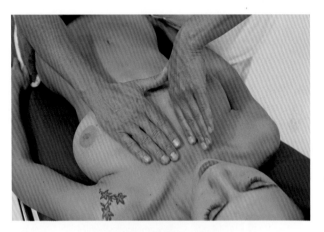

图8-16 同时进行胸部水肿区域的泵式法和正常胸部区域的定圈法，两种操作均逐渐向患侧腋窝推进

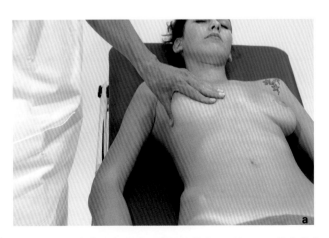

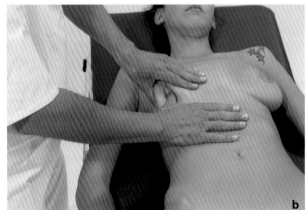

图8-17 乳腺淋巴水肿时，除纤维技术可以与MLD基本技术一起使用（框8-1）

后侧通路引流

治疗师站在患者一侧，患者舒适地俯卧在治疗床上。以对侧腋淋巴结的治疗为预备步骤（图7-35，图7-36）。

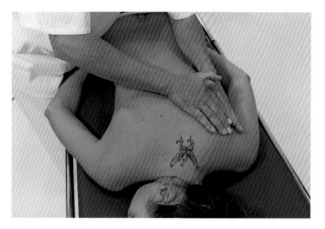

图8-18 双手垂直于腋-腋动脉的主轴，向对侧腋淋巴结实施定圈法。从腋窝附近的正常胸部区域开始，逐步向胸部水肿区域移动，直到到达分水岭

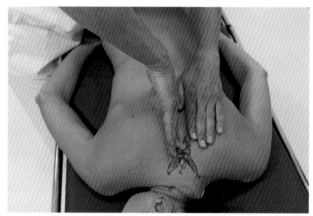

图8-19 胸部水肿部位的泵式法和正常部位的定圈法同时进行，这两种操作都逐渐向患侧腋窝推进

治疗以对椎旁淋巴结（图7-47）和水肿同侧的肋间淋巴通路（见第6章6.2.2）的刺激结束。

 这个治疗技术可以采取患者侧卧位，同时将水肿上肢放松地放在治疗师肩部。

8.4.2 从胸部到同侧腹股沟淋巴结手法淋巴引流

前方通路引流

治疗师站在患者一侧，患者舒适地仰卧在治疗床上。同侧腹股沟上外侧和上内侧浅淋巴结的治疗作为预备步骤（图7-97至图7-99）。

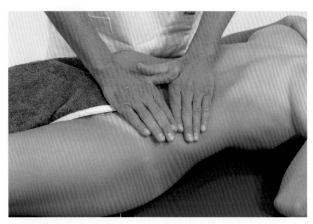

图8-20 双手垂直于腋–腹股沟的主轴，在腹股沟淋巴结的方向实施定圈法。这项技术始于腹股沟淋巴结附近与水肿同侧的正常腹股沟象限。接下来是向胸部水肿区域前进的操作，在到达分水岭之前进行同样的操作

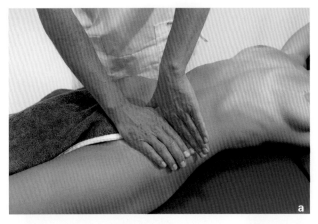
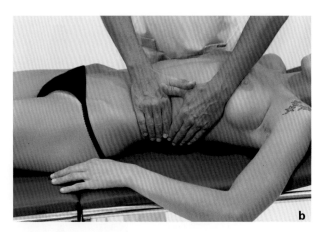

图8-21 泵送法和定圈法都适用于患侧正常的腹部区域（**a**），两种操作均逐渐向前推进，直到腋窝（**b**）

对侧腋淋巴结和腋–腋动脉吻合区，以及同侧腹股沟淋巴结和腋–腹股沟吻合区，可以利用下面的手法同时优化这两条通路。

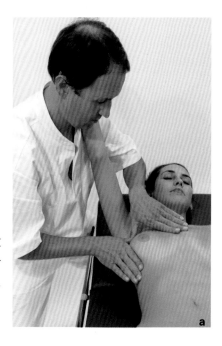

图8-22 从患侧腋窝开始（**a**），实施定圈法。双手按以下方式放置：一只手位于腋–腋动脉吻合处，指向对侧腋淋巴结，另一只手位于腋–腹股沟吻合处，指向同侧腹股沟淋巴结（**b**）

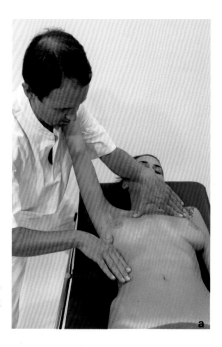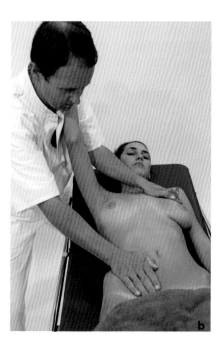

图8-23 双手同时按摩推进，直到到达对侧腋窝和同侧腹股沟淋巴结

8.4 | 胸部、乳房及上肢淋巴水肿

后方通路引流

治疗师站在患者一侧，患者舒适地俯卧在治疗床上。同侧腹股沟上外侧和内侧浅淋巴结的治疗为预备步骤（图7-79至图7-99）。

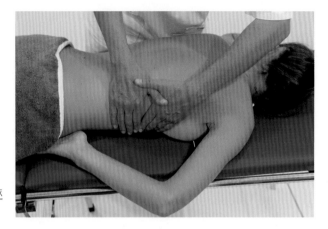

图8-24 治疗师位于对侧，从同侧腹股沟淋巴结附近开始，可以单独使用定圈法，也可以联合使用定圈法和泵送法，逐渐引流患侧腋淋巴结

这个治疗患者取侧卧位，水肿的上肢放在治疗师肩部。

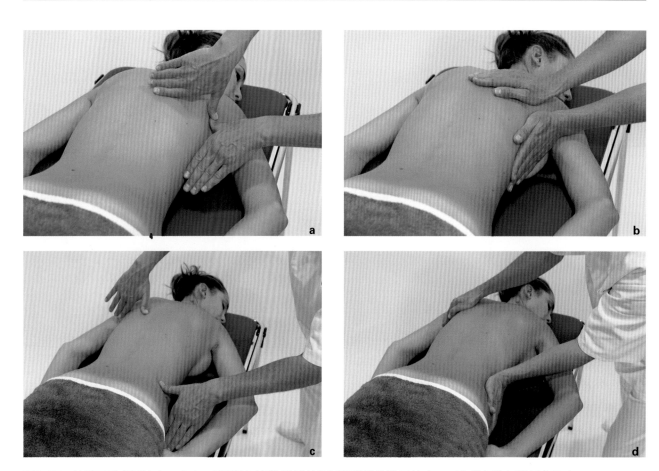

图8-25 使用双手定圈法（a，b），移动到对侧腋淋巴结和同侧腹股沟淋巴结（c，d）进行胸部后侧的治疗

8.4.3 朝向同侧锁骨上淋巴结的手法淋巴引流

前方通路引流

患者舒适地仰卧在治疗床上，治疗师站在患者身侧。将锁骨上淋巴结的治疗作为预备步骤（图7-6，图7-7）。

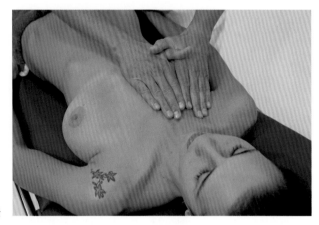

图8-26 朝向同侧锁骨上淋巴结实施定圈法

后方通路引流

患者舒适地俯卧在治疗床上，治疗师站在患者身侧。将锁骨上淋巴结的治疗作为预备步骤（图7-6，图7-7）。

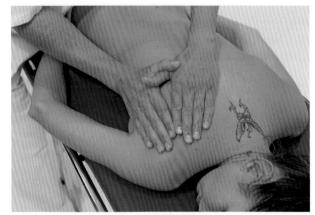

图8-27 朝向同侧锁骨上淋巴结实施定圈法

 这个治疗患者取侧卧位，水肿的上肢放在治疗师肩部。

8.4.4 从胸部向胸骨旁淋巴结的手法淋巴引流

患者舒适地仰卧在治疗床上，治疗师站在患者身侧。

将胸骨旁淋巴结的治疗作为预备步骤（见第6章6.2.1）。

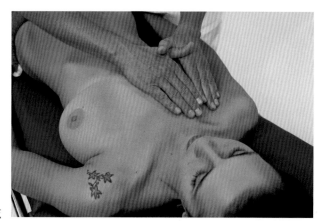

图8-28 从乳房向胸骨旁淋巴结引流

这个治疗以肋间淋巴管引流结束（见第6章6.2.2）。

8.4 胸部、乳房及上肢淋巴水肿

8.4.5 从上肢向同侧锁骨上淋巴结的手法淋巴引流

患者舒适地仰卧在治疗床上，治疗师站在患者身侧。将胸部和同侧腋淋巴结的治疗作为预备步骤（图7-35，图7-36）。

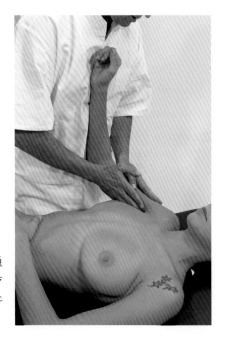

图8-29 腋淋巴结病变时，需要将上肢近端表面的淋巴液向外表面引流。最终通过治疗师实施定圈法将淋巴液沿患者手臂纵轴方向引流到锁骨上淋巴结。在治疗肢体远端之前，必须解除近端的堵塞，所以肢体的治疗先从近端（上臂）疏通开始，然后治疗远端（前臂），再从远端（前臂）引流至近端（上臂）

这个治疗包括同侧腋淋巴结引流（图7-35，图7-36）和锁骨上淋巴结引流（图7-6，图7-7）。

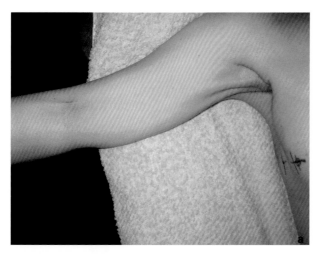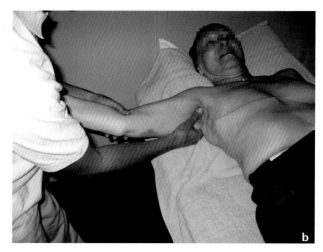

8.4 胸部、乳房及上肢淋巴水肿

图8-30 **a**. 腋淋巴结切除术后会出现浅表血栓性淋巴管炎（腋网综合征）。在瘢痕组织上，一个或多个淋巴管的近端堵塞。炎症发作时，受淋巴管炎的影响，淋巴管的纵向活动减少，加上疼痛，肩关节的外展和外旋及肘关节的后伸活动范围受到限制，在这些运动过程中，腋窝和肘部前侧的血管看上去就像吉他弦一样的条索。**b**. 可以轻柔地在受累淋巴管的近端按摩，结合渐进的纵向运动（拉伸）来恢复肩、肘关节的活动能力。通过按摩，这些淋巴管的通透性或许可以恢复，但是需要避免任何过分积极的治疗干预，否则有很大风险会破坏这些淋巴管，从而导致淋巴管丧失功能

 选择一个可行的康复周期。

8.4.6　双侧胸部和上肢淋巴水肿的手法淋巴引流

虽然少见，但乳腺癌还是有可能在对侧乳房继发。患小叶癌的女性对侧乳房患癌的风险更高[20]。因此，治疗师可能需要治疗双侧胸部和上肢的淋巴水肿。

在这种情况下，只要未累及锁骨上、腹股沟和胸骨旁淋巴结，有3种引流途径可供选择：

（1）胸部和上肢向同侧锁骨上淋巴结引流。

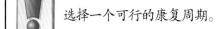

选择一个可行的康复周期。

（2）胸部向同侧腹股沟淋巴结引流。

（3）向保留部分乳房的胸骨旁淋巴结（如保乳术或乳房部分切除术）和肋间引流（图8-31）。

以引流至双侧腋淋巴结（图7-35，图7-36）和锁骨上淋巴结（图7-6，图7-7）结束治疗。

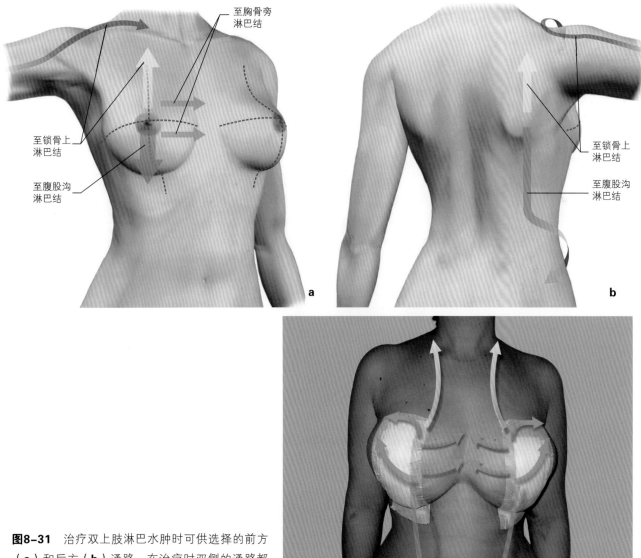

图8-31　治疗双上肢淋巴水肿时可供选择的前方（**a**）和后方（**b**）通路。在治疗时双侧的通路都要纳入考虑。乳房缩小成形术后急性淋巴水肿的引流方向（**c**）

下肢继发性淋巴水肿通常在骨盆、外生殖器或下肢癌症术后出现（图8-32）。最常见于子宫内膜癌、子宫颈癌、卵巢癌、阴道癌、外阴癌、膀胱癌、直肠癌、睾丸癌和前列腺癌，以及下肢黑色素瘤术后[9]。这些肿瘤手术治疗时会对腹股沟和（或）盆腔淋巴结进行清扫。淋巴结切除和放疗可能会引起下肢和腹部同侧象限的继发性淋巴水肿，有时外生殖器也会受影响。

淋巴切除和（或）血管损伤有可能出现继发性淋巴水肿。

下肢原发性淋巴水肿也很常见，其治疗方法是将患肢的液体引流到同侧腹股沟淋巴结。如果腹股沟淋巴结发育不良，治疗则类似于继发性淋巴水肿。

下肢急性淋巴水肿治疗是向同侧腹股沟淋巴结引流。

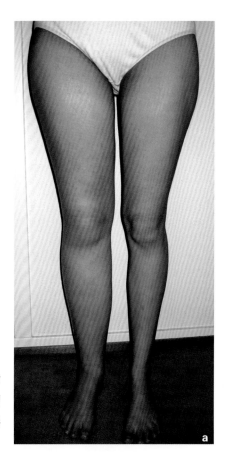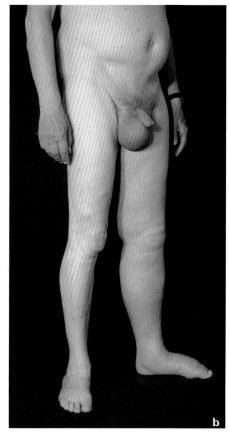

图8-32　霍奇金病引起的右下肢继发性淋巴水肿（a）和前列腺癌放疗引起的腹部、生殖器及左下肢淋巴水肿（b）

8.5 | 腹部、生殖器、下肢淋巴水肿

相邻的淋巴结正常时，有四种可选择的引流方式（图8-33），分别是：

（1）通过前、后通路向对侧腹股沟淋巴结的MLD。

（2）通过上、下通路向同侧腋淋巴结的MLD。

（3）向肛门的MLD。

（4）向坐骨的MLD。

生殖器和下肢淋巴水肿的治疗必须在腹部象限和臀区治疗后进行。在进行下肢MLD之前这些区域淋巴水肿的临床症状必须消退。

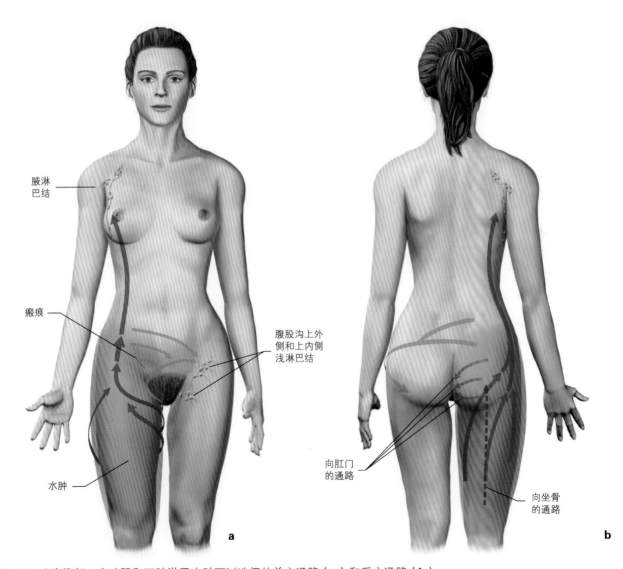

图8-33 治疗腹部、生殖器和下肢淋巴水肿可以选择的前方通路（**a**）和后方通路（**b**）

8.5 腹部、生殖器、下肢淋巴水肿

8.5.1 从腹部向对侧腹股沟淋巴结的手法淋巴引流

前方通路引流

患者舒适地仰卧在治疗床上，治疗师站在患者旁边。

治疗从肩颈准备技术开始（图7-1至图7-3），随后进行腹部深层手法淋巴引流（图7-87至图7-93）和向对侧腹股沟上内侧和上外侧浅淋巴结引流（图7-97至图7-99）。

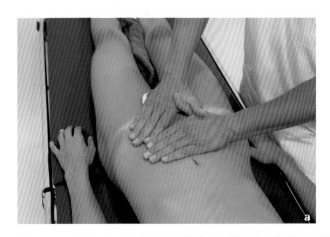
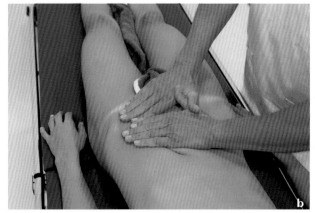

图8-34 水肿区域对侧腹部向腹股沟上内侧和上外侧浅淋巴结通过定圈法引流

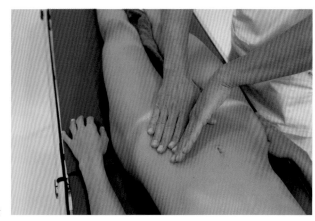

图8-35 也可联合使用定圈法和泵送法

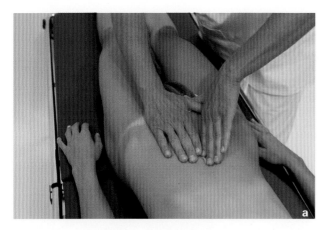
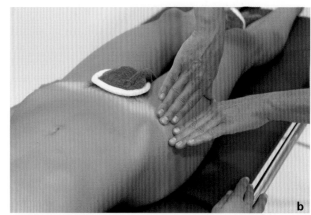

图8-36 从分水岭开始，在水肿部位施加泵送法，在正常部位施加定圈法（**a**）。向患肢根部推进（**b**）

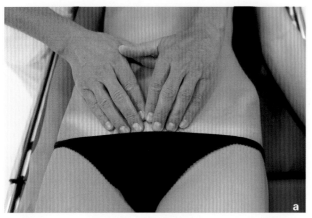
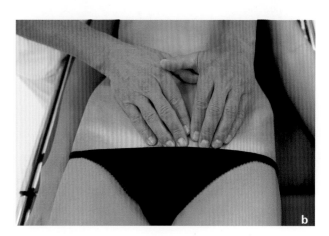

图8-37 施加在腹股沟–腹股沟耻骨吻合处的特殊技术

后方通路引流

　　患者舒适地俯卧在治疗床上，治疗师站在患者身侧。

　　将对侧腹股沟上内侧和上外侧浅淋巴结的治疗作为预备步骤（图 7-97至图7-99）。

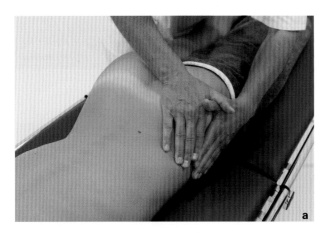 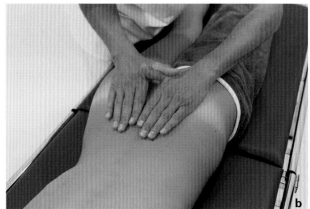

图8-38　从正常部位的下部向对侧腹股沟上外侧浅淋巴结施加定圈法

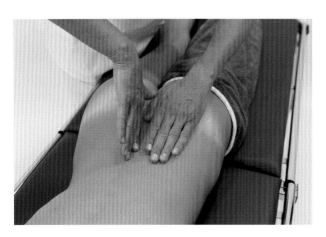 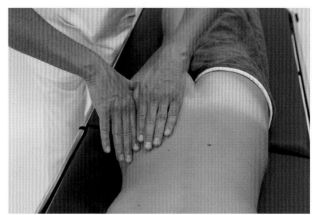

图8-39　也可在分水岭联合使用定圈法和泵送法　　　　**图8-40**　在臀部水肿区域操作该技术

8.5.2 从腹部向同侧腋淋巴结的手法淋巴引流

前方通路引流

患者舒适地仰卧在治疗床上，治疗师站在患者身侧。将同侧腋淋巴结的治疗作为预备步骤（图7-35，图7-36）。

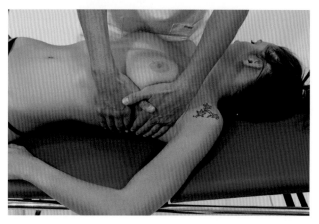

图8-41 治疗师双手垂直于腹股沟-腋窝长轴，向腋淋巴结方向实施定圈法。这项技术从正常侧胸廓向水肿区开展，从腋淋巴结开始逐渐向水肿的腹部移动。按摩手法必须施加在分水岭内

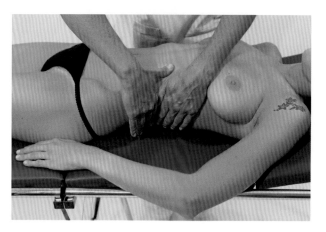

图8-42 同时在腹部水肿区域施加泵送法和在胸部正常同侧象限施加定圈法，两种手法止于水肿肢体的根部

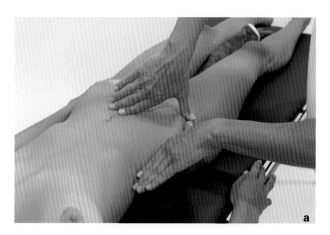

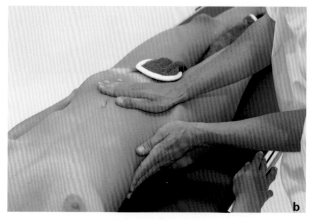

图8-43 应用定圈法时，双手垂直放置，从同侧大腿根部前侧到水肿象限（**a**）。一侧手掌置于腋-腹股沟吻合处，指尖朝向腋淋巴结，另一侧手掌置于腹股沟吻合处，指尖朝向对侧腹股沟淋巴结（**b**）

在对侧腹股沟淋巴结、腹股沟吻合处、同侧腋淋巴结和腋-腹股沟吻合处进行治疗后，可以采用双侧旋转技术来优化治疗效果。

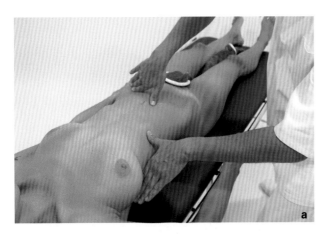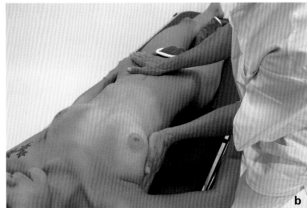

图8-44 重复定圈法直到两手分别到达同侧腋淋巴结和对侧腹股沟淋巴结

后方通路引流

患者舒适地俯卧在治疗床上，治疗师站在患者身侧。水肿区域同侧腋淋巴结的治疗作为预备步骤（图7-35，图7-36）。

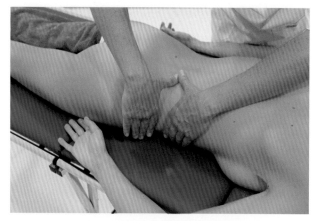

图8-45 在患者躯干侧面近腋淋巴结处单独施加定圈法或联合使用定圈法和泵送法，逐渐到受累的腹股沟淋巴结

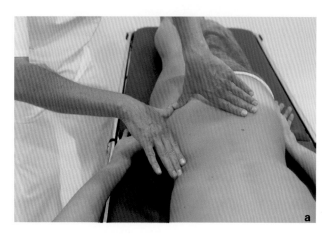

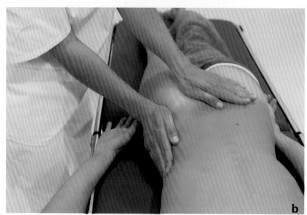

图8-46 双手垂直置于患者大腿根部后侧，施加定圈法至水肿区域（**a**）。其中一只手指向同侧腋淋巴结，另一只手指向对侧腹股沟上外侧浅淋巴结（**b**）

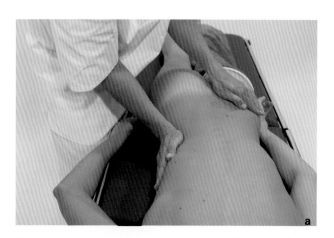

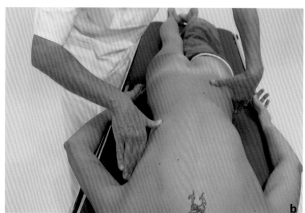

图8-47 两手不断重复定圈法直到同侧腋淋巴结和对侧腹股沟淋巴结

8.5.3 从臀部向前方通路的手法淋巴引流

因腹股沟淋巴结受累引起的臀部淋巴水肿可通过对肛门直肠区的基本手法来引流。该区域的血管与会阴皮下淋巴管合并，沿肛管延伸至髂总淋巴结[9]。因此，只要绕过腹股沟淋巴结的淋巴管是正常的，就可成为非常重要的引流补充通路（图8-33）。

患者舒适地俯卧在治疗床上，治疗师站在患者身侧。

深层腹部MLD作为治疗的预备步骤（图7-87至图7-93）。

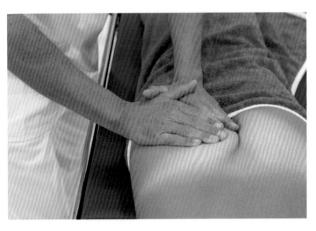

图8-48 从上臀部向前方通路的引流

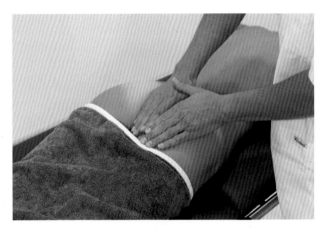

图8-49 从下臀部向前方通路的引流

8.5 腹部、生殖器、下肢淋巴水肿

8.5.4 生殖器官手法淋巴引流

生殖器淋巴水肿常与泌尿生殖系统恶性肿瘤术后一侧或双侧下肢淋巴水肿有关。它主要在一侧或双侧下肢淋巴受累扩散到腹股沟淋巴结时发生，原发性生殖器淋巴水肿罕见。邻近淋巴结功能正常，且肛门直肠和髂血管通畅时，有两种可供选择的引流途径：①向双侧腋淋巴结行MLD；②向肛门直肠血管行MLD（图8-50）。

朝向腋淋巴结方向的手法淋巴引流

患者舒适地仰卧在治疗床上，下肢弯曲，双膝分开，治疗师站在患者身侧。

双侧腋淋巴结（图7-35，图7-36）和腹部MLD作为预备步骤（图7-87至图7-93）。

腋淋巴结定圈法或结合泵送法治疗后，治疗师沿腋–腹股沟吻合处向同侧腹股沟区引流，再反方向使用同样的手法，然后在对侧进行同样的操作。

如果患者为男性，治疗师在进行阴茎引流时应戴上外科手套，用3根手指从根部向阴茎头施行泵送法。

这个手法必须在双侧耻骨和腋淋巴结之间来回重复。

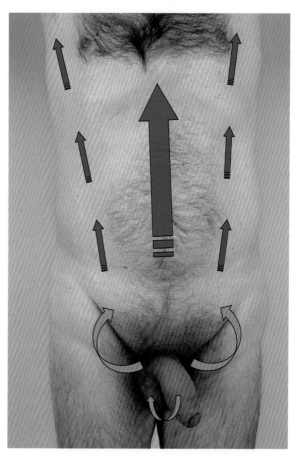

图8-50 利用前方通路治疗继发性生殖器淋巴水肿

肛门直肠血管手法淋巴引流

患者舒适地仰卧在治疗床上，下肢弯曲，双膝分开，治疗师站在患者身侧。

腹部MLD作为预备步骤（图7-87至图7-93）。

治疗师戴外科手套，在会阴区域从肛门到阴囊或外阴施行定圈法，并反方向重复。

阴囊或外阴MLD可以通过一根或两根手指施加的泵送法或通过肛门直肠血管方向的除纤维技术进行。

8.5.5 下肢手法淋巴引流

患者先舒适地仰卧在治疗床上，治疗师站在患者身侧，暴露下肢的前表面进行治疗；然后俯卧暴露下肢后表面进行治疗。

前表面：向同侧腋淋巴结和对侧腹股沟淋巴结引流

腹部（图7-87至图7-93）、同侧臀部（见第7章7.7.1）和同侧腹股沟淋巴结MLD作为预备步骤。

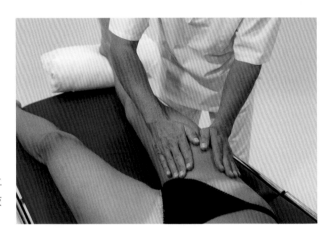

图8-51 必须将淋巴液从大腿内侧引向外侧，通常是向外上方引流，最终的目的是利用定圈法，沿肢体长轴引导淋巴液至同侧腋淋巴结和对侧腹股沟淋巴结

8.5 腹部、生殖器、下肢淋巴水肿

后表面：向坐骨通路、同侧腋淋巴结和对侧腹股沟淋巴结引流

在下肢的前表面治疗后，患者换至俯卧位，治疗从坐骨通路开始。大腿后表面通过两条深处的淋巴管完成引流，这两条淋巴管在坐骨神经处旋转，绕至对侧坐骨后继续上升至髂总淋巴结而不通过腹股沟淋巴结。这两条淋巴管可在腹股沟淋巴结受累引起的下肢水肿时作为辅助引流通路。深层腹部MLD作为预备步骤（图7-87至图7-93）。

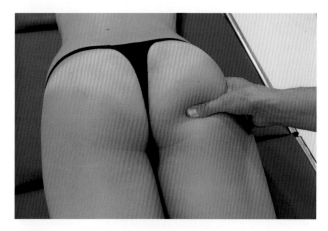

图8-52 为了完成坐骨通路MLD，必须先定位坐骨

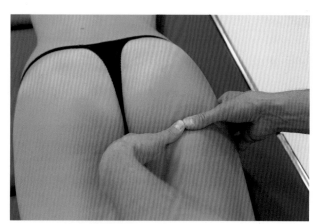

图8-53 拇指相对，放在坐骨下面

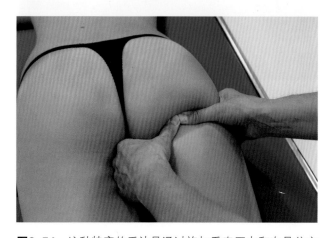

图8-54 这种特定的手法是通过施加垂直压力和向骨盆方向上移来实现的。治疗师在每一次手法完成后，都要将大拇指连续地从近到远移动直至大腿的下1/3。这个从近到远的顺序可以重复

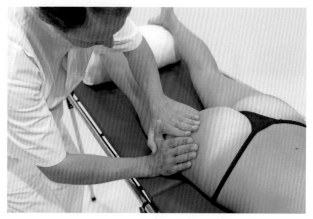

图8-55 同前表面的治疗一样，后表面MLD通过将淋巴液从内侧引向外上方完成，目的是将淋巴液引至同侧腋淋巴结和对侧腹股沟淋巴结

治疗包括同侧腹股沟淋巴结（图7-97至图7-99）和锁骨上淋巴结（图7-6，图7-7）的引流。

 下肢继发性淋巴水肿必须从肢体近端开始治疗，从近及远，确保近端淋巴水肿消除先于远端。

 选择一个可行的康复周期。

8.5.6 双下肢淋巴水肿手法淋巴引流

双下肢继发性淋巴水肿（图8-56）发生的条件与单侧下肢继发性淋巴水肿一样。

双侧水肿提示病变存在于腹股沟淋巴结和（或）双侧髂淋巴链或腹主动脉旁淋巴链，甚至胸导管。

这些双侧淋巴管病变使我们能够理解为什么经常累及生殖器水肿。如果双侧腹股沟淋巴结病变，但髂淋巴链、腹主动脉旁淋巴链和胸导管是正常的，有3种不同的引流途径可供选择，分别是：

（1）从腹部（见第8章8.5.2）和下肢（见第8章8.5.5）向同侧腋淋巴结MLD。

（2）从大腿和生殖器官向肛门直肠血管（见第8章8.5.4）MLD。

（3）从大腿后表面（图8-57）向坐骨通路（见第8章8.5.5）MLD。

每种途径的治疗都结束于双侧腹股沟淋巴结（图7-97至图7-99）和锁骨上淋巴结（图7-6，图7-7）的引流。

如果髂淋巴链或腹主动脉旁淋巴链或胸导管有病变，则只有一种选择：从腹部（见第8章8.5.2）、下肢（见第8章8.5.5）和可能存在的生殖器淋巴水肿（见第8章8.5.4）向腋淋巴结MLD。

治疗结束于双侧腋淋巴结（图7-35，图7-36）和锁骨上淋巴结（图7-6，图7-7）引流。

框8-2描述了慢性静脉功能不全引起的淋巴水肿的两阶段治疗。

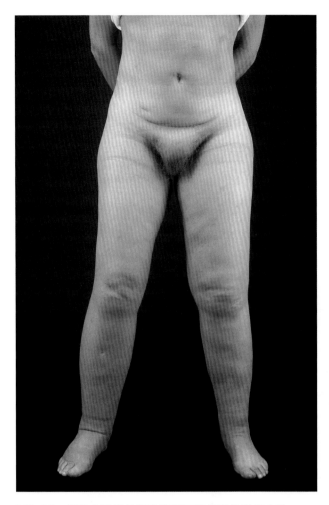

图8-56 子宫内膜癌放射治疗后下肢继发性淋巴水肿

 选择一个可行的康复周期。

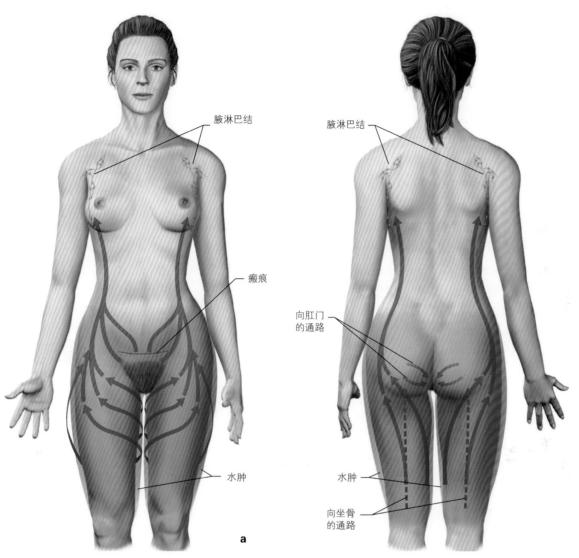

图8-57 治疗下肢继发性淋巴水肿可以选择的前方通路（**a**）和后方通路（**b**）

框8-2　慢性静脉功能不全引起的淋巴水肿的两阶段治疗

淋巴水肿两阶段治疗只适用于慢性静脉功能不全（CVI）Ⅱ期和Ⅲ期。在进行治疗前，必须仔细、系统、按时间顺序进行问诊，并结合正位和侧位的体格检查和触诊。

第一阶段：消肿

MLD和绷带治疗必须密集进行，至少每周3~5次。

在第Ⅲ期，需要戴无菌手套在皮肤溃疡边缘施加MLD特殊手法减轻肿胀。在病变周围使用半圆形和点状手法时需要先向心操作（图B8-4）再离心操作。在使用绷带之前需要先进行治疗，绷带必须遵照治疗师的指示来使用[22]。MLD治疗结束后使用绷带，在下次治疗之前都要保持绷带的状态。

第一阶段的治疗结束于消肿锻炼和踝泵运动。然后根据临床症状，选择呼吸训练、功能训练和再适应训练[23-24]。

消肿阶段必须持续进行直到最大限度地减少静脉曲张。第Ⅲ期的治疗应每周1~2次，持续至溃疡愈合。

第二阶段：　维持和优化

这一阶段的治疗包括日常锻炼，使用三类压力袜，和每周1~3次MLD治疗（根据治疗师的指示）。最终目的是防止水肿的再次出现。压力袜必须每6个月换一次。一旦水肿被压力袜有效控制住，就不必再进行MLD治疗了。

在更换压力袜之前，可以重复几天第一阶段的治疗。

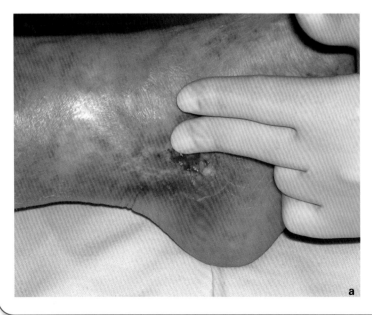

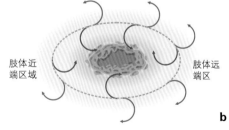

图B8-4　溃疡周围MLD：用半圆形点状操作消除溃疡边缘的充血（**a**）。这些操作必须在病变周围进行，首先是向心操作，然后是离心操作（**b**）

参考文献

1. Földi M, Földi E, Weissleder H. Conservative treatment of lymphedema of the limbs. Angiology 1985; 36: 171-80.

2. Franzeck U, Spiegel I, Fischer M et al. Combined physical therapy for lymphedema by fluorescence and lymphcapillary pressure measurements. J Vasc Res 1997; 34: 306-11.

3. Hwang JH, Kwon JY, Lee KW et al. Changes in lymphatic function after complex physical therapy for lymphedema. Lymphology 1999; 32(1): 15-21.

4. Mc Neely M, Magee DJ, Lees AW et al. The addition of manual lymph drainage to compression therapy for breast cancer related lymphedema: a randomized control trial. Breast Cancer Res Treat 2004; 86: 95.

5. Moffatt CJ, Morgan P, Doherty D. The lymphoedema framework: a consensus on lymphoedema bandaging. In: European Wound Management Association (EWMA). Focus document: Lymphoedema bandaging in practice. London: MEP; 2005: 5-9.

6. Földi M, Földi E. Komplexe physikalische Entstauungstherapie des chronischen Gliedmassens Lymphödems. Folia Angiol 1981; 29: 161-8.

7. Consensus Document of the International Society of Lymphology, Executive Commitee. The diagnosis and treatment of peripheral lymphedema. Lymphology 1995; 28: 113-7.

8. Weissleder H, Schuchhardt C. Lymphedema. Diagnosis and Therapy. Köln: Viavital; 2001.

9. Földi M, Földi E, Kubik S. Textbook of lymphology. München: Urban & Fischer; 2006.

10. Pritschow H, Schuchhardt C. Das Lymphödem und die Komplexe physikalische entstauungstherapie. Köln: Viavital; 2008.

11. Tomson D, Fritsch C, Klumbach D. L'oedème des membres inférieurs: propositions thérapeutiques. Kinésithérapie Scientifique 1991; 302: 41-5.

12. Tomson D, Fritsch C, Klumbach D. The treatment of lymphoedema of the upper limb according to the Földi method: results. Eur J Lymph Rel Probl 1992; 3(11).

13. Tomson D, Klumbach D. Le traitement des lymphœdèmes primaires des membres inférieurs selon Földi: résultats. Eur J Lymph Rel Probl 1997; 6(22).

14. Ko DS, Lerner R, Klose G, Cosimi AB. Effective treatment of lymphedema of the extremities. Arch Surg 1998; 133(4): 452-8.

15. Boris M, Weindorf S, Lasinski B. Persistence of lymphedema reduction after non-invasive complex lymphedema therapy. Oncology 1997; 11: 99-109.

16. Ferrandez JC. Evaluation de l'efficacité de deux types de bandages de décongestion du lymphœdème secondaire du membre supérieur. Etude prospective multicentrique. Kinésither Rev 2007; (67): 30-5.

17. Andersen L, Hojris I, Erlandsen M et al. Treatment of breast cancer related lymphedema with or without manual lymph drainage: a randomized study. Acta Oncol 2000; 39: 399.

18. Didem K, Ufuk YS, Serdar S et al. The comparison of two different physiotherapy method in treatment of lymphedema after breast surgery. Breast Cancer Res Treat 2005; 93: 49.

19. Hinrichs CS, Gibbs JF, Driscoll D et al. The effectiveness of complexe decongestive physiotherapy for the treatment of lymphedema following groin dissection for melanoma. J Surg Oncol 2004; 85: 187.

20. Latapy C, Poullié AI, Rumeau-Pichon C. La technique du ganglion sentinelle dans le cancer du sein. Rapport d'étape, ANAES, 2002 oct.

21. Matter M, Lejeune F, Antonescu C et al. Revue du traitement chirurgical du mélanome malin. Med Hyg 2003; 2438: 1088-97.

22. Depairon M, Vuagnat H. Autour de la plaie-Une approche mutidisciplinaire. Praxis 2008; 4(97): 165.

23. Depairon M. Rôle de l'angiologue. Praxis 2008; 4(97): 181-6.

24. Larcinese A, Giordano F, Tomson D. Insuffisance veineuse chronique stade III: prise en charge physiothérapeutique. Praxis 2008; 97(4): 187-91.

第四部分　消肿物理治疗

第9章
水肿的弹性加压治疗

多层绷带加压是水肿治疗不可或缺的重要部分。对于动态淋巴功能不全导致的水肿，加压治疗既可单独应用，也可联合气压治疗一起使用，后者主要用于动态性淋巴功能不全所致的水肿。在混合性或机械性淋巴功能不全的水肿案例中，绷带加压是两阶段淋巴水肿治疗的必要部分。对于后者，一旦做完MLD，要立即用绷带加压包扎。这样做的主要目的是保持和优化MLD的效果，直到进入下一个治疗阶段。

关于材料类型和使用技巧必须遵循个体化的原则，不合适的材料或绷带放置不当都可能加剧水肿。绷带施加的压力取决于应用的技巧和所使用的绷带材料特性。鉴于现存有多种绷带使用技巧和绷带材料，无法实现加压水平的标准化。

回顾目前多层加压绷带的最相关特性，一些适合不同特定临床症状的技巧将阐述如下。这些技巧是作者的个人经验，可作为治疗师基础操作的参考[1-2]。

压强：是指力和力所作用的表面之间的关系。在这里，力是由外在部分向内在部分产生的对抗组织的阻力。

压力：是指某种材料产生的张力和弹性拉伸的力。

考虑绷带所施加的压力时，有必要区分静息压力和工作压力。

静息压力是指在无运动或肌肉收缩情况下作用于肌肉组织的压力。压力取决于最大限度拉伸绷带时的延展性和最大化拉伸时的弹性回弹张力；绷带材料弹性越大，静息时产生的力就越大。

工作压力是指组织下方的肌肉收缩，并产生抵抗绷带的反作用力时对组织施加的力。僵硬、没有弹性的绷带可产生最大的工作压力。

弹性加压治疗的建议和禁忌证见框9-1。

对于消肿治疗，低弹性（可拉长小于或等于70%）的绷带材料可保证最好的效果[3-6]。

（1）压力绷带用于治疗水肿，要求全天佩戴，从一个阶段持续使用到下一个阶段。

（2）较低的静息压力可保证患者在夜间佩戴时能耐受，使肢体的体积减小，效果可维持24~48小时。

（3）绷带材料的低弹性因其对抗肌肉收缩的反作用力而确保强有力的工作压力。因此，此类绷带于运动期间对消肿治疗更为有效。

（4）绷带弹性比较低，可明显简化绷带治疗的操作（表9-1）。

加压绷带的消肿作用由以下因素产生[5-7]：

表9-1　低拉伸性绷带的性质
✓ 低静息压力
✓ 高工作压力
✓ 容易使用

①减少毛细血管过滤。②增加毛细血管再吸收。③改善淋巴和静脉回流。④维持和优化MLD效果。⑤增加再吸收的表面。⑥降低纤维化组织的僵硬度。

加压绷带包括不同的层次：①管状绷带。②填充物或垫料。③低拉伸力的绷带。

管状绷带由棉或合成材料制成，可直接用于皮肤表面，保证适当的卫生洁净度和舒适度。同时，管状绷带可避免皮肤对垫料的过敏反应。

衬垫（垫料）用于分散压力，保护骨性突起和肢体中可能暴露于过高压力的部位。衬垫可以避免限制关节活动，并可在运动过程中按摩组织，从而降低纤维化组织的僵硬度（表9-2）[6-9]。

表9-2　衬垫材料使用指引
✓ 保护压力敏感区域
✓ 保护皮肤表面
✓ 增加局部压力，软化纤维化组织部位

衬垫的不同厚度可产生不同的压力，从而加大皮下组织的活动度。衬垫由多层波纹状或平滑的聚氨酯物、填充物、泡沫绷带压缩制成（图9-1）。

9.1 | 绷带的性质

框9-1 弹性加压治疗的建议和禁忌证

绷带加压治疗是肢体淋巴水肿、创伤后水肿、复杂性局部疼痛综合征伴随的水肿等的必要补充治疗。绷带加压是静脉性水肿治疗的主要组成部分[7, 9-11]。

无论什么时候，一旦存在潜在的禁忌证，治疗师必须遵循主治医生的建议和意见（表B9-1）。

表B9-1 压力绷带治疗的建议和禁忌证

建议	绝对禁忌证
✔ 原发性和继发性淋巴水肿	✔ 心源性水肿
✔ 静脉性淋巴水肿	✔ 局部感染
✔ 脂肪水肿	✔ 急性静脉病变
✔ 脂肪性淋巴水肿	✔ 硬皮病
✔ 脂肪静脉混合性淋巴水肿	✔ 主动脉疾病（外周血压低于60 mmHg）
✔ 创伤后水肿	
✔ 手术后水肿	**潜在禁忌证**
✔ 血肿	✔ 近期静脉栓塞（小于8周）
✔ 复杂性局部疼痛综合征（痛性神经营养不良、祖德克病）	✔ 主动脉疾病（外周血压高于60 mmHg）
	✔ 神经丛病
✔ 炎症性水肿伴类风湿性病变	✔ 严重主动脉高压
	✔ 待治疗的与水肿肢体相关的扇形肿胀

此外，也有针对上肢和下肢的带衬垫的袖套和袜子，手指、脚趾的绷带加压完成后放在管状绷带外。这种材料是衬垫的替代品（图9-2）。

衬垫材料的厚度必须和水肿的严重程度成比例：水肿越严重，所需衬垫材料越厚。此原则对于保证绷带加压24~48小时的效果起关键作用。

由于肢体体积在MLD和绷带加压后的前几个小时会减小，使用低弹性的绷带而不加衬垫材料则无法较长时间维持收缩效果[12]。当肢体体积缩小后，衬垫（其用量与水肿严重程度成比例）可扩大和补充该差异，为长期保持充分收缩提供保障。

低拉伸力绷带允许正常收缩。绷带宽度取决于治疗部位，并可使用多层重叠的绷带。

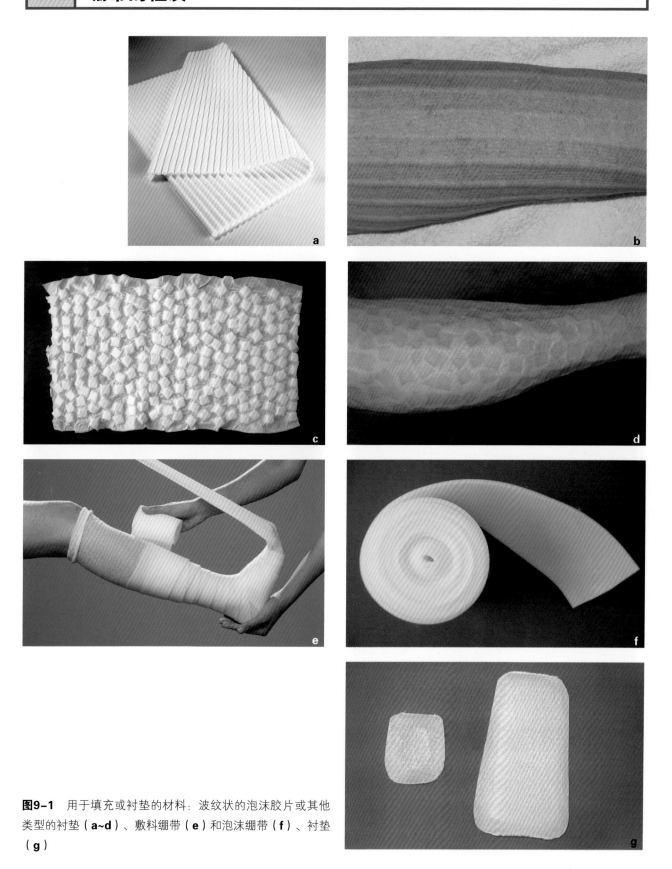

图9-1 用于填充或衬垫的材料：波纹状的泡沫胶片或其他类型的衬垫（**a~d**）、敷料绷带（**e**）和泡沫绷带（**f**）、衬垫（**g**）

拉普拉斯定律（Laplace's law）将压力定义为张力与肢体半径的关系。当产生的张力相同时，半径小的部位比半径大的部位承受更大的压力。

因此，不论是否施加一致的绷带张力，压力分布因部位不同而异，如脚踝处的压力就大于大腿的压力。根据拉普拉斯定律，手足的外侧面则比手足的背侧面承受更大的压力。

绷带加压不得导致过度限制，相反，绷带必须确保所治疗肢体的压力逐渐递减。根据拉普拉斯定律，这可通过由远至近减少绷带层数施加相同张力予以实现。当存在静脉病变时，建议在肢体末端和根部之间保持60%的压力梯度[7]。

绷带加压只有在伴随运动时才能达到完全的效果。

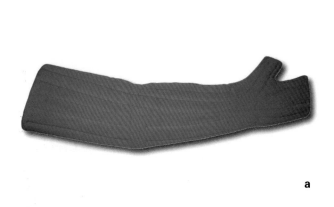
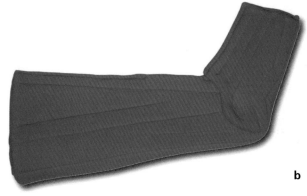

a

b

图9-2 放在管状绷带外的带衬垫的袖套（**a**）和袜子（**b**）

尽管未被广泛接受，但多层加压绷带仍是一种必要的治疗工具。向患者提供正确信息至关重要，因为这样才能较好地获得患者的配合，完全知情和理解的患者才是最佳患者。治疗老年或久坐不动的患者时，所施加的压力须低于施于年轻或活跃患者的压力。

　　治疗师须根据肢体的体积和大小或治疗部位进行调整绑扎法，因此下述各类绑扎法所需的材料数量为约数。

9.2.1　用于伴随复杂性局部疼痛综合征水肿案例的绷带包扎法

　　病变早期，患者肢体远端通常会出现水肿、疼痛和关节僵硬。此类水肿富含蛋白质：间质液的蛋白质浓度为1 g/100 mL或更高（根据国际淋巴病理学会的定义），被认为是急性淋巴水肿，可采用MLD[13]，结合使用压力绷带消除水肿。考虑疼痛及出现水肿可能提示病理状况持续存在，建议使用方便肢体活动的带衬垫柔软绷带。

图9–3　所需材料：

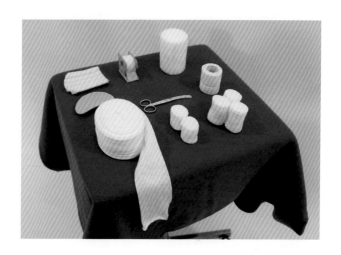

- 5 cm宽的棉质或黏性管状绷带1卷
- 2.5 cm宽和10 cm的填充性绷带各1卷
- 4 cm宽的弹性纱布绷带2卷
- 5 cm宽的弹性纱布绷带2~3卷（视手部大小而定）
- 波纹状泡沫胶片1块
- 新月形衬垫1块
- 胶布1卷
- 5 cm宽的黏弹性纱布绷带1卷
- 剪刀1把

 此类绷带也适用于手部创伤后或术后水肿。

 也可用填充性绷带替代泡沫胶垫。

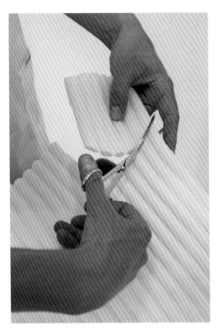

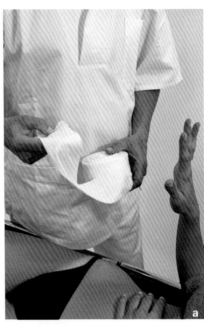

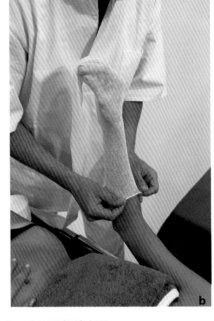

图9-4 剪裁波纹状泡沫胶片，用作衬垫，用于覆盖手背

图9-5 将管状棉质绷带穿戴在患者手臂上，上至肘部前表面

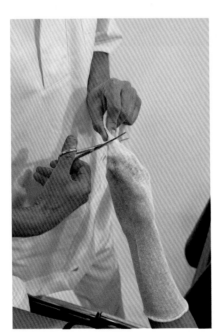

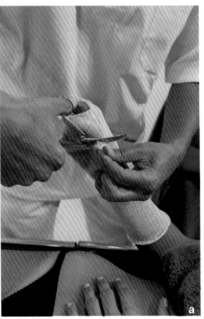

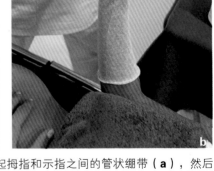

图9-6 指示患者弯曲手指，将管状绷带剪裁至适当长度

图9-7 在患者的拇指根部，治疗师捏起拇指和示指之间的管状绷带（**a**），然后用剪刀剪一个洞，以便拇指活动（**b**）

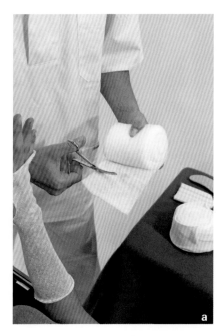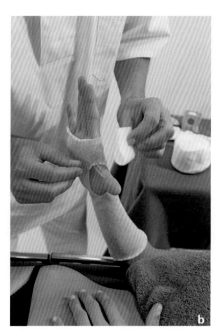

图9-8 将1卷2.5 cm宽的填充性绷带（**a**）横向折叠（**b**），放于第1指间隙，以避免压迫损伤

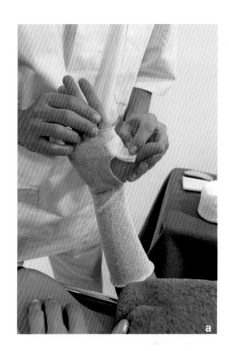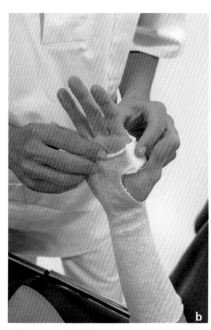

图9-9 治疗师将一半保护性材料放置在管状绷带下方（**a**），将另一半材料沿拇指放置（**b**）

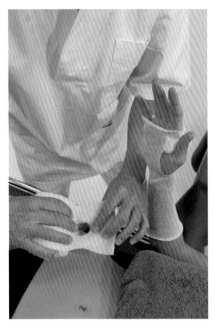

图9-10 治疗师用手指在填充性绷带的末端开一个口

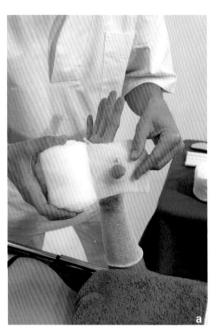

图9-11 患者拇指从开口处伸出以固定填充性绷带

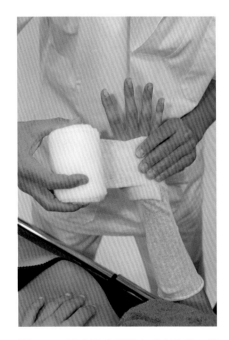

图9-12 现在治疗师站在患者身前，患者手臂旋前，使3层绷带穿过拇指与示指的间隙以覆盖手背

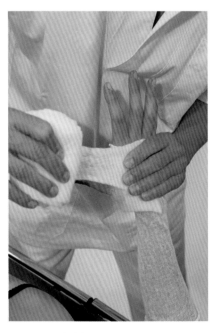

图9-13 填充性绷带的宽度可根据拇指与示指之间的空隙调整

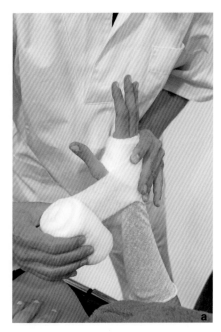
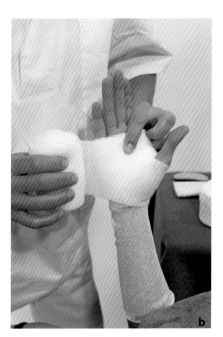

图9-14 第4层绷带从拇指下方穿过

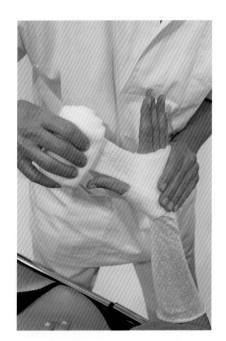
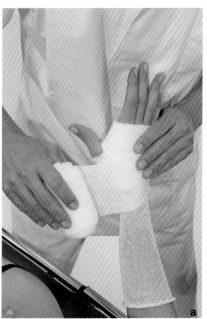

图9-15 第5层绷带再次穿过拇指与示指之间的间隙

图9-16 接着，填充性绷带围绕手部逐层展开，从拇指根部（**a**）朝着手腕方向包扎，每层绷带保持50％的重叠度（**b**）

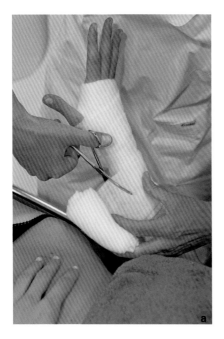
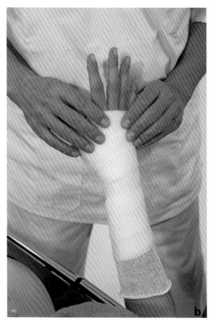

图9-17 水肿部位包扎一层绷带后剪断绷带

图9-18 在填充性绷带的上边缘折叠管状绷带露出的部分

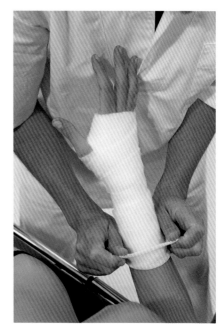

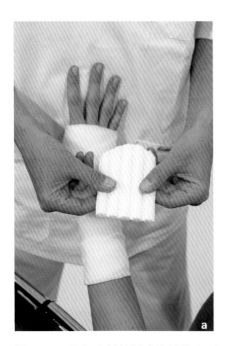
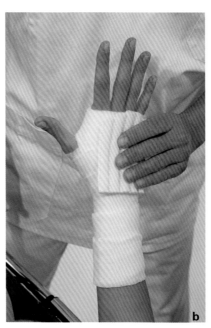

图9-19 聚氨酯板材制成的衬垫（a）置于手的背侧，从手指根部延伸至手腕（b）

图9-20 新月形衬垫放置于手的凹陷处，凹面朝向拇指

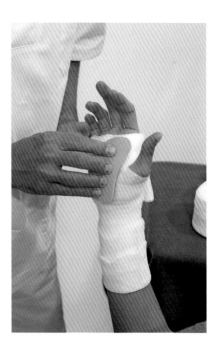

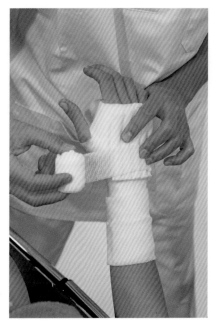

图9-21 将4 cm宽的弹性纱布绷带的一端放置在手背尺侧缘，然后展开，穿过拇指下方。缠绕弹性纱布绷带时不得施加张力

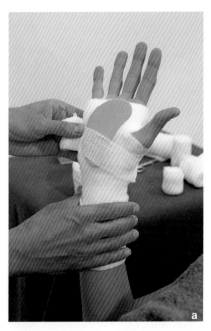
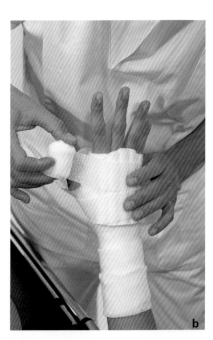
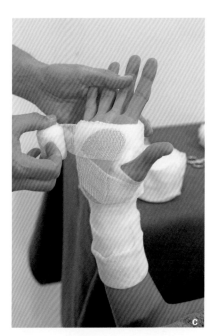

图9-22 在拇指下方缠绕一层"固定层"弹性纱布绷带（**a**），然后在拇指和示指之间缠绕一层绷带（**b，c**）

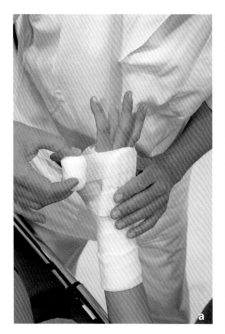
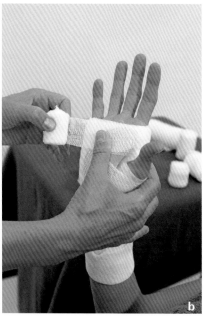
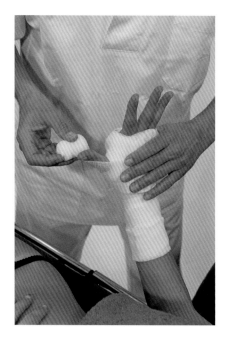

图9-23 再次在拇指和示指之间用弹性纱布绷带缠绕

图9-24 缠绕2圈后将弹性纱布绷带绕至手部尺侧缘，然后朝着伸展的拇指展开，一直缠绕至手指远端

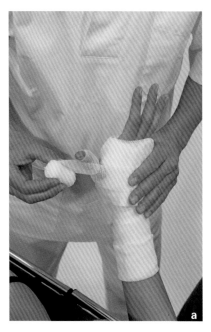
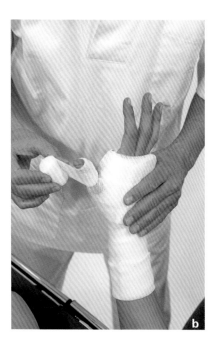
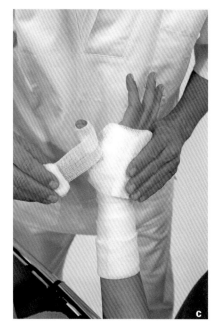

图9-25 在拇指上至少缠绕3层弹性纱布绷带，从指甲根部（**a**）缠绕至手指根部（**b，c**）

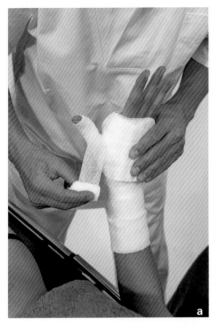

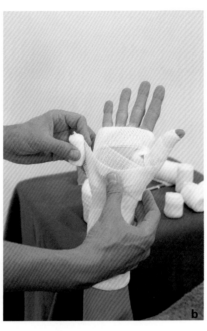

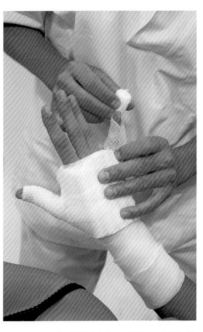

图9-26 弹性纱布绷带从拇指背侧穿出（**a**），缠绕在手部的径向边缘，朝小指方向穿过手掌（**b**）

图9-27 将弹性纱布绷带从尺侧缘缠绕至小指末端

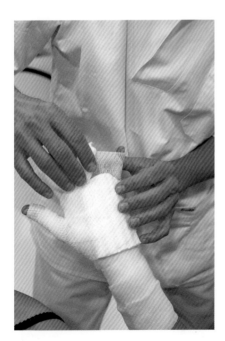

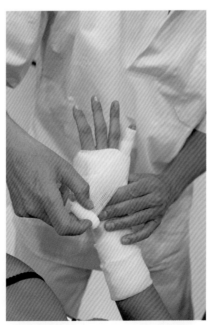

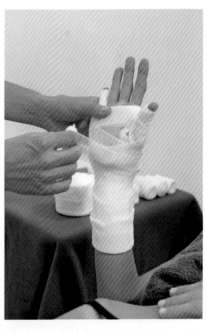

图9-28 从小指指甲根部开始，至少缠绕3层弹性纱布绷带，应向下缠绕至手指根部

图9-29 小指被弹性纱布绷带覆盖至其根部后，将弹性纱布绷带从手背向拇指根部缠绕

图9-30 弹性纱布绷带从拇指下方穿过手掌至尺侧缘

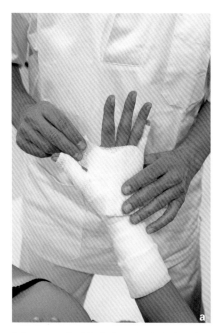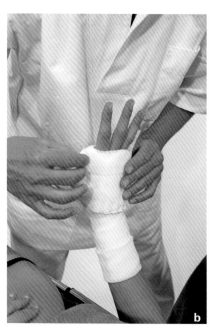

图9-31 穿过拇指与示指的空隙后便完成了第一次弹性纱布绷带缠扎，其末端放置于手背

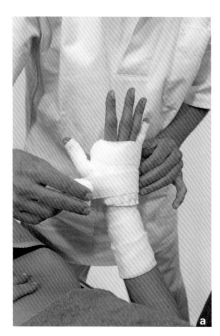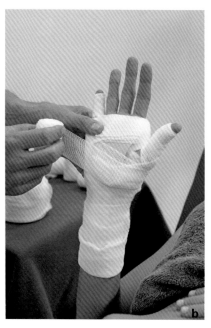

图9-32 接着，开始使用第二卷4 cm宽的弹性纱布绷带，从手背尺侧缘起（**a**）缠绕至拇指根部（**b**），与第一次弹性纱布绷带缠扎法相同

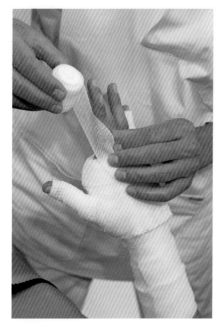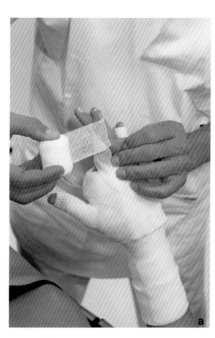

图9-33 整个缠扎过程完成后，绷带到达尺侧缘。接着，斜着横跨手背向伸展的示指缠绕

图9-34 纱布沿示指向上缠绕至远端（**a**），然后从指甲根部起至少缠绕3层弹性纱布绷带（**b**）

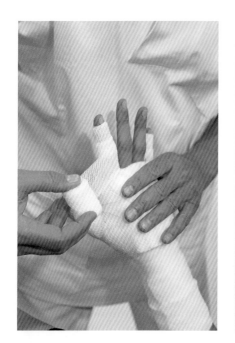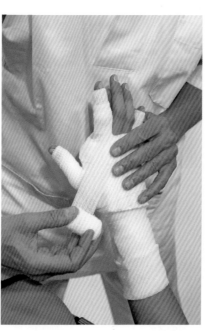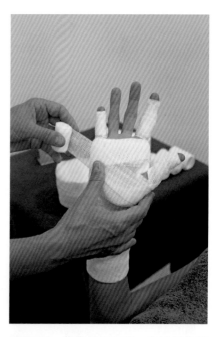

图9-35 弹性纱布绷带缠绕示指至其根部

图9-36 弹性纱布绷带从背侧离开示指，向拇指根部缠绕

图9-37 缠绕拇指根部，穿过手掌到达手部尺侧缘

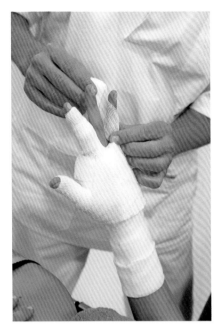

图9-38 缠绕至环指背部，再将弹性纱布绷带向上缠绕至手指远端

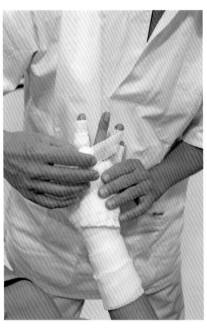

图9-39 从环指指甲根部起，缠绕3层弹性纱布至指根

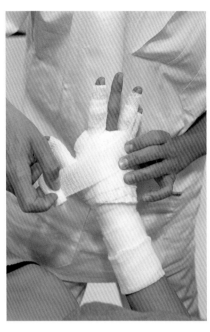

图9-40 弹性纱布绷带从背侧离开环指，向拇指根部缠绕

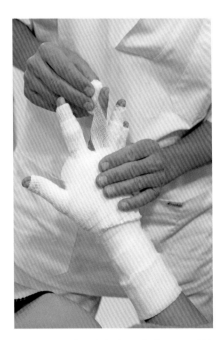

图9-41 缠绕完拇指的根部后，弹性纱布绷带斜跨过手掌，到达手部尺侧缘，并从背侧到达中指

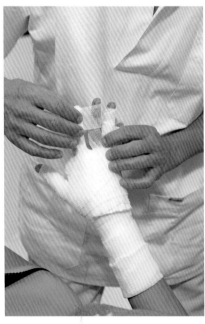

图9-42 弹性纱布绷带沿中指缠绕至其远端

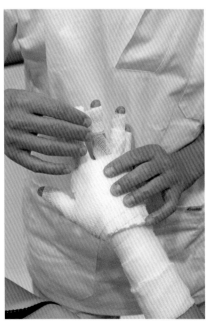

图9-43 从中指指甲的根部起，重叠缠绕3层弹性纱布绷带至指根

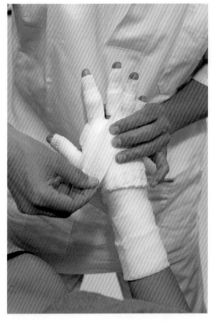

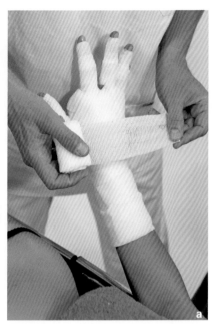

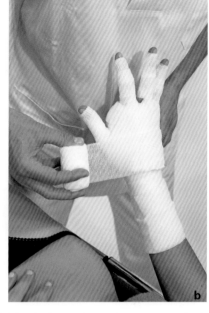

图9-44 接着，弹性纱布绷带从背侧离开中指，覆盖拇指与示指的间隙，将剩余纱布展开，以覆盖手背的大部分部位

图9-45 5 cm宽的弹性纱布绷带由手部尺侧缘开始缠绕（**a**），沿拇指下方展开（**b**）

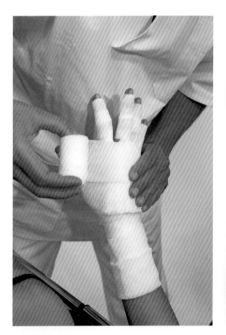

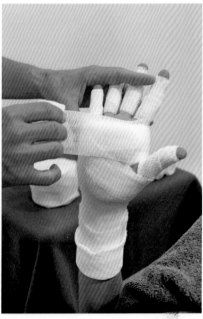

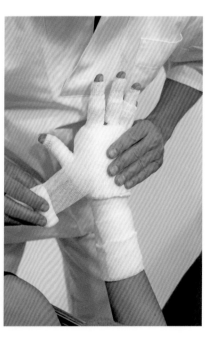

图9-46 缠绕"固定层"后，从手部尺侧缘开始，将绷带斜着穿过手背，向拇指与示指的间隙缠绕

图9-47 在手指根部附近将手部重叠缠绕3层

图9-48 完成第3层缠绕后从手背尺侧缘起将弹性纱布绷带包绕至拇指下方

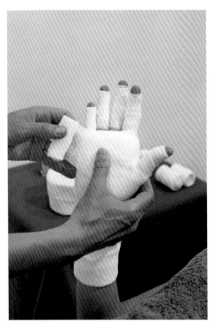

图9-49 绷带斜向穿过手掌，然后绕至尺侧缘

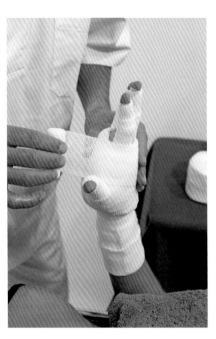

图9-50 最后一层绷带覆盖其余四指根部背面。绷带继续穿过拇指和示指的间隙，覆盖手指根部掌面

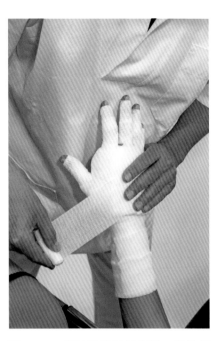

图9-51 绕过手部尺侧缘后，绷带斜向绕过手背，向拇指根部缠绕

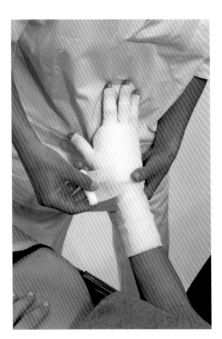

图9-52 其余绷带用于缠绕手腕

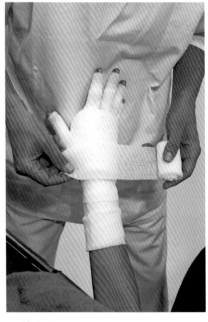

图9-53 第2卷5 cm宽的弹性纱布绷带从手背面桡侧缘开始缠绕，以达到平均分布压力的目的

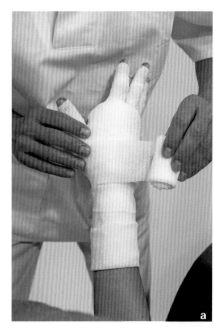
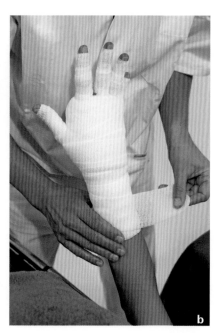

图9-54 将全层绷带覆盖于拇指根部（**a**），并以重叠面积递减的方式缠绕手腕、前臂至位于前臂中段附近的填充性绷带上缘。弹性纱布绷带按初始80％的重叠率包扎，逐渐递减至50％（**b**）。同一张力水平的层距逐渐增加，以保证绑带压力逐渐递减

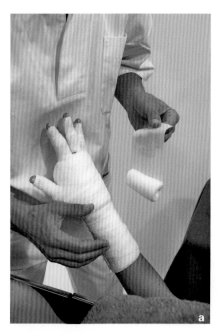
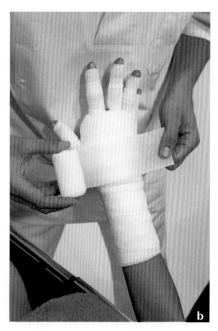

图9-55 将5 cm宽的黏弹性纱布绷带的末端放置于手背尺侧缘。接着，在拇指下方缠绕一层绷带

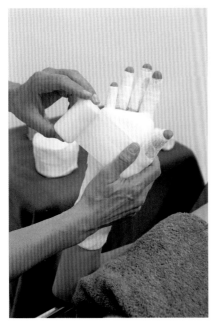

图9-56 绷带斜向穿过手掌，朝小指根部缠绕至手部尺侧缘

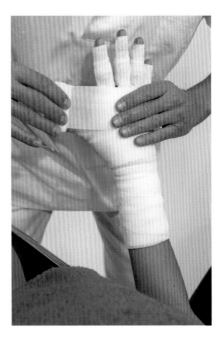

图9-57 绷带在手指根部缠绕手背，穿过拇指与示指间隙

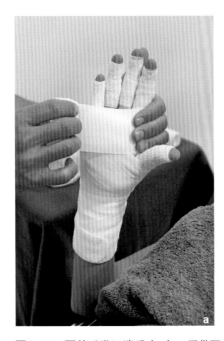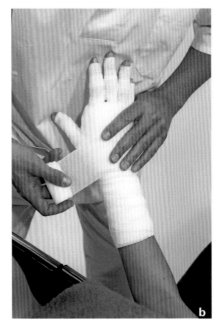

图9-58 覆盖手掌远端后（**a**），绷带再次绕过手背，向拇指根部缠绕（**b**）

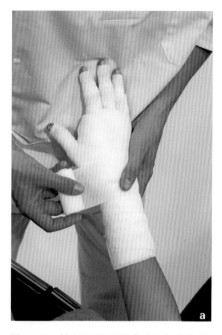
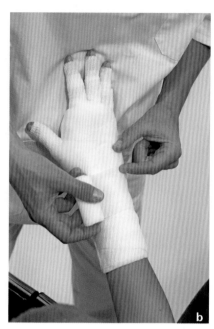

图9-59 按80％的重叠率（**b**）缠绕手腕（**a**）

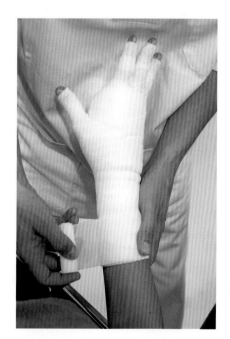

图9-60 通过逐渐减少重叠程度，即通过逐渐增加连续两层的间距，绷带缠绕手腕和前臂至之前缠绕绷带的上缘

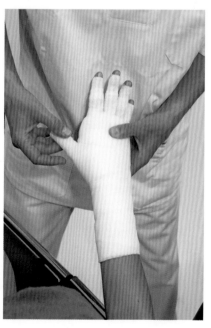

图9-61 用手从远端向近端触诊抚顺绷带，以确保绷带的压力逐渐递减，且不会出现任何收缩

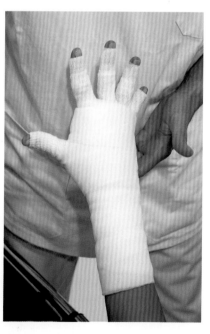

图9-62 伴随复杂性局部疼痛综合征的上肢水肿绷带包扎法到此便完成了

9.2 上肢绷带包扎法

9.2.2 手和前臂创伤后或术后水肿的绷带包扎法

任何创伤或手术都可引起高蛋白水肿，即急性淋巴水肿。在采用MLD治疗急性淋巴水肿时，必须配合使用绷带加压包扎作为辅助。

图9-63 所需材料：

- 5 cm宽（或10 cm宽）棉质或黏性管状绷带1卷
- 10 cm宽填充性绷带1卷
- 4 cm宽弹性纱布绷带3卷
- 5 cm宽（或8~10 cm宽）低弹性绷带2卷
- 波纹状泡沫胶片1块
- 新月形衬垫1块
- 黏性胶带1卷
- 剪刀1把

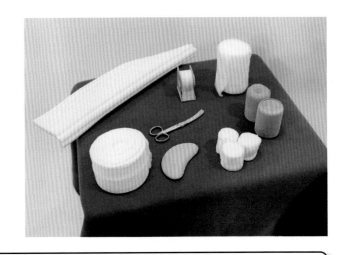

 这类绷带包扎同样适用于复杂性局部疼痛综合征引起的前臂水肿。

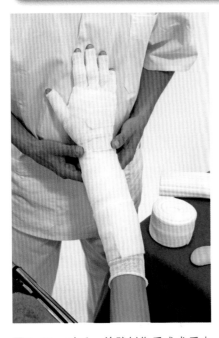

图9-64 对手、前臂创伤后或水肿绷带包扎的初始阶段，在使用黏弹性纱布绷带之前的步骤与复杂性局部疼痛综合征相同（图9-4至图9-54）。此时，绷带必须向上缠绕至肘前区

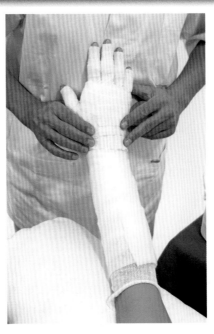

图9-65 患者腕部轻微伸展，继续绷带包扎

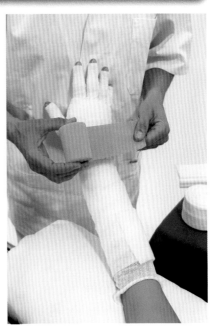

图9-66 将5 cm宽低弹性绷带的末端置于手背尺侧缘

 应用低弹性绷带时，不能将其拉伸至最大长度，且要确保其完全贴合皮肤。

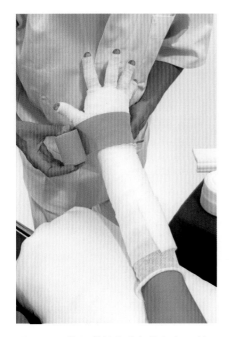

图9-67 将绷带缠绕在拇指根部，并固定到位

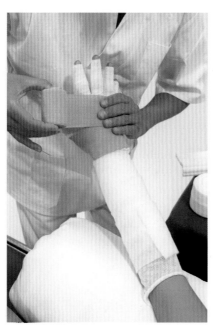

图9-68 绷带绕过手背，再绕过拇指与示指之间

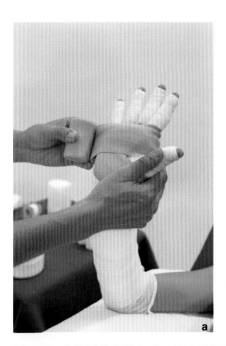

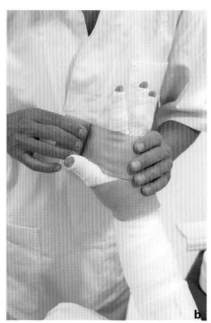

图9-69 包覆手掌末端（**a**），并在手指根部缠绕2圈完全重叠的辅助层（**b**）

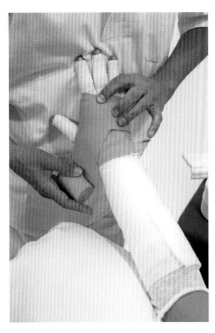

图9-70 在手背缠好第4层后，绷带上缘贴合患者示指根部，将绷带拉至拇指根部

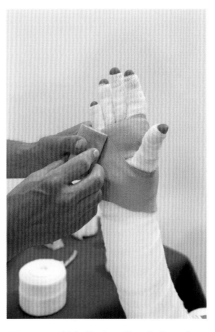

图9-71 斜向绕过手掌，包绕手的尺侧缘

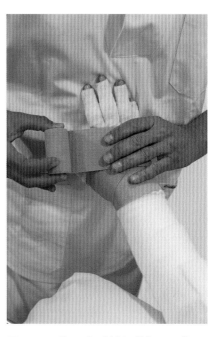

图9-72 第5层低弹性绷带包覆手背

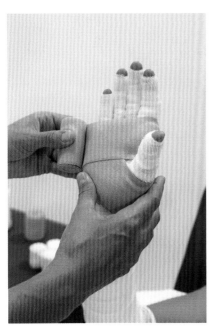

图9-73 继续将绷带绕过手掌，包绕手的尺侧缘

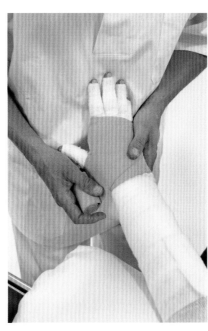

图9-74 朝向拇指根部斜向绕过手背

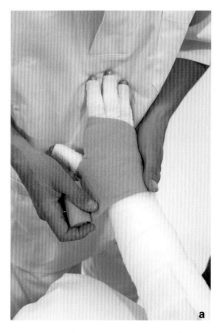
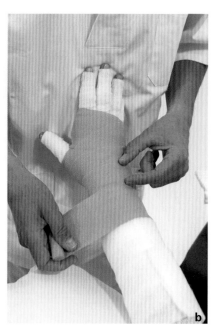

图9-75 逐渐朝向腕部（**a**）和前臂（**b**）缠绕，一些包扎层50％重叠，完成低弹性绷带的使用

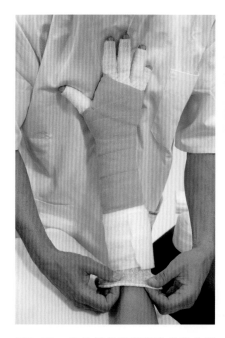
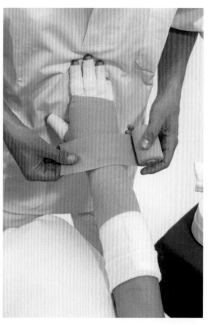
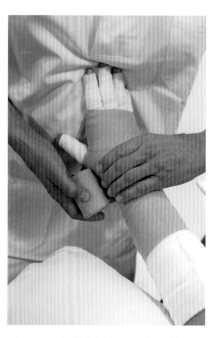

图9-76 黏性管状绷带露出的部分折叠在填充性绷带上

图9-77 第2卷5 cm宽低弹性绷带的末端置于手背桡侧缘

图9-78 绷带绕过拇指下方，然后固定到位

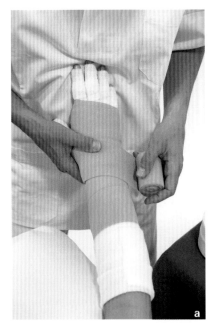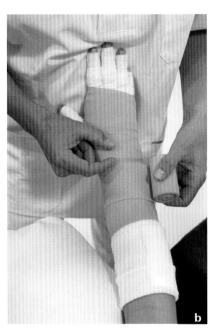

图9-79 不完全重叠地缠绕覆盖掌骨（**a**）和手腕。前两层之间的距离必须约为 1 cm（**b**）

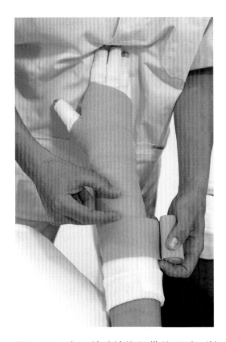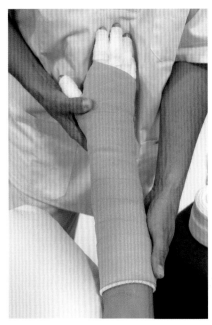

图9-80 在沿前臂缠绕绷带的同时，渐次分离各层，确保逐渐降低绷带压力。绷带末端用胶布粘住

图9-81 由远及近触摸绷带，确认绷带压力逐渐降低，并且不存在任何收缩。至此完成绷带包扎

9.2 上肢绷带包扎法

9.2.3 上肢淋巴水肿绷带包扎法

对于上肢淋巴水肿（急性或慢性、原发性或继发性），需要采取MLD和加压绷带包扎两种基本治疗措施。在对患者进行皮肤护理之后（如有必要），医生将对其采用强化MLD治疗，每周3~7次，并结合绷带包扎。绷带包扎在MLD之后进行，并一直维持到下次治疗。

图9-82 所需材料：

- 5 cm宽或10 cm宽棉质或黏性管状绷带1卷
- 10 cm宽填充性绷带3卷
- 4 cm宽弹性纱布绷带3卷
- 5 cm宽低弹性绷带2卷
- 10 cm宽低弹性绷带2卷
- 波纹状泡沫胶片1块
- 新月形衬垫1块
- 胶布1卷
- 剪刀1把

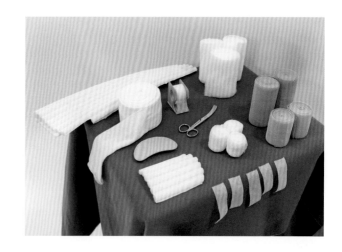

包覆前臂和上臂的填充性绷带可用泡沫橡胶绷带代替，宽度0.3~0.5 cm或1 cm不等，具体取决于水肿的严重程度。

在纤维组织部位的填充性绷带或黏性管状绷带上，可以加用衬垫来施加更多压力。放置衬垫时应确保凹槽与淋巴引流的方向一致。

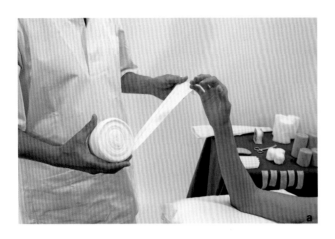
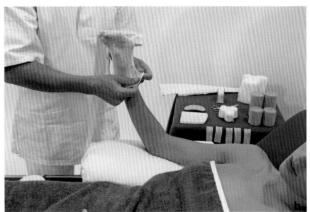

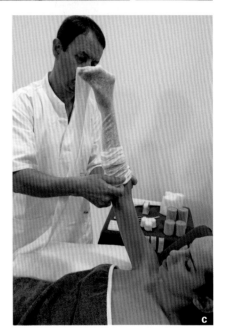

图9-83 黏性管状绷带应从手掌一直向上应用至上肢根部

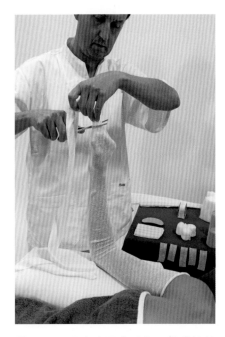

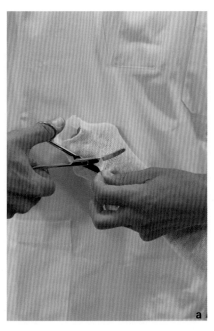

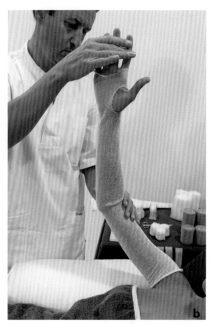

图9-84 让患者屈曲手指，剪黏性管状绷带至合适长度

图9-85 治疗师在患者拇指根部捏住拇指与示指之间的绷带（**a**），剪一个可以让患者拇指穿过的洞（**b**）

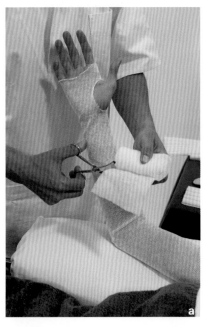

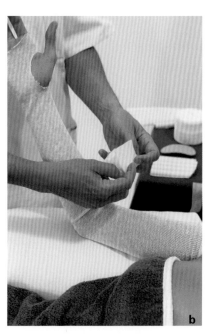

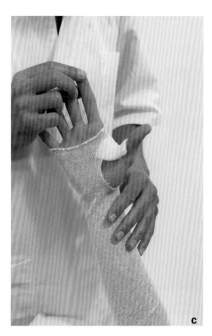

图9-86 剪1块4 cm长的填充性绷带（**a**），横向折叠后置于第1指间隙（**b**），用于保护和避免压伤。将1/2填充性绷带塞于黏性管状绷带下，将余下的1/2沿拇指放置（**c**）

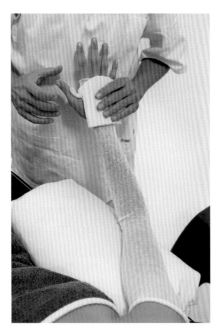

图9-87 波纹状泡沫胶片放在手背上，位于手指根部与腕部之间

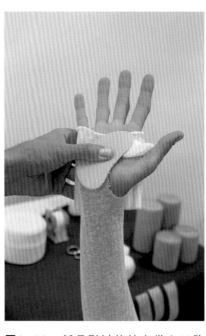

图9-88 新月形衬垫放在掌心凹陷处，凹侧朝向拇指

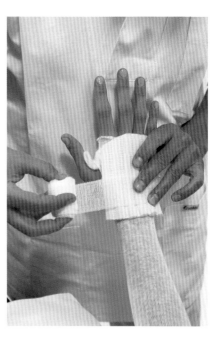

图9-89 将4 cm宽的弹性纱布绷带置于手背尺侧缘，然后展开，绕过拇指下方

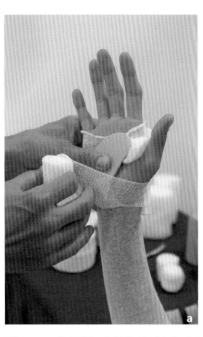

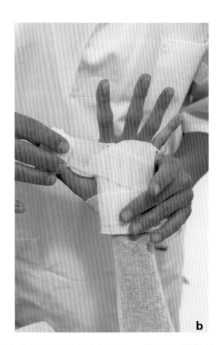

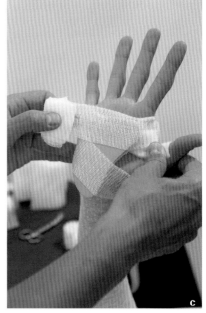

图9-90 在拇指下方缠绕第1圈（**a**）以贴合衬垫，然后在拇指与示指之间缠绕另一圈，同时包覆泡沫胶片（**b**）和新月形衬垫（**c**）

 使用弹性纱布绷带时，不得施加压力。

 泡沫胶片可用填充性绷带代替。

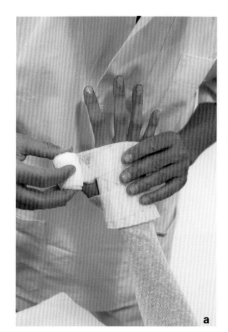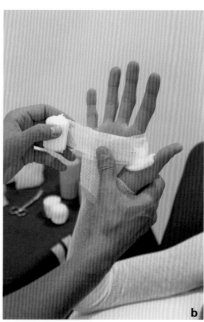

图9-91 为了更好地固定，再次将纱布绕过拇指与示指之间

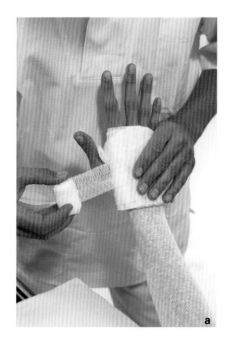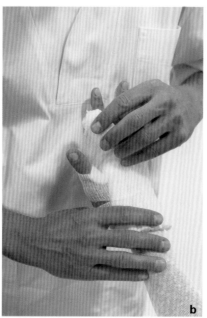

图9-92 缠绕好第2层后，从手背尺侧缘开始，将绷带朝伸展的拇指（**a**）展开，并拉至远端（**b**）

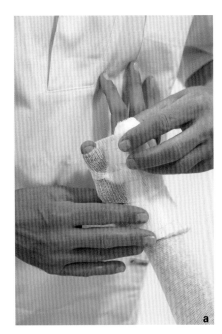
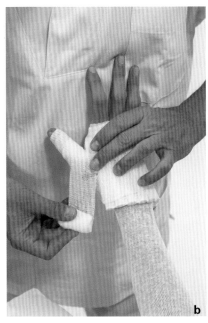

图9-93 由拇指背面开始，从指甲根部（**a**）到手指根部（**b**），围绕拇指缠绕3层重叠的弹性纱布绷带

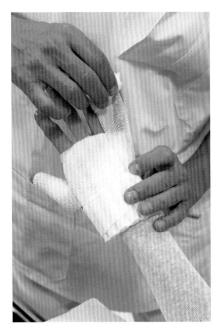
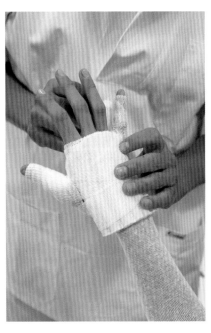
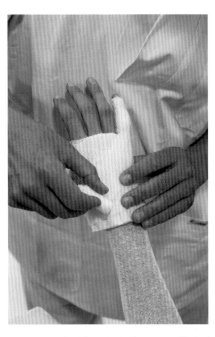

图9-94 用绷带缠绕手的桡侧缘，然后朝向小指绕过手掌。在小指背侧将绷带拉至远端

图9-95 从小指指甲根部至小指根部，至少缠绕3层重叠的弹性纱布绷带

图9-96 缠绕好小指根部后，绷带绕过手背向拇指根部缠绕

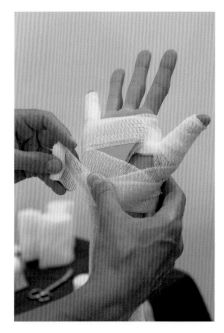

图9-97 绷带绕过拇指下方，向尺侧缘斜向绕过手掌

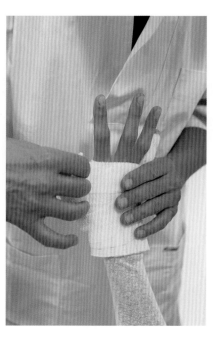

图9-98 第1卷弹性纱布绷带的末端绕过拇指与示指之间，止于手背

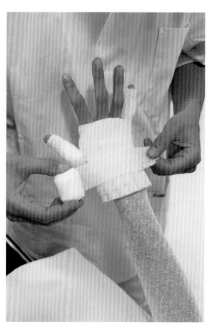

图9-99 第2卷4 cm宽的弹性纱布绷带从手背尺侧缘开始，向拇指根部缠绕，与第1卷操作一样

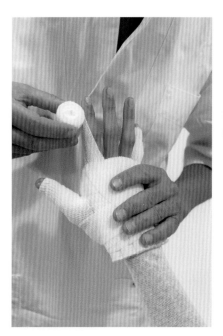

图9-100 完成一圈包扎并固定后，绷带从尺侧缘开始，朝向伸展的示指斜向绕过手背

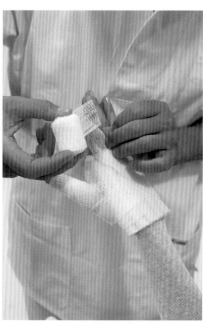

图9-101 将绷带拉至示指末端

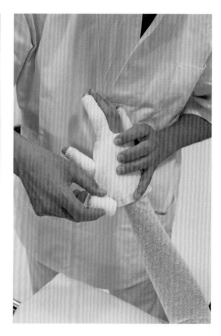

图9-102 从指甲根部至手指根部缠绕3层部分重叠的弹性纱布绷带，然后绷带由示指背面朝向拇指根部缠绕

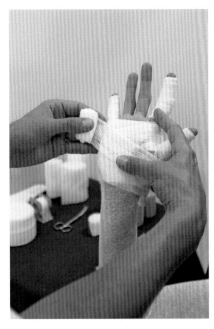

图9-103 绷带到达拇指根部，然后绕过手掌到达手的尺侧缘

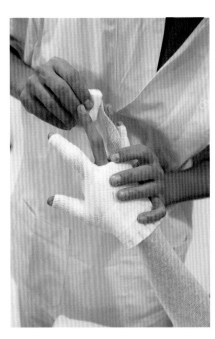

图9-104 到达环指背面，然后拉至末端

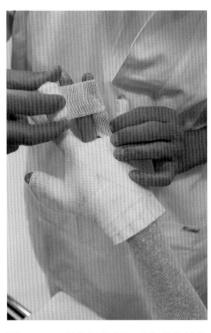

图9-105 从指甲根部至手指根部缠绕3层部分重叠的弹性纱布绷带

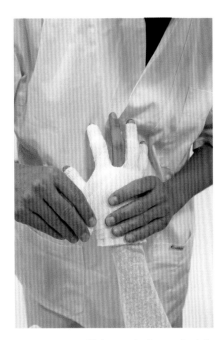

图9-106 绷带离开环指背面，朝向拇指根部缠绕

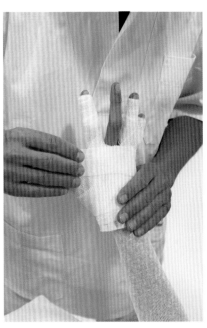

图9-107 绷带由拇指根部斜向穿过手掌，缠绕至手的尺侧缘，第2卷弹性纱布绷带结束于背面。

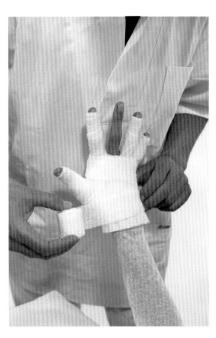

图9-108 第3卷4 cm宽的弹性纱布绷带从尺侧缘开始，围着手缠绕一圈，以固定

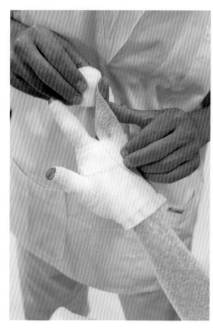

图9-109 完成贴附层后，绷带从尺侧缘开始，朝向伸展的中指斜向绕过手背

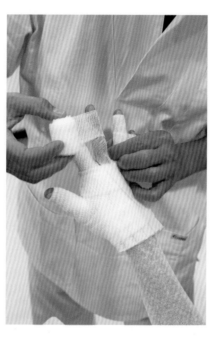

图9-110 从中指指甲根部至手指根部至少缠绕3层部分重叠的弹性纱布绷带

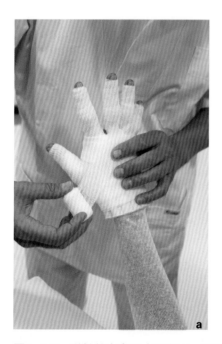
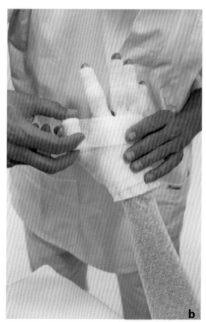
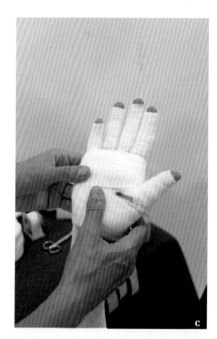

图9-111 弹性纱布离开中指背面，朝向拇指根部缠绕（**a**）。缠绕手的桡侧缘并绕过手掌后，将剩余的绷带均匀覆盖手背；各层穿过拇指与示指之间（**b，c**）缠绕

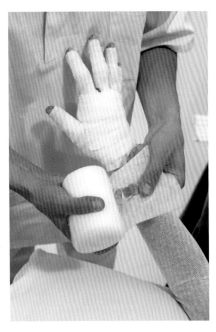

图9-112 在填充性绷带的起始端,用手指挖一个洞

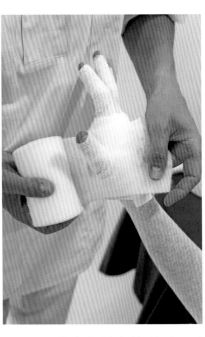

图9-113 将患者的拇指放入洞中,以便固定绷带

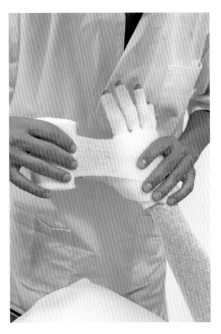

图9-114 治疗师位于患者前方,患者手臂旋前,在患者的拇指与示指之间缠绕3层重叠的绷带,包覆其手背

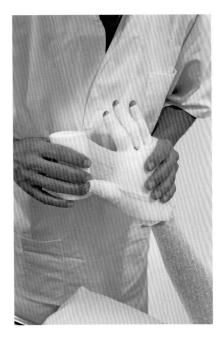

图9-115 根据拇指与示指之间的空间来调整填充性绷带的宽度

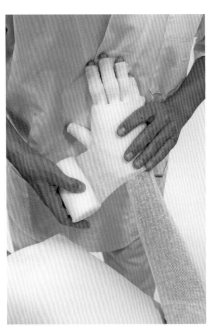

图9-116 第4层绷带绕过拇指下方

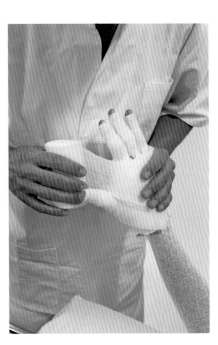

图9-117 第5层绷带再次绕过拇指与示指之间

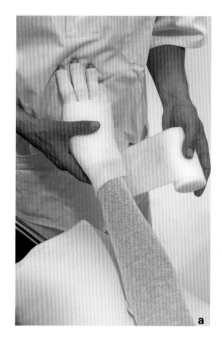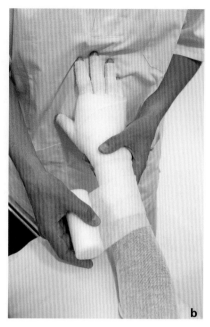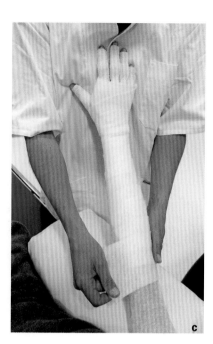

图9-118 余下的填充性绷带从拇指根部朝向腕部（**a**）和前臂（**b，c**）缠绕，各层重叠50%

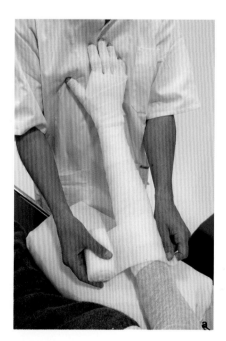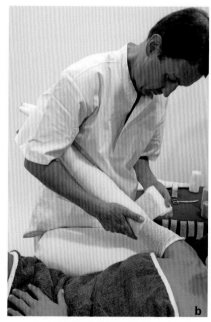

图9-119 使用第2卷填充性绷带缠绕前臂近端（**a**）和上臂（**b**）

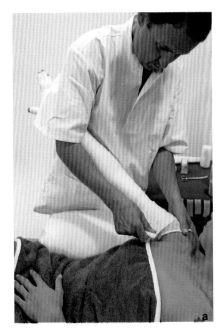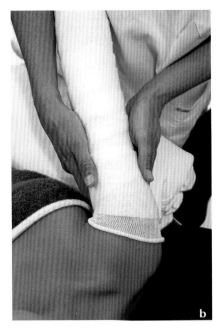

图9-120 尽量将填充性绷带拉至近端,然后剪去多余的绷带

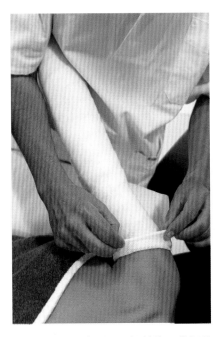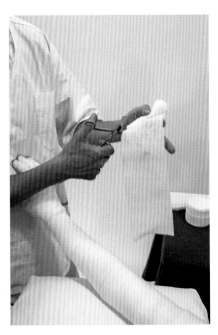

图9-121 露出来的黏性管状绷带折叠在填充性绷带上

图9-122 将剩余填充性绷带剪去约30 cm

9.2 | 上肢绷带包扎法

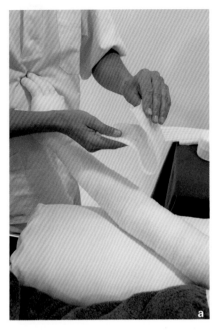
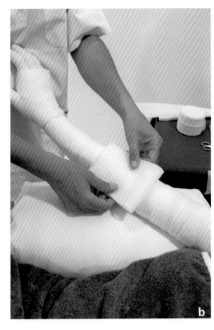

使用低弹性绷带时，不能将其拉至最大长度，要确保其完全贴附皮肤。

图9-123 将剪下来的绷带纵向折叠（**a**），然后放在肘前区（**b**）

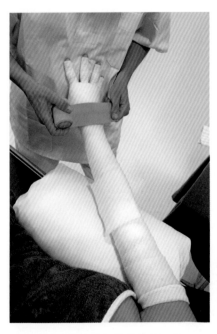

图9-124 患者腕部轻微伸展，将5 cm 宽低弹性绷带的起始端置于手背尺侧缘

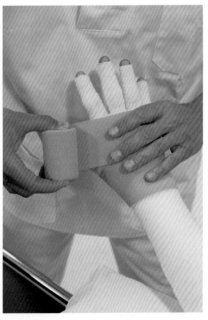

图9-125 在拇指根部缠绕一层绷带，以便固定。然后将绷带从拇指与示指之间绕过手掌

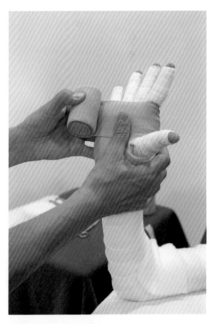

图9-126 在手掌远端绕过手指根部，沿尺侧缘方向重叠缠绕2层绷带。小心调整绷带以贴合手掌

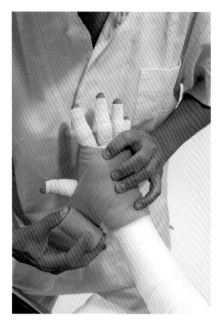

图9-127 在对手背缠绕第4层的同时，将绷带上缘固定在示指根部。然后把绷带拉至拇指根部

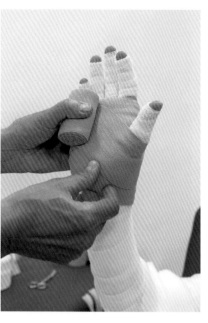

图9-128 绷带斜向绕过手掌，包绕在手的尺侧缘

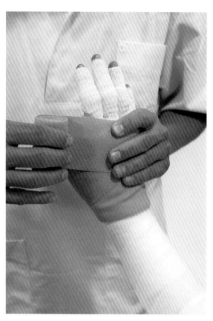

图9-129 手背缠绕第5层低弹性绷带

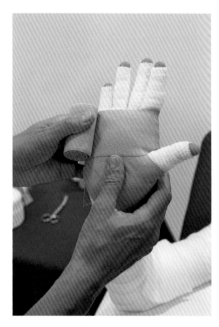

图9-130 继续将绷带绕过手掌，包绕在手的尺侧缘

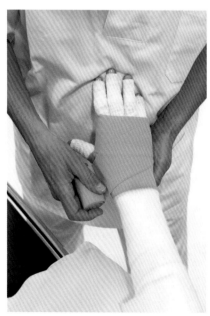

图9-131 绷带朝拇指根部斜向穿过手背

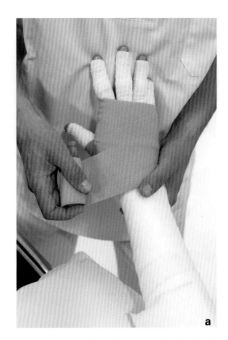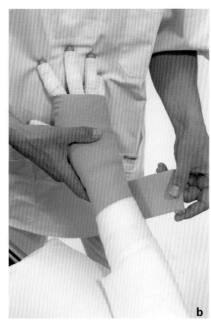

图9-132 渐次朝向腕部（**a**）和前臂（**b**）缠绕（50%重叠）

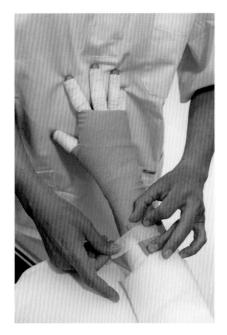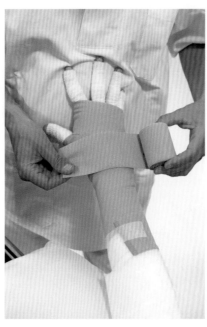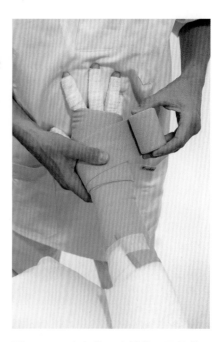

图9-133 结束第1卷低弹性绷带的使用，其末端用胶布固定

图9-134 第2卷5 cm宽低弹性绷带的起始端置于手背桡侧缘

图9-135 在拇指下方缠绕一圈绷带，以便固定；然后让绷带朝小指根部斜向绕过手背

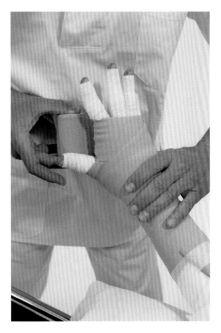

图9-136 缠绕手的尺侧缘，包绕手指根部附近的手掌

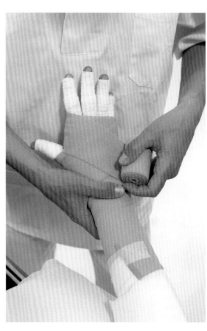

图9-137 绷带绕过拇指与示指之间，并朝向腕部再次斜向绕过手背

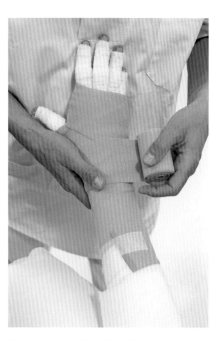

图9-138 在此，绷带应尽可能包好并保持平整

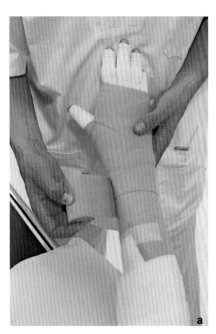

图9-139 在沿前臂缠绕（a）时，渐次缠绕各层（b），确保逐渐降低绷带压力

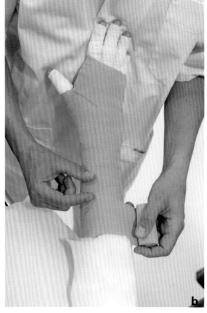

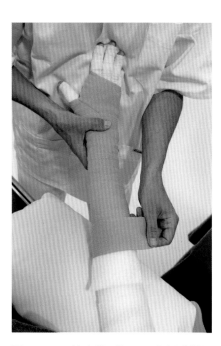

图9-140 结束第2卷5 cm宽低弹性绷带的包扎后，其末端用胶布固定

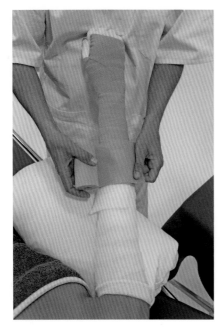

图9-141 10 cm宽低弹性绷带的起始端置于前臂尺侧缘，肘部正下方

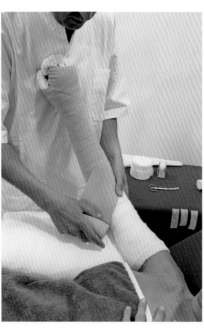

图9-142 完成贴附层后，用绷带斜向包扎手臂，以覆盖肘关节

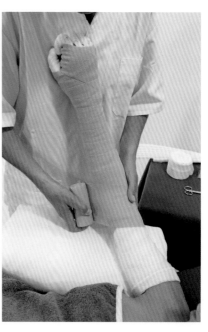

图9-143 进行"8"字形包扎，绕过手臂远端，然后朝向肘关节返回

用绷带缠绕上臂和前臂时，患者需握拳以增加肌肉体积，这样当肌肉放松后绷带下方可留出一定空间。这种体积差是治疗的安全余量。

"8"字形包扎能限制绷带向上肢远端滑动，让绷带保持在肘关节上方。

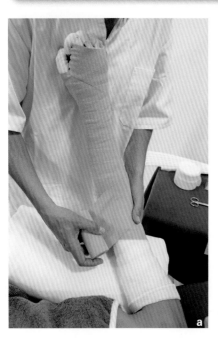

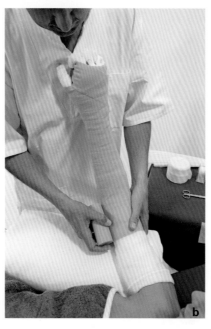

图9-144 螺旋式缠绕绷带，渐次增加各层之间的距离

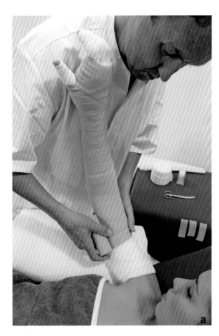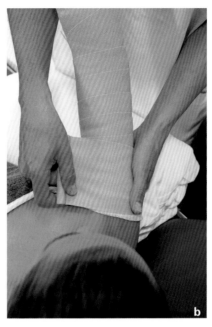

图9-145 绷带完全包绕手臂，并与填充性绷带在同一部位结束包扎

 若能仔细控制各层之间的距离，就可以在上肢根部结束绷带包扎，无须剪去多余材料。

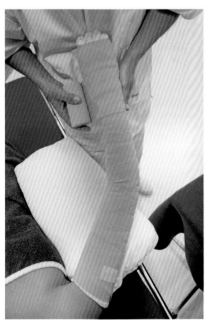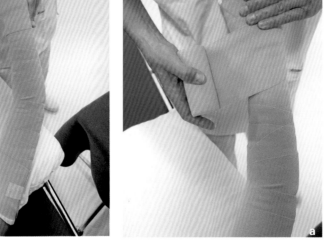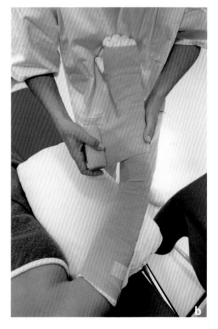

图9-146 第2卷10 cm宽低弹性绷带的起始端置于腕部尺侧

图9-147 从腕部开始，由远及近缠绕绷带。必须尽可能确保绷带平整

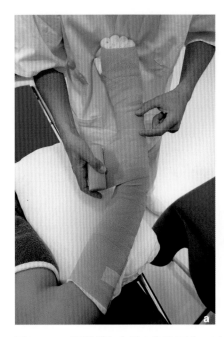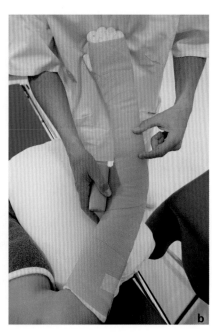

图9-148 逐渐增加各层之间的距离,以确保逐渐降低绷带压力

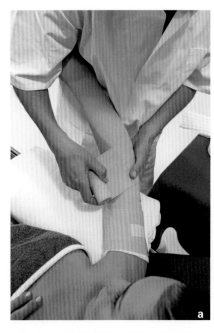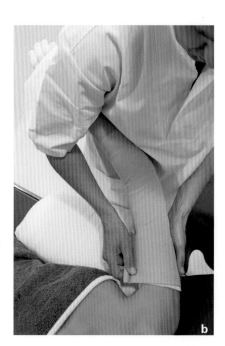

图9-149 继续缠绕,直到上肢根部

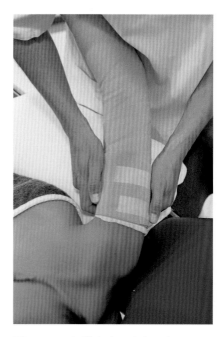

图9-150 绷带末端用胶布固定

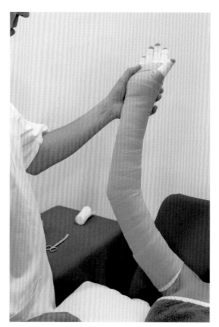

图9-151 从手开始由远至近触摸绷带，以确认压力逐渐降低，并且不存在收缩

乳腺癌的早期检测使得在绝大多数病例可进行更保守的手术，腋淋巴结切除术仅限于前哨淋巴结。通常，淋巴结切除后会进行放疗。临床上，治疗师经常遇到放疗之后乳房淋巴水肿的患者。这种情况，胸部绷带包扎与MLD治疗相结合是很有效的。

9.3.1 乳房淋巴水肿的绷带包扎

这种绷带包扎有两个目的：压迫水肿的乳房和消除乳房下皱褶，以便淋巴引流到同侧腹股沟上内侧和上外侧浅淋巴结。

图9–152 所需材料：

- 25 cm宽的棉质或黏性管状绷带1卷
- 13 cm宽的低弹性绷带2~3卷
- 10 cm宽的低弹性绷带1卷
- 波纹状泡沫胶片1块
- 胶布1卷
- 剪刀1把

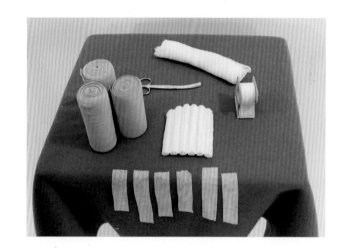

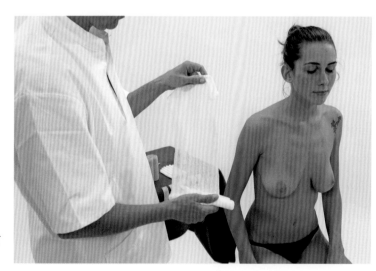

图9–153 取一段大约50 cm长的管状绷带，可根据患者胸部进行调整

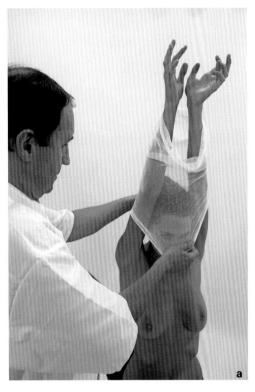

图9-154 将管状绷带套在患者胸部

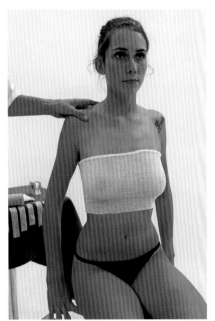

图9-155 将绷带对折

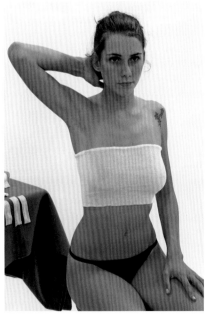

图9-156 患侧上肢抬起，手放在患侧颈后，暴露胸部

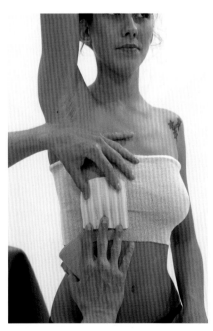

图9-157 波纹状泡沫胶片放在患侧乳房的底部

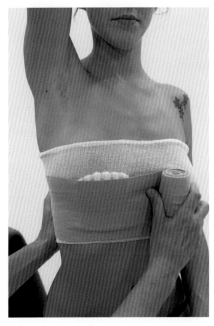

图9-158 将13 cm宽的低弹性绷带起始端放在患侧胸廓。绷带下部覆盖约2.5 cm的胸廓，其余部分覆盖乳房

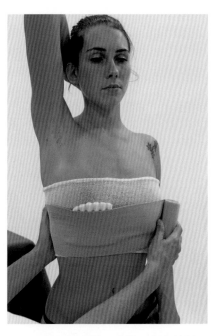

图9-159 将绷带从患侧乳房向健侧乳房展开，固定衬垫

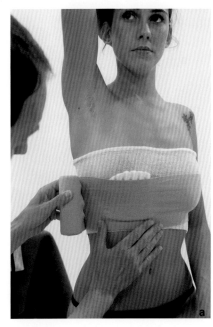

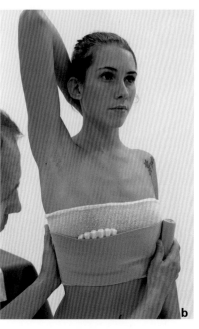

图9-160 绷带在同一位置缠绕2~3层，绷带应与患者身体贴合良好，缠绕至没有绷带剩余

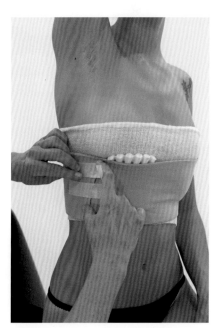

图9-161 绷带的末端用胶布固定

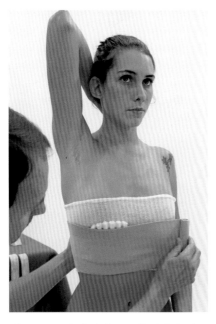

图9-162 如患者有明显的乳房水肿，则重复以上过程，第2卷13 cm宽的低弹性绷带与第1卷紧密重叠

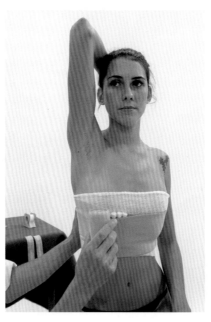

图9-163 将10 cm宽的低弹性绷带起始端放在患侧胸部，绷带的下部覆盖乳房的底部

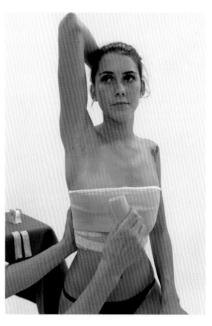

图9-164 围绕胸部缠一层绷带，以将绷带固定到位

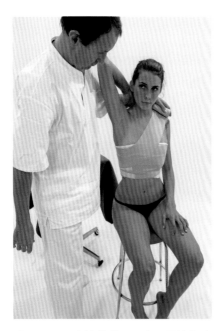

图9-165 在缠绕第2层时，覆盖水肿乳房，绷带与其周围贴合完好。然后将绷带绕到对侧肩膀，并施加足够的压力以消除乳房下皱褶

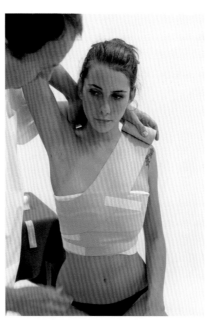

图9-166 用胶布横向固定绷带，以便绷带尽可能紧密地贴在肩膀上。这种类型的肩带最舒服，并能防止其滑向颈部

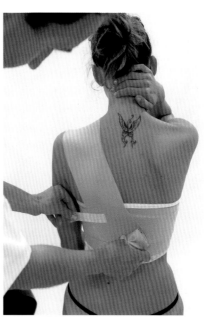

图9-167 绷带须用胶布横向固定在患者背部

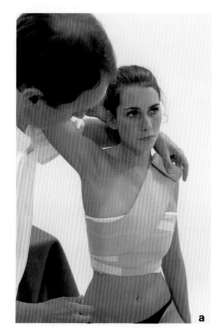
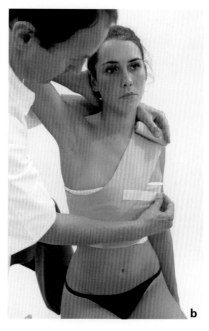
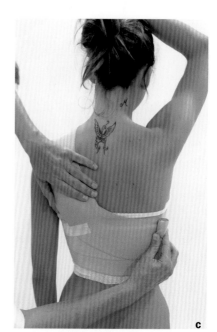

图9-168 在手术对侧肩膀缠绕第2层（**a**）并固定绷带（**b，c**）

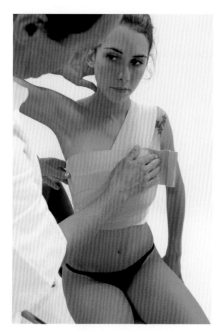
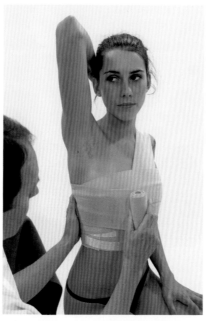
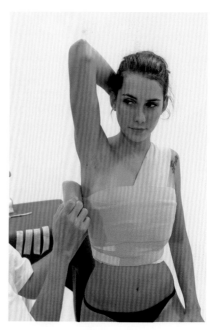

图9-169 绷带逐层叠加，覆盖乳房

图9-170 将13 cm宽的低弹性绷带起始端置于患侧胸部并缠绕覆盖乳房，始终以相同的方向进行缠绕

图9-171 在缠绕一层并固定后，绷带在乳房上部区域平滑展开

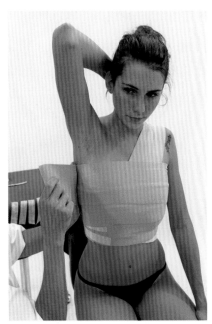

图9-172 包扎结束时，绷带应尽可能地包裹胸部周围，顶部边缘位于腋窝水平，末端用胶布固定

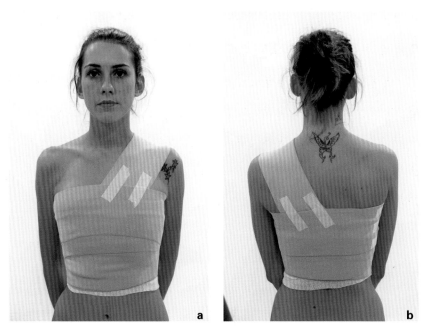

图9-173 建议强化固定胸绷带与肩绷带结合处，要求患者必须穿紧身衣，直至下一次治疗

下面描述的各种包扎技术所需材料相似，治疗师必须根据需要治疗的肢体区域和大小进行调整。

9.4.1 下肢远端淋巴水肿的绷带包扎法

当膝关节或大腿没有水肿迹象，只有足部或腿部远端淋巴水肿时须进行这种包扎。水肿可以是急性或慢性的，原发性或继发性的，并且可能与其他类型的水肿相关，如脂肪性水肿、静脉性淋巴水肿和脂肪静脉混合性淋巴水肿。在这种情况下，手法治疗和加压包扎是必不可少的。在采取皮肤护理措施（如有必要）后，治疗师进行MLD治疗，然后进行包扎。MLD后的包扎需要保持到下一次治疗前，治疗建议每日一次。

本包扎法对源自肢体近端的远端淋巴水肿无效。

> 本包扎法也可用于远端静脉水肿。

图9-174 所需材料：

- 10 cm或15 cm宽的棉质或黏性管状绷带1卷
- 10 cm宽的填充性绷带2卷
- 4 cm宽的弹性纱布绷带2卷
- 5 cm宽的弹性纱布绷带1卷
- 10 cm宽的低弹性绷带1卷
- 13 cm宽的低弹性绷带1~2卷
- 波纹状泡沫胶片1块
- 新月形衬垫2块
- 胶布1卷
- 剪刀1把

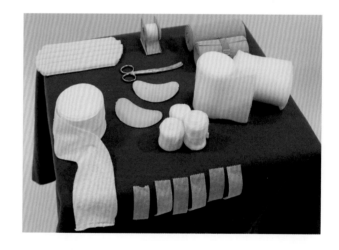

> 依据水肿的严重程度，用于腿部的填充性绷带可以用0.25~0.5 cm或1 cm厚的泡沫橡胶绷带代替。
>
> 可在纤维化组织区域的填充性绷带或管状绷带处加放衬垫，以施加额外压力。衬垫凹槽的方向应与淋巴引流的方向一致。

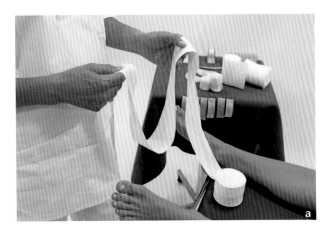

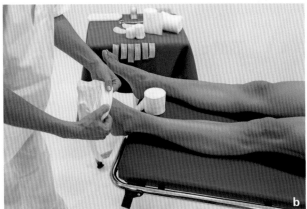

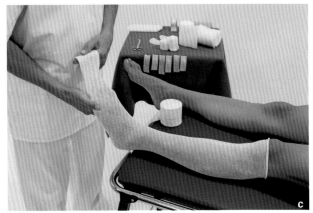

图9-175 将管状绷带套在肢体上（**a，b**），直到髌骨下缘（**c**）

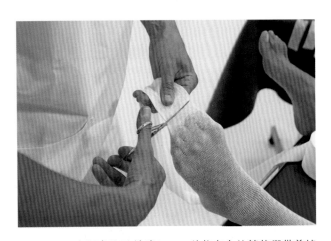

图9-176 在距离脚趾前端2.5 cm处将多余的管状绷带剪掉

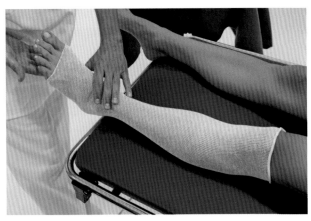

图9-177 将绷带向上拉直到露出脚趾，绷带覆盖髌骨

9.4 下肢绷带包扎法

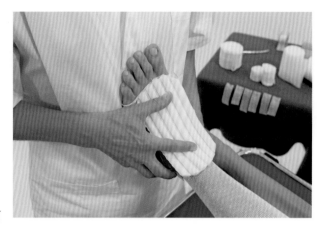

图9-178 把波纹状泡沫胶片放在脚背和踝关节的前表面

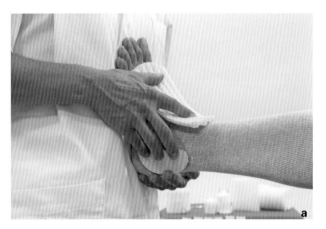
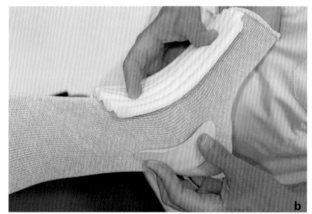

图9-179 把2块新月形衬垫放在足跟两侧凹陷处

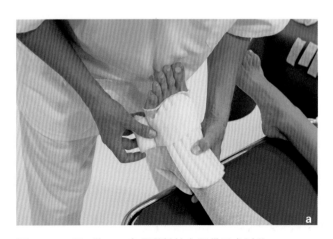
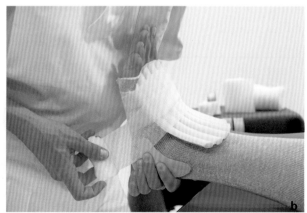

图9-180 用1卷5 cm宽的弹性纱布绷带固定衬垫

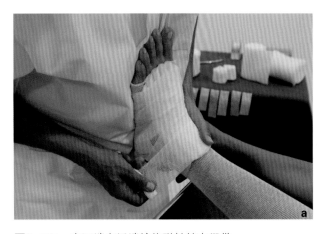

图9-181　由远端向近端缠绕弹性纱布绷带

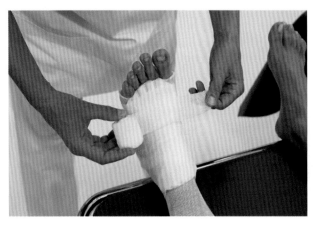

图9-182　把一卷4 cm宽的弹性纱布绷带起始端置于足背内侧，然后缠绕1周固定

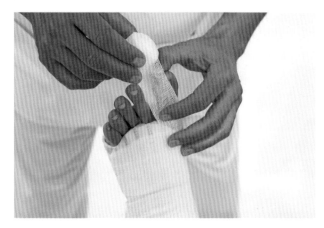

图9-183　绷带固定好后，从足内侧缠向踇趾

使用弹性纱布绷带时，不得施加压力。

聚氨酯泡沫衬垫可以用填充性绷带制成的垫代替。

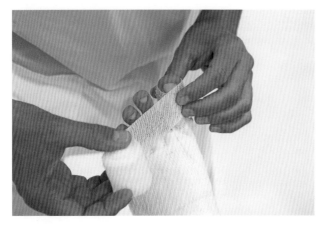

图9–184　不施加任何压力在拇趾上重复缠绕3层或4层弹性纱布绷带

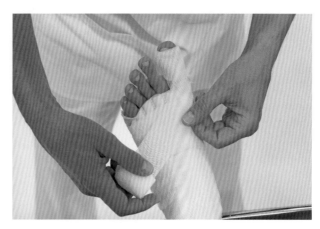

图9–185　拇趾缠绕完成后，绷带经过足背，绕到足背外侧

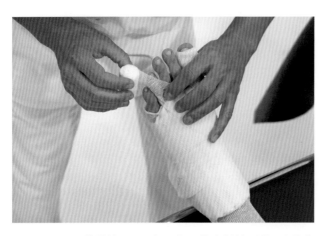

图9–186　绷带缠绕1周固定，从足背内侧缠到第4趾的背面。不需要缠绕小趾，因其体积小，水肿通常也较少

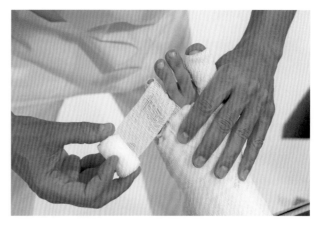

图9–187　不施加任何压力重叠缠绕第4趾3层或4层

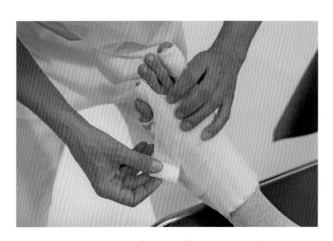

图9–188　第4趾缠绕完成后，绷带绕到足背外侧

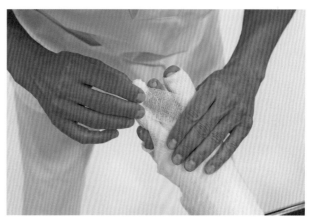

图9–189　绷带缠绕1周固定后，从足背内侧缠到第2趾的背面

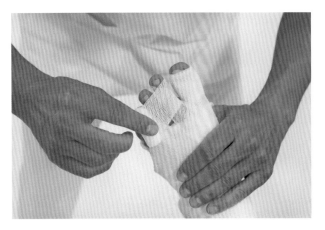

图9-190 不施加任何压力重叠缠绕第2趾3层或4层

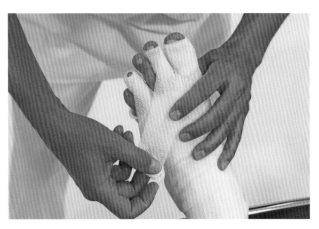

图9-191 第2趾缠绕完成后，绷带绕到足背外侧

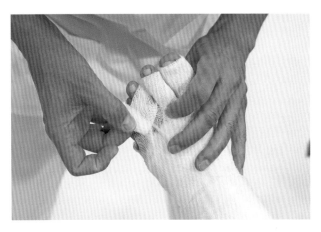

图9-192 绷带缠绕1周固定后，从足背内侧缠到第3趾的背面。不施加任何压力重叠缠绕第3趾3层或4层

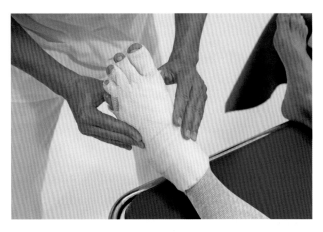

图9-193 第3趾缠绕完成后，绷带绕到足背外侧。绷带最后在脚趾底部缠绕1圈，结束

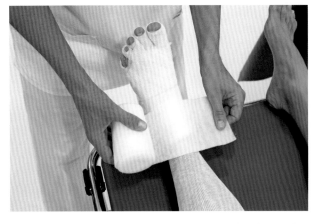

图9-194 把1卷10 cm宽的填充性绷带起始端放在内踝处

 水肿的脚趾需要缠绕2卷弹性纱布绷带。

9.4 下肢绷带包扎法

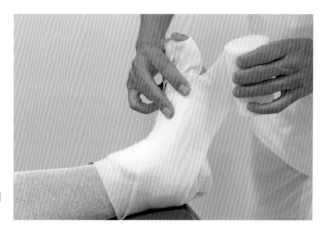

图9-195 填充性绷带缠绕1周固定后，绷带沿足弓内侧绕到第1跖骨，用另一只手的示指固定绷带

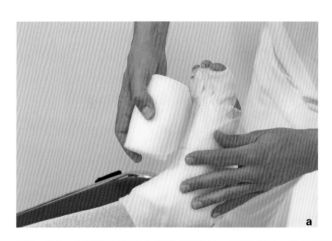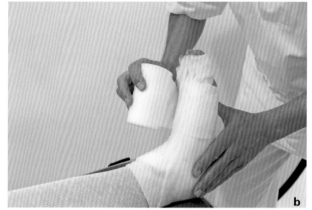

图9-196 在脚趾底部完全重叠缠绕3层，覆盖跖骨；在近端缠绕2层，覆盖脚踝

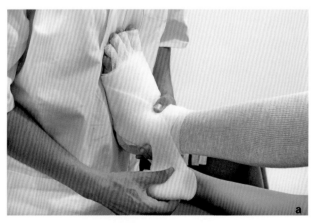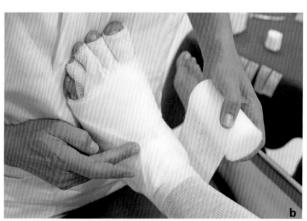

图9-197 把填充性绷带缠到外踝（**a**），从后面开始缠绕（**b**）

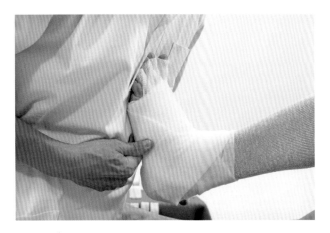

图9-198 绷带经过踝关节的前面，然后绕到脚跟

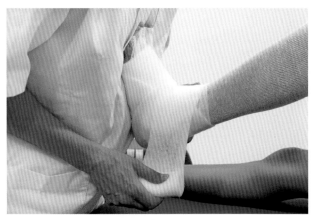

图9-199 此处用填充性绷带缠绕2~3层

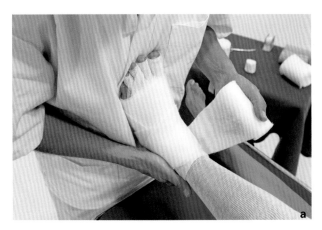

图9-200 绷带离开踝关节（**a**）向腿部缠绕，每一层绷带之间有50%的重叠（**b**）

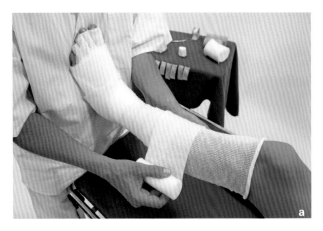

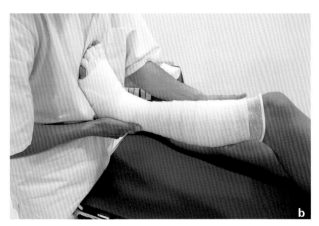

图9-201 继续向上缠绕（**a**）至髌骨下缘（**b**）

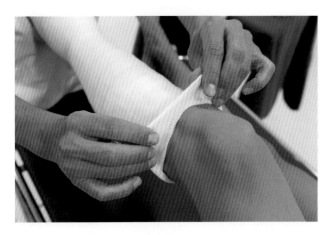

图9-202 折叠露出来的管状绷带，使其覆盖在填充性绷带的近端

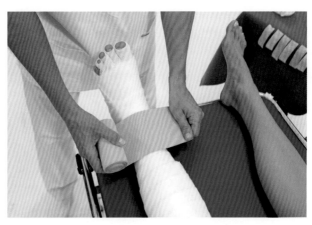

图9-203 把10 cm宽的低弹性绷带起始端放于内踝

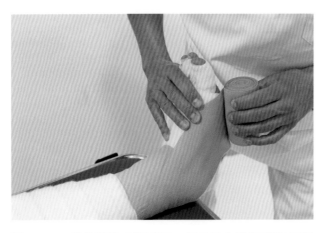

图9-204 绷带缠绕1周固定后，沿足弓内侧绕到第1跖骨头部，用另一只手固定绷带。从这里开始，治疗师用低弹性绷带对脚进行包扎时，需要施加压力

在包扎过程中必须小心地抚平低弹性绷带。

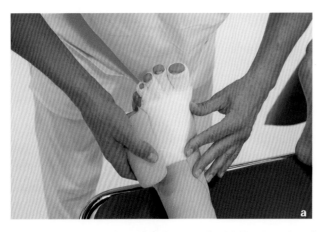

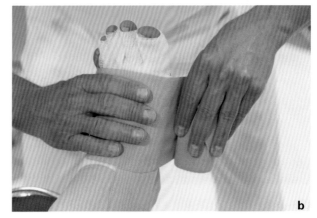

图9-205 从脚趾底部开始缠绕3层绷带，覆盖跖骨；在近端缠绕2层，覆盖脚踝

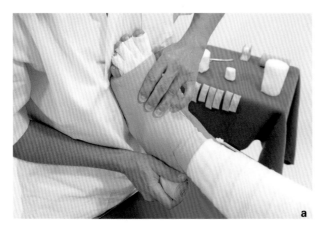
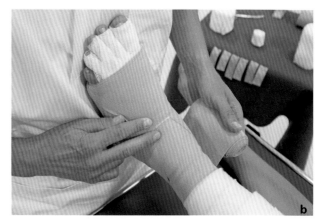

图9-206 然后将弹性绷带缠至外踝（**a**），并从腿的后面开始缠绕（**b**）

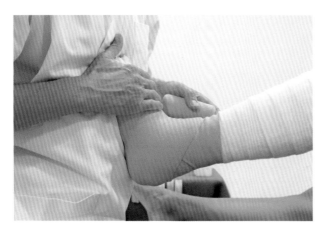

图9-207 绷带经过踝关节的前面，然后缠至足跟

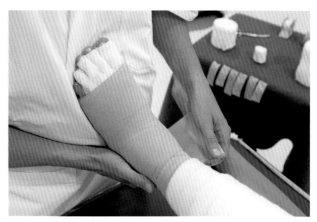

图9-208 在此处缠绕1~2层

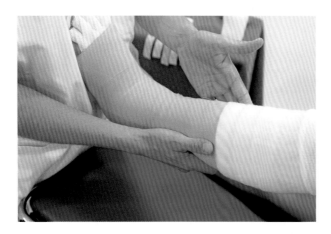

图9-209 绷带离开踝关节，从远到近缠绕腿部，缠绕时不施加压力。逐步减少每层之间的重叠，确保压力逐渐减小

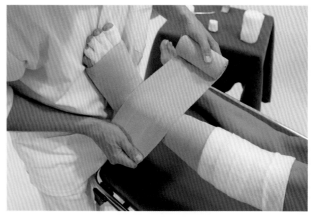

图9-210 把1卷13 cm宽的低弹性绷带的起始端放于外踝处，其下缘位于踝关节足背侧皱褶处

9.4 下肢绷带包扎法

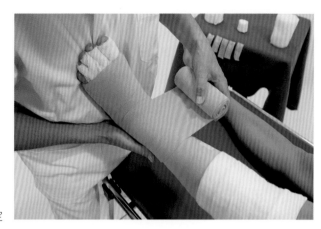

图9-211 缠绕1层低弹性绷带固定

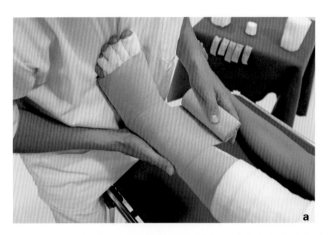

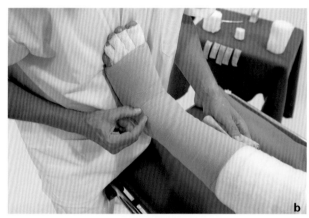

图9-212 用低弹性绷带对腿部进行缠绕，确保绷带与腿部（**a**）很好地贴合，两层绷带之间相距大约1 cm（**b**）

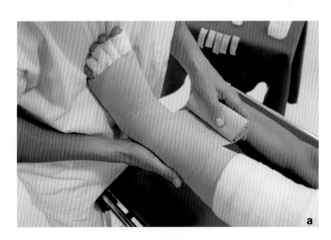

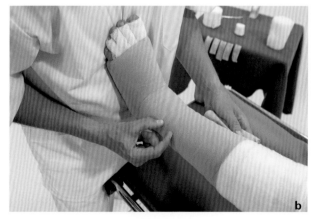

图9-213 绷带沿近端方向继续缠绕（**a**），逐步增加每一层之间的距离，并保持绷带平整（**b**）

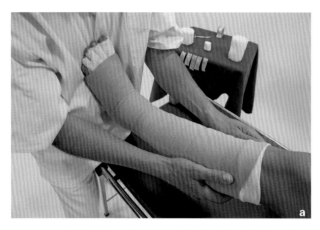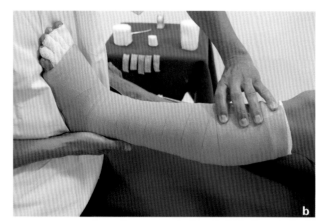

图9-214 缠绕结束于髌骨下方、管状绷带和填充性绷带的上边缘。末端用胶带粘好

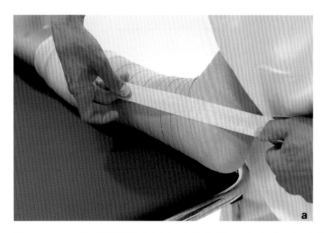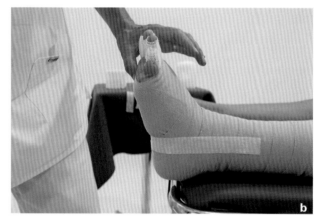

图9-215 建议在踝关节内侧（a）和外侧（b）各贴一条胶带，以在受身体活动影响的地方加强和稳定绷带

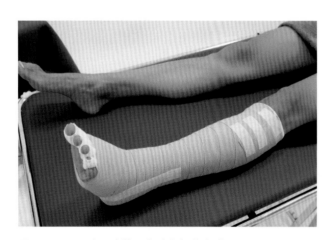

图9-216 下肢远端淋巴水肿的包扎完成

> 如果出现大量水肿，可能需要再加1卷13 cm宽的低弹性绷带，包扎到髌骨以下的腿部。其必须从与第一卷13 cm宽的低弹性绷带起始位置相同的地方开始应用，逐渐增加每层之间的距离来包扎整条腿。

9.4.2 下肢远端复杂性局部疼痛综合征的绷带包扎法

这种类型的包扎作为MLD的补充，与下肢远端淋巴水肿完全相同（见本章9.4.1）。但是，在这种情况下，治疗师在向脚和脚踝缠绕低弹性绷带时不应施加压力。绷带必须根据疼痛症状进行调整。在任何情况下，包扎都不应产生任何疼痛。

9.4.3 下肢淋巴水肿的绷带包扎法

下肢继发性淋巴水肿推荐这种类型的包扎，其病因源自肢体的近端（腹股沟淋巴结损伤）。此外，这种包扎法可用于脂肪性水肿、静脉性淋巴水肿或脂肪静脉混合性淋巴水肿的病例。在这些情况下，MLD和加压包扎是必不可少的治疗方式。在采取皮肤护理措施后（如有必要），治疗师先进行MLD，再进行绷带包扎；绷带包扎应保留到下一次MLD治疗前。建议治疗每日一次。

本包扎也可用于向膝关节近端延伸的静脉水肿。

图9-217 所需材料：

- 15 cm宽或20 cm宽的棉质或黏性管状绷带1卷
- 10 cm宽或15 cm宽的填充性绷带4~6卷
- 4 cm宽的弹性纱布绷带2卷
- 5 cm宽的弹性纱布绷带1卷
- 10 cm宽的低弹性绷带1卷
- 13 cm宽的低弹性绷带6~10卷
- 波纹状泡沫胶片1块
- 新月形衬垫2块
- 胶带1卷
- 剪刀1把

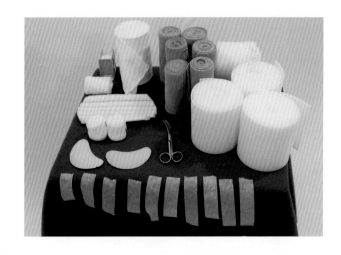

依据水肿的严重程度，用于覆盖腿部的填充性绷带可以用0.2~0.5 cm或1 cm厚的泡沫橡胶绷带代替。

可在纤维化组织区域的填充性绷带或管状绷带处加放衬垫，以施加额外的压力。衬垫凹槽的方向应与淋巴引流的方向一致。

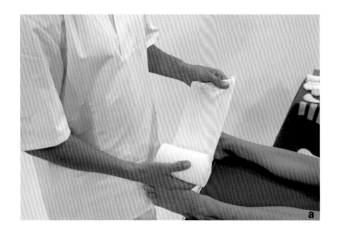

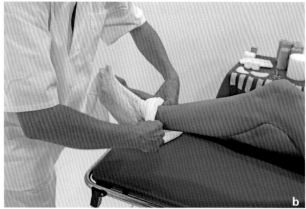

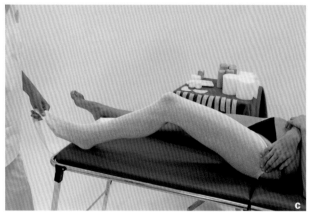

图9-218 管状绷带套在肢体上（**a，b**），一端尽可能靠近腹股沟（**c**）

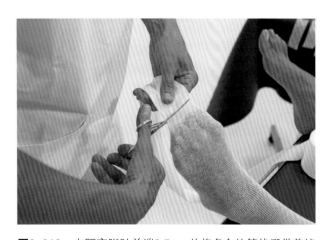

图9-219 在距离脚趾前端2.5 cm处将多余的管状绷带剪掉

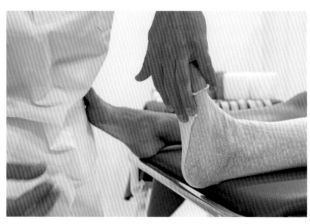

图9-220 把绷带向上拉，直到露出脚趾并覆盖大腿根部。足部绷带向外超出的部分折叠并固定在脚下

9.4 | 下肢绷带包扎法

衬垫的应用、脚趾的包扎、脚和脚踝的填充以与远端淋巴水肿相同的方式进行（图9-178至图9-199）。

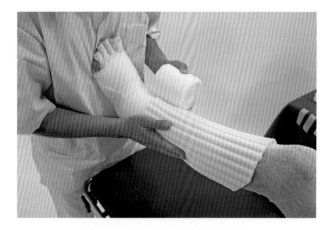

图9-221 如有必要，在腿上放置波纹状泡沫胶片1块

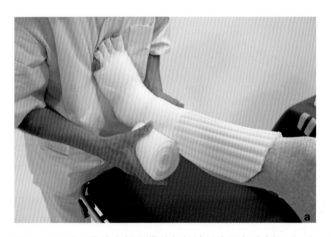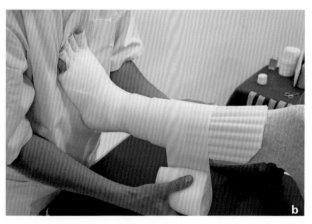

图9-222 把1卷填充性绷带的起始端放在腿部内侧面（**a**），开始对腿部进行包扎，每层填充性绷带重叠50%（**b**）

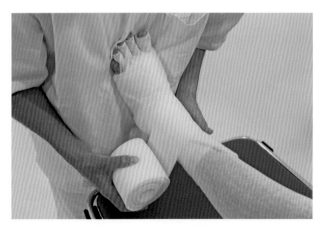

图9-223 即使不加放波纹状泡沫胶片，也可以相同的方式进行包扎

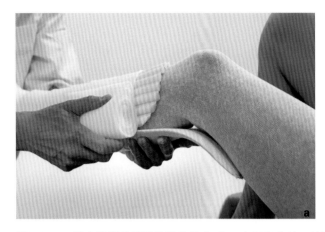
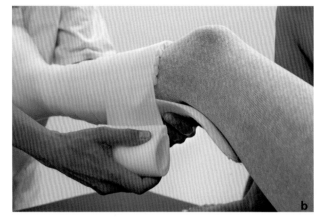

图9-224 填充性绷带缠至膝关节前（**a**），在腘窝处放一块泡沫橡胶垫（**b**）

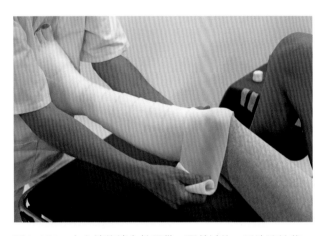
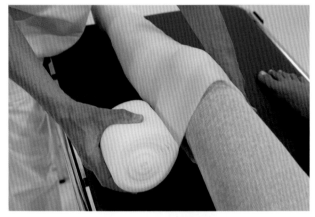

图9-225 向上缠绕填充性绷带，覆盖衬垫，到达膝关节　　**图9-226** 覆盖膝关节，每层绷带重叠50%

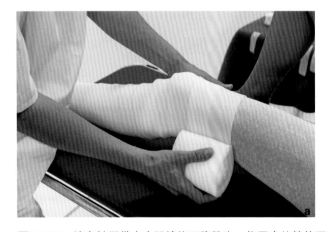
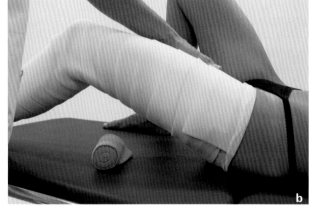

图9-227 填充性绷带由大腿缠绕至腹股沟。将露出的管状绷带折叠在填充性绷带上

泡沫橡胶垫可以用填充性绷带代替。

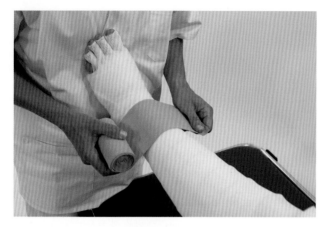

图9-228 把1卷10 cm宽的低弹性绷带的起始端放在内踝处。这种绷带应用于足部和踝关节的技术与针对远端淋巴水肿的技术完全相同（图9-203至图9-209）

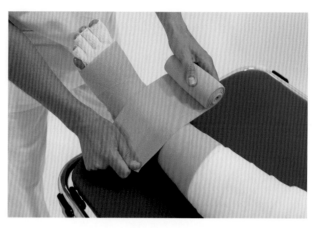

图9-229 把1卷13 cm宽的低弹性绷带的起始端放在外踝处，绷带下缘位于踝关节弯曲的皱褶处

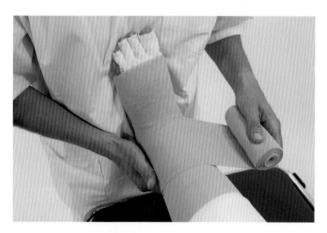

图9-230 缠绕1层固定

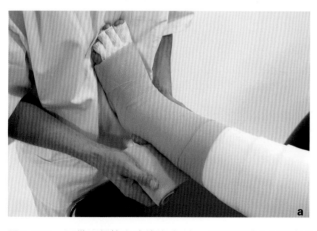

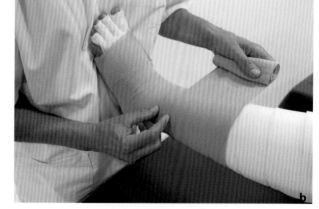

图9-231 绷带以螺旋方式缠绕（**a**），两层绷带之间距离约1 cm（**b**）

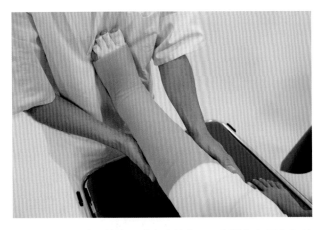

图9-232 绷带继续向近端方向缠绕，逐渐增加每层之间的距离并适当地平展绷带

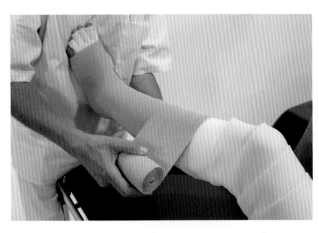

图9-233 把1卷13 cm宽的低弹性绷带的起始端放在腿的内侧面。每更换一卷绷带，包扎的方向都会改变，以确保压力均匀

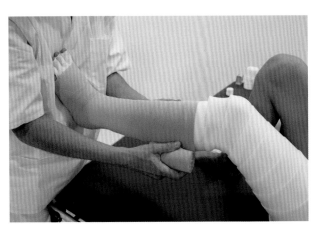

图9-234 缠绕1圈固定

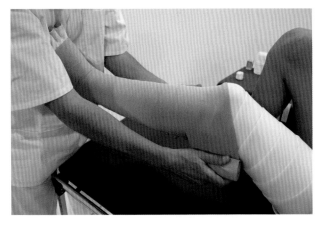

图9-235 缠绕至膝关节时，将绷带从膝关节处倾斜地缠绕到大腿下部外侧面

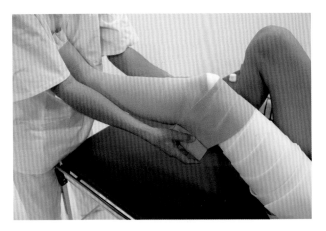

图9-236 将绷带从髌骨上方至膝关节下进行"8"字形缠绕

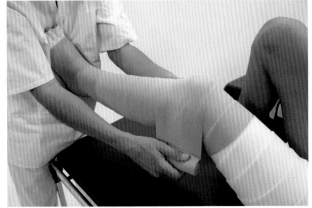

图9-237 再次使用螺旋缠绕方式，逐渐增加每层之间的距离

"8"字形包扎可以使绷带良好地固定在膝关节上，限制其滑向下肢远端。

9.4 下肢绷带包扎法

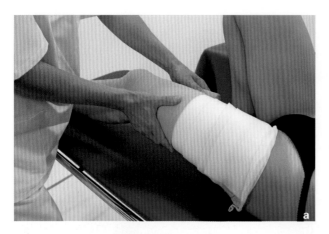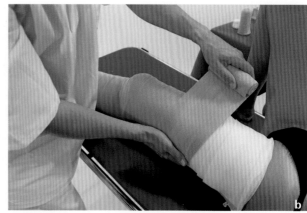

图9-238 绷带必须缠至大腿被完全覆盖。如有必要，可再使用1卷13 cm宽的低弹性绷带平整地缠绕在肢体上

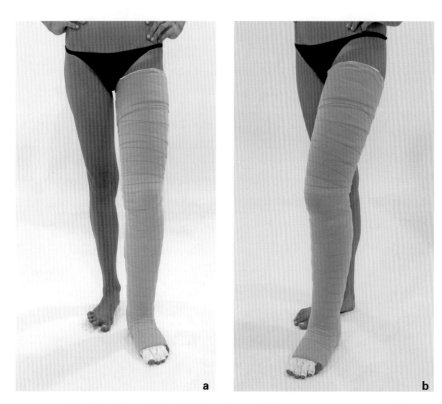

图9-239 低弹性绷带的末端与填充性绷带的末端位置相同，必须用胶带固定。从脚部到近端触诊绷带以验证压力的逐渐减小

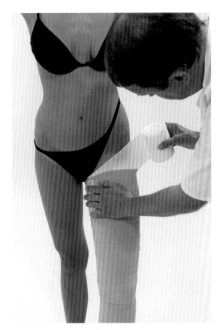 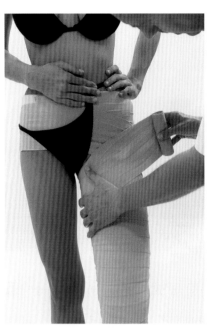 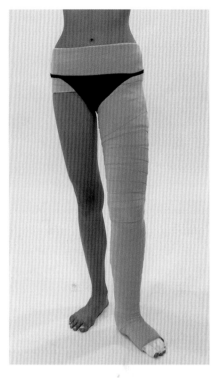

图9-240 此绷带可延伸至骨盆，以优化同侧腹部向水肿肢体的淋巴引流，并（或）可贴于躯干下部。可用2卷泡沫橡胶绷带从大腿开始缠绕在骨盆髂嵴上（在这种情况下，泡沫橡胶绷带比填充性绷带效果好）

图9-241 从大腿开始在其上施加13 cm宽的低弹性绷带。必须在骨盆周围缠绕2~3层，并且在肢体的根部周围"8"字形缠绕1次，从而完成包扎。绷带必须在骨盆周围用胶带固定

图9-242 下肢继发性淋巴水肿的绷带包扎完成了

框9-2 绷带的自我包扎

治疗师必须教会患者如何在维持阶段定期进行自我包扎，因为自我包扎是控制淋巴水肿的最佳方法。

可以用带衬垫的压力袖套或压力袜，或传统的填充物材料。自我包扎材料可连续使用24小时。

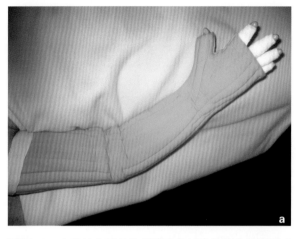
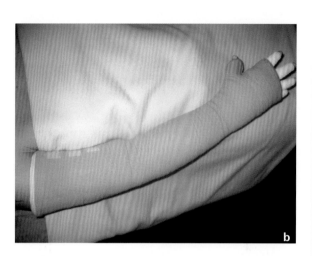

图B9-1 上肢的自我包扎绷带由带衬垫的压力袖套组成

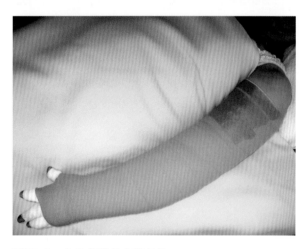
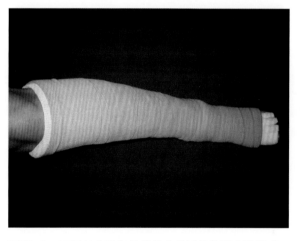

图B9-2 上肢绷带的自我包扎

图B9-3 下肢的自我包扎绷带由带衬垫的压力袜组成

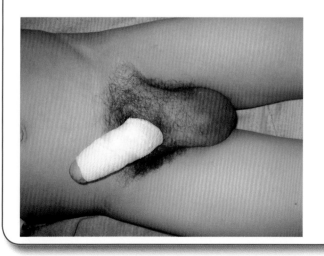

图B9-4 一名26岁的患者，阴茎淋巴水肿，患有右侧原发性淋巴水肿。使用弹性纱布绷带从远端向近端朝向根部包扎阴茎。可以指导患者如何应用这些绷带，以便其可以在下午和晚上佩戴

参考文献

1. Tomson D, Fritsch C, Klumbach D. The treatment of lymphoedema of the upper limb according to the Földi method: results. Eur J Lymph Rel Probl 1992; 3(11).

2. Tomson D, Klumbach D. Le traitement des lymphœdèmes primaires des membres inférieurs selon Földi: résultats. Eur J Lymph Rel Probl 1997; 6(22).

3. Ferrandez JC, Vinot JM, Serin D. Validations lymphoscintigraphiques dues aux contentions semi-rigides dans le lymphœdème secondaire du membre supérieur. Ann Kinésith 1994; 21(7): 351-8.

4. Bourgeois P, Peeters A, Leduc A. Contraction musculaire sous bandage semi-rigide: étude de son effet sur la résorption lymphatique de protéines marquées. Ann Kinésithér 1991; 18(3): 111-6.

5. Staudinger P, Strejcek J. Point par point, techniques de bandages de compression et leurs bases théoriques. Hamburg: Völker; 2007.

6. Asmussen PD, Sölner B. Kompressionstherapie: Prinzipien und Praxis. München: Elsevier; 2004.

7. Földi M, Földi E, Kubik S. Textbook of lymphology. München: Urban & Fischer; 2006.

8. Weissleder H, Schuchhardt C. Lymphedema. Diagnosis and Therapy. Köln: Viavital; 2001.

9. Pritschow H, Schuchhardt C. Das Lymphödem und die Komplexe physikalische entstauungstherapie. Köln: Viavital; 2008.

10. Tomson D, Fritsch C, Klumbach D. L'oedème des membres inférieurs: propositions thérapeutiques. Kinésithérapie Scientifique 1991; 302: 41-5.

11. Tomson D. Drainage lymphatique manuel et insuffisance veineuse chronique. Kinésithérapie scientifique 1994; 330: 13-6.

12. Damstra RJ, Brouwer ER, Partsch H. Controlled, comparative study of relation between volume changes and interface pressure under short-stretch bandages in leg lymphedema patients. Dermatol Surg 2008; 34(6): 773-8.

13. Berthelot J-M. Actualités dans le traitement des algodystrophies (syndrome douloureux régional complexe de type I). Revue du Rhumatisme 2006; 73(9): 881-6.

14. Delaloye JF, Bischof Delaloye A, Fiche M, Genton CY. Le concept du ganglion sentinelle et son application au cancer du sein. Schweiz Med Forum 2005; 5: 12515.

15. Gastelblum P, Philippson C, Nogaret JM et al. Prise en charge des carcinomes canalaires in situ du sein (CCIS): expérience de l'institut Bordet. Cancer/Radiothérapie 2006; 10: 510-1.

第10章
消肿运动训练

运动是治疗淋巴水肿的重要手段。

主动运动涉及绷带下的区域，在治疗的第一阶段及之后，当压力衣到位时进行，有利于缓解血液充血[1-3]。腋淋巴结清扫或前哨淋巴结切除及放疗后出现的功能障碍已有详细的文献记载[1-2, 4-9]。以下练习有助于预防、控制或纠正淋巴水肿患者的姿势改变和活动受限，使患者更容易保持日常活动[1, 6-7, 10]。

在某些情况下，物理治疗的功能性再训练是必要的[1]。

有两种不同的锻炼方式，一种是消肿运动，另一种是灵活性运动。

10.1　上肢消肿运动

进行这些练习需要配合相应的呼吸，离心运动时吸气，向心运动时呼气。

这些练习可以在背部倾斜的仰卧位、站位或坐位时进行。

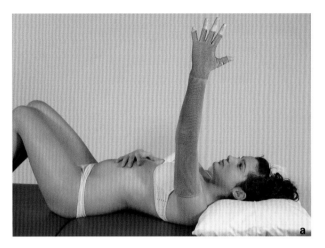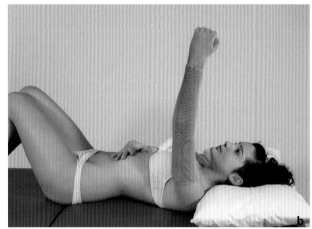

图10-1　手指在吸气时打开（a），呼气时握紧（b）

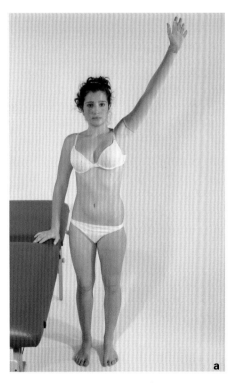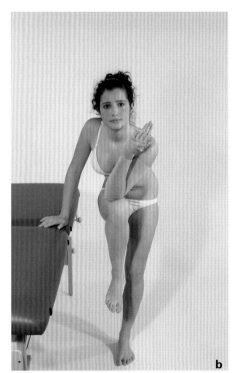

图10-2　上肢在吸气时伸展（a），呼气时肘关节和对侧膝关节向一起靠拢（b）

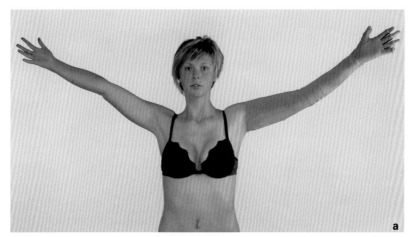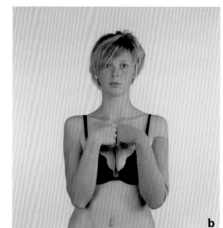

图10-3 吸气时双上肢外展上举（**a**），呼气时双上肢在胸前屈曲（屈肩、屈肘、屈腕）（**b**）

这些练习可使肩关节和神经在所有方向上活动。

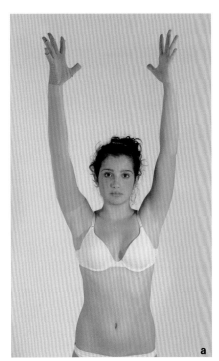 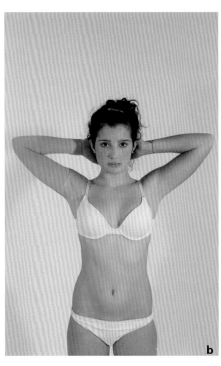 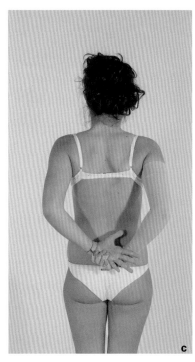

图10-4 双上肢上举（**a**），然后肩关节屈曲外旋，双手放于颈后（**b**），最后肩关节伸展内旋，双手放于背后（**c**）

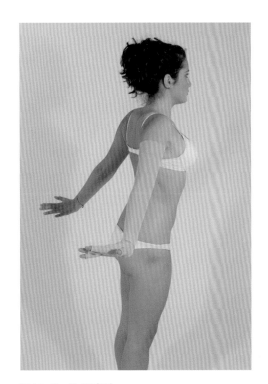

图10-5 胸肌牵伸

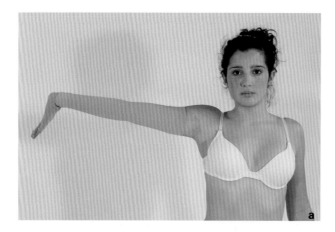

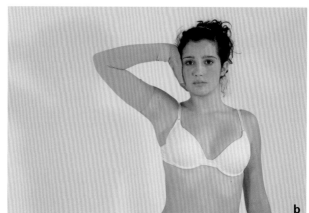

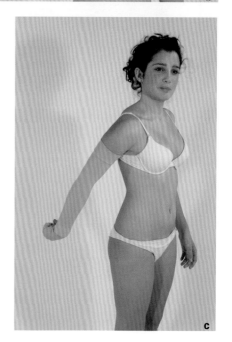

图10-6 上肢正中神经（**a**）、尺神经（**b**）和桡神经（**c**）牵伸

10.3 | 下肢消肿运动

跟随呼吸节律进行以下练习，可使静脉网在运动之间有一定的恢复时间，有助于控制充血。

以下练习可在仰卧位、站位下进行，也可使用踏板进行。

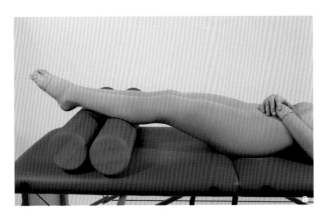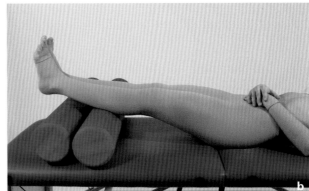

图10-7 腹式吸气（**a**）时，踝关节背屈，呼气时股四头肌收缩（**b**）

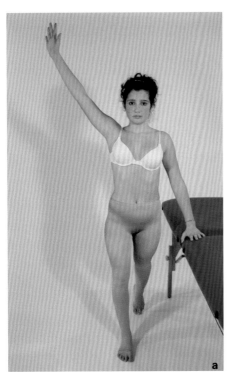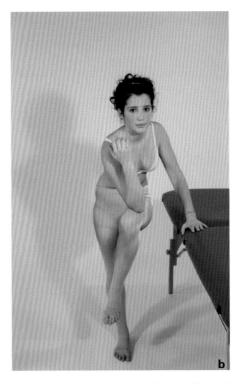

图10-8 吸气时上肢外展上举的同时下肢后伸（**a**），呼气时屈膝关节和对侧肘关节（**b**）

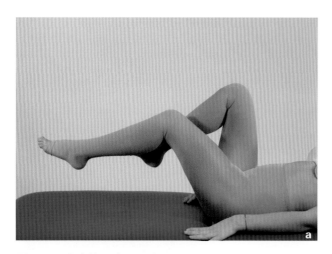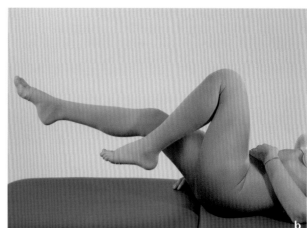

图10-9 蹬车练习（a，b）

以下练习可预防下肢肌肉萎缩。

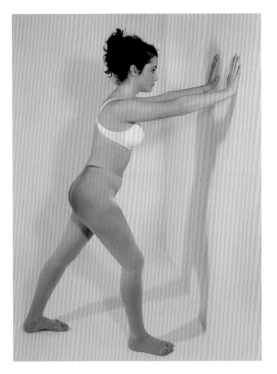

图10-10 左下肢小腿三头肌牵伸

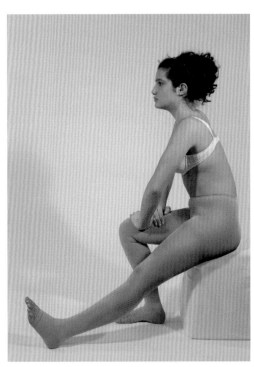

图10-11 左下肢腘绳肌牵伸

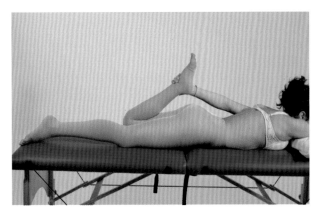

图10-12 左下肢股直肌牵伸

参考文献

1. Földi M, Földi E, Kubik S. Textbook of lymphology. München: Urban & Fischer; 2006.

2. Pritschow H, Schuchhardt C. Das Lymphödem und die Komplexe physikalische entstauungstherapie. Köln: Viavital; 2008.

3. Moseley AL, Piller NB, Carati CJ. The effect of gentle arm and deep breathing on secondary arm lymphedema. Lymphology 2005; 38(3): 136-45.

4. Weissleder H, Schuchhardt C. Lymphedema. Diagnosis and Therapy. Köln: Viavital; 2001.

5. Langer I. Morbidity of sentinel lymph node biopsy (SNL) alone versus SNL and completion axillary lymph node dissection after breast cancer surgery: a prospective swiss multicenter study on 659 patients. Ann Surg 2007; 245(3): 452-61.

6. Markes M, Brockow T, Resch Kl. Exercise for woman receiving adjuvant therapy for breast cancer. Cochrane Database Syst Rev 2006; 4: CD005001.

7. Campbell A, Mutrie N, White F, McGuire F, Kearney N. A pilot study of a supervised group exercise program as a rehabilitation treatment for woman with breast cancer receiving adjuvant treatment. Eur J Oncol Nurs 2005; 9(1): 56-63.

8. Peitinger F, Reitsamer R, Stranzl H et al. Comparison of quality of life and arm complaints after axillary lymphnode dissection vs sentinel lymph node biopsy in breast cancer patients. Br J Cancer 2003; 89: 648-52.

9. Nagel PH, Burugging ED, Wobbes T et al. Arm morbidity after complete axillary lymph node dissection for breast cancer. Acta Chir Belg 2003; 103: 212-6.

10. Mock V, Frangakis C, Davidson NE et al. Exercises manages fatigue during breast cancer treatment: a randomized controlled trial. Psycho-Oncology 2005; 14: 464-77.

第11章
淋巴水肿的两阶段治疗：
维持阶段

在消肿期采用多种方法（皮肤护理、多次MLD、多层弹性绷带、消肿运动、功能再训练）治疗淋巴水肿。在水肿减少或改善后的维持和优化阶段应用另外的方法来维持治疗效果。

第一阶段淋巴水肿得到最大的缓解之后过渡到第二阶段。

维持和优化阶段的主要治疗措施是使用压力手套、压力袖套或压力袜。

除此之外，维持期应继续进行每周1~2次的MLD治疗、功能锻炼及皮肤护理。

11.1 压力衣

水肿减轻后，必须使用压力衣来维持消肿治疗效果。

当患者下肢继发性淋巴水肿使肢体肿大时，不能使用标准长裤，必须定制。

需要确定三个参数：

（1）材料的选择（合成或天然乳胶纤维、平面织物或圆织物、定制或标准）。

（2）压力等级。

（3）形状（手：无指或全指手套；手臂：臂袖或连指袖套；下肢：一侧或双侧短袜、长袜、连裤袜）。

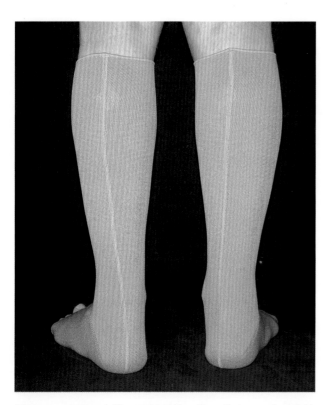

图11-1 及膝压力袜，面料平整，第二类（双下肢原发性淋巴水肿）

确定水肿的类型，血管病变分期及并发症（动脉、神经病变，风湿病等）有助于压力衣的选择。平面织物有助于更均匀地分配压力，减少束缚感，并提供更大的压力。肢体淋巴水肿时有巨大的周向变异性，因此，压力衣的材料最好选择天然乳胶纤维和平面织物（图11-1）。

压力衣选择不当会引起不良反应（刺激皮肤、肢体束缚感、并发症加重等）。

患者、医生、治疗师和矫形师的良好合作是控制水肿的关键。

1976年5月20日，瑞士药品管理局（OICM）描述了四类压力衣。

第一类：压力为18~21 mmHg，适用于：

（1）预防。

（2）患有淋巴水肿的儿童和老年人，以及存在动脉、神经或风湿病并发症的患者。

第二类：压力为25~32 mmHg，适用于：

（1）静脉曲张和Widmer分级Ⅰ、Ⅱ期的慢性静脉功能不全（CVI）。

（2）上肢淋巴水肿。

（3）急性淋巴水肿。

（4）老年人下肢淋巴水肿。

（5）Ⅰ期和Ⅱ期脂肪水肿。

第三类：压力为36~46 mmHg，适用于：

（1）CVI Widmer Ⅲ期的静脉性淋巴水肿。

（2）血栓形成后综合征。

（3）Ⅰ期和Ⅱ期淋巴水肿。

（4）Ⅲ期脂肪水肿。

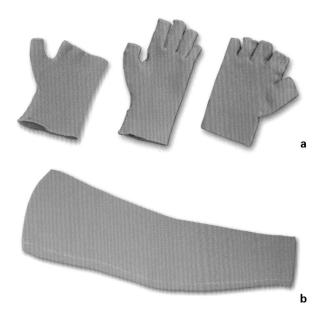

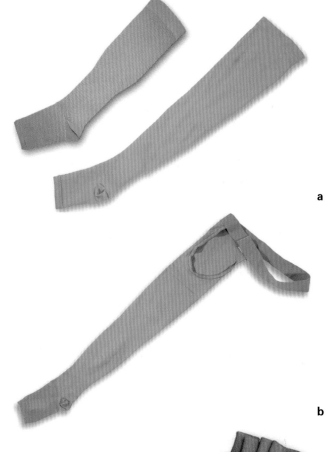

图11-2 上肢压力衣：手套（**a**）和袖套（**b**）

第四类：压力大于58 mmHg，适用于：

（1）Ⅱ期和Ⅲ期淋巴水肿。

（2）血栓形成后综合征（患者需要在站立位下进行职业活动时）。

上肢的弹性压迫可以使用：①手套、无指手套；②臂袖；③连指袖套（臂袖与连指手套合二为一）（图11-2）。

下肢的弹性压迫可以使用：①短袜或及膝压力袜；②及大腿根部压力袜；③单腿压力袜；④连裤袜；⑤孕妇用连裤袜；⑥抗血栓长袜；⑦前足和足趾袜（定制）；⑧内衣（仅限定制）（图11-3）。

患者必须在第一阶段消肿治疗结束，水肿尽可能减轻后再制作压力衣，这样便于选择适当的尺寸。

可使用不同的设备帮助穿戴压力衣：①辅助穿压力袜的丝绸或尼龙针织品配件设备（也可用

图11-3 下肢压力衣：及膝和及小腿的压力袜（无趾）（**a**），单腿压力袜（**b**）和前足及足趾袜（**c**）

于上肢）；②防滑垫子；③支撑设备（为穿戴袜子提供支撑）（图11-4）。

有效的弹性压迫需：①患者接受并愿意穿戴；②能够维持治疗效果；③覆盖整个水肿区；④适应患者的家庭和社会活动；⑤可持续使用。

下列情况下弹性压迫无效：①患者不理解和接受；②不能维持治疗效果和稳定治疗后肢体的体积（图11-5a）。③不能覆盖整个水肿区；④无法穿戴；⑤没有持续使用。

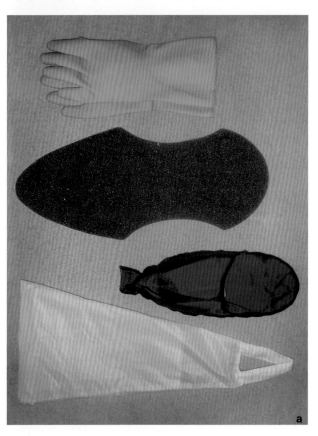

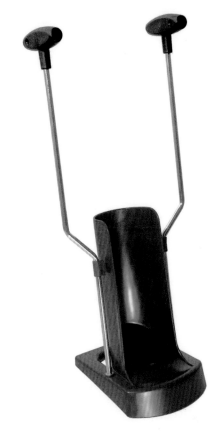

图11-4 穿戴压力衣的辅助设备。**a.**橡胶手套，防滑垫，大、小号防滑穿戴辅助垫。**b.**辅助穿戴——支撑装置

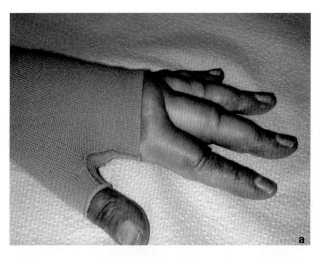

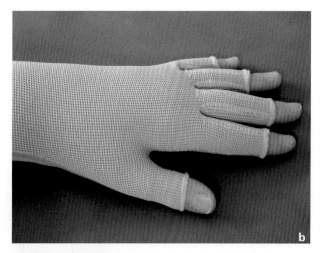

图11-5 **a.**制作粗糙的无指压力手套——水肿向指尖转移。**b.**合适的全指压力手套

第12章
淋巴水肿两阶段治疗失败或成功的原因分析

淋巴水肿的物理治疗应结合不同的方法来达到消肿的目的，因此，必须按照时间顺序以正确的方式进行精准治疗。在消肿期，治疗失败的原因可能是：①恶性淋巴水肿；②神经丛病变；③假性淋巴水肿；④未知的并发症或治疗不当；⑤没有或错误地使用绷带（图12-1）；⑥错误使用淋巴引流技术。

在维持阶段，治疗失败的原因可能是：①恶性淋巴水肿；②神经丛病变；③并发症；④只进行压力治疗；⑤绷带或压力衣使用不当；⑥缺乏患者配合。

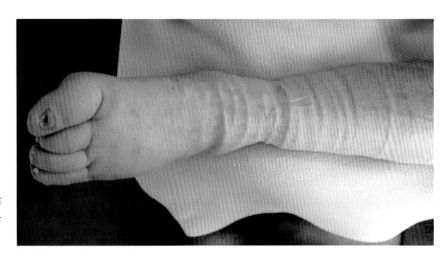

图12-1 不当的绷带包扎使压力分布不均匀在肢体上留下的痕迹，踝关节过度压迫加重了足部的水肿

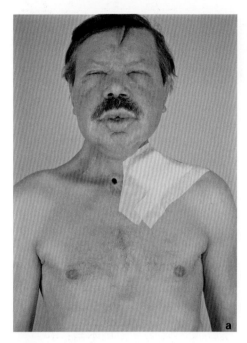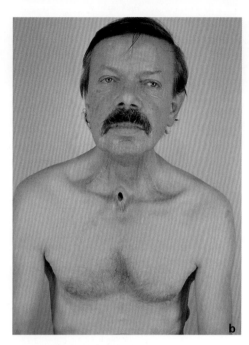

图12-2 喉癌放疗后的面部淋巴水肿，治疗前（**a**）和4周的物理消肿治疗后（**b**）

来源：H. Weissleder，C. Schuchhardt，Lymphedema. Diagnosis and Therapy，2nd ed.，Köln: Viavital Verlag 2001。

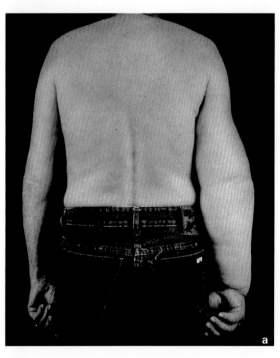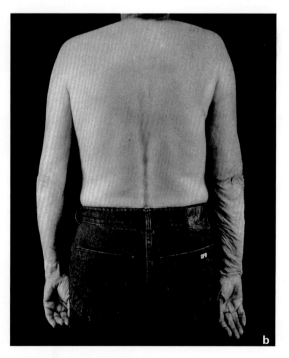

图12-3 乳腺癌放疗后上肢淋巴水肿，治疗前（**a**）和4周的物理消肿治疗后（**b**）

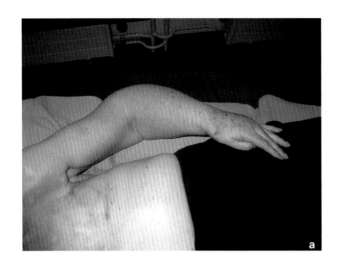
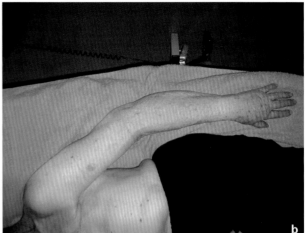
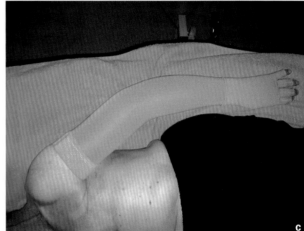

图12-4 右乳腺癌乳房切除术和放疗后出现淋巴水肿，物理消肿治疗前（**a**）、治疗15次（3周）后（**b**）和开始维持阶段（**c**）

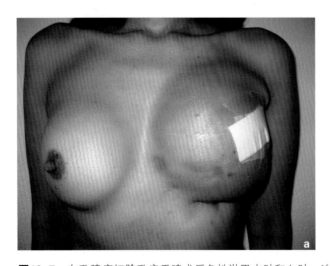
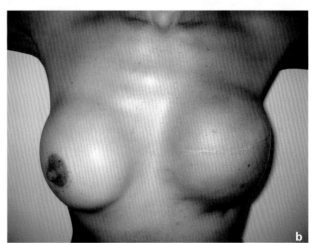

图12-5 左乳腺癌切除乳房重建术后急性淋巴水肿和血肿，治疗前（**a**）和3周物理消肿治疗后（**b**）

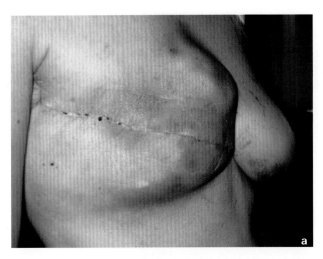
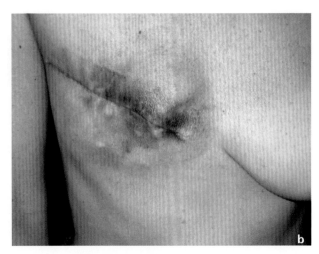

图12-6 右乳腺癌行乳房切除术后淋巴水肿及血肿，治疗前（**a**）和4周物理消肿治疗后（**b**）

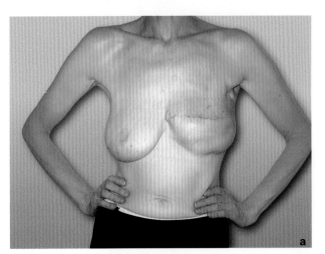
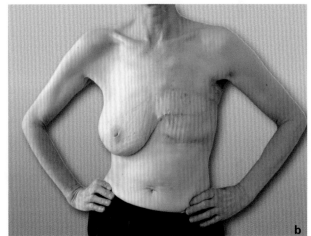

图12-7 左乳腺癌乳房切除术后淋巴水肿，治疗前（**a**）和2周物理消肿治疗后（**b**）

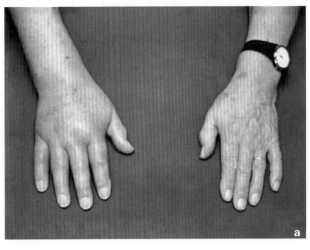
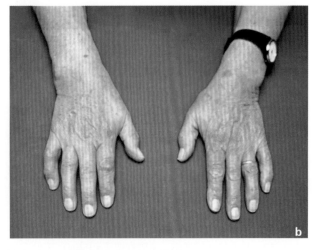

图12-8 腕关节骨折后上肢远端复杂性局部疼痛综合征，治疗前（**a**）和5次物理消肿治疗后（**b**）

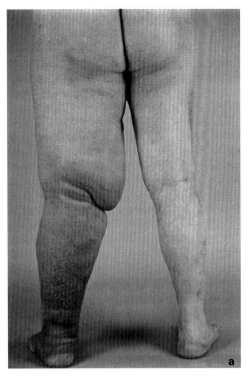
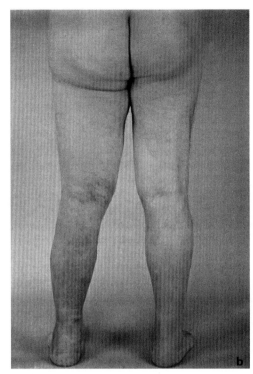

图12-9 睾丸癌放疗后下肢淋巴水肿,治疗前(**a**)和物理消肿治疗后(**b**) (由D. Klumach提供)

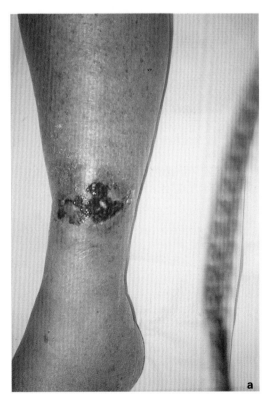
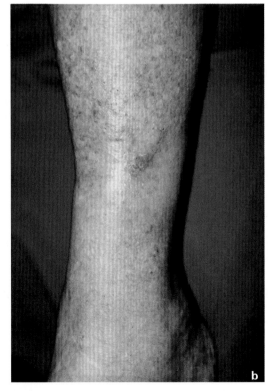

图12-10 腿部静脉性溃疡,消肿期前(**a**)和4周消肿期后(**b**)

词汇表

A	
adductor canal	收肌管，Hunter 管
albumin	白蛋白，清蛋白
anastomosis	吻合术
angiosarcoma	血管肉瘤
antibody	抗体
aorta	主动脉
arterial system	动脉系统
arteriole	小动脉
ascites	腹水
autoimmune disorder	自身免疫性疾病
axillary lymph node	腋淋巴结

B	
benign edema	良性水肿
bilateral edema	双侧水肿
blood pressure	血压
blood vascular system	血管系统
blood vessel	血管
breathing	呼吸
breast	乳房

C	
cancer	癌症，癌
capillary	毛细血管
cardiac edema	心源性水肿
carcinoma	癌
cardiac muscle	心肌
celiac lymph node	腹腔淋巴结
cellulitis	蜂窝织炎
cervical lymphadenectomy	颈淋巴结切除术
chronic edema	慢性水肿
chronic venous insufficiency (CVI)	慢性静脉功能不全
chyle	乳糜
chylorrhea	乳糜溢
cisterna chyli	乳糜池
cleft lip	唇裂，兔唇
clinical stage	临床分期
clinical symptom	临床症状
colloid osmotic pressure	胶体渗透压
complication	并发症
complex regional pain syndrome	复杂性局部疼痛综合征
compression garments	压力衣
contraindication	禁忌证
coronary angiography	冠状动脉造影

D	
dermatitis	皮炎
diarrhea	腹泻
differential diagnosis	鉴别诊断
direct Isotope Lymphoscintigraphy	直接同位素淋巴系闪烁造影术
direct oil contrast lymphography	直接油性造影剂淋巴系造影术
diuretics	利尿剂，利尿药

E	
edema	水肿
elastic compression	弹性压迫
elephantiasis	象皮肿
erysipelas	丹毒
erythema	红斑
extracellular fluid	细胞外液

F	
facial lymph node	面淋巴结
femoral artery	股动脉
fibrosclerosis	纤维硬化
fibrosis	纤维化
filariasis	丝虫病
filtration	过滤
frank–Starling mechanism	弗–斯二氏机制

G	
germinal center	生发中心
globulins	球蛋白

H	
heart failure	心力衰竭
hematoma	血肿
hemorrhage	出血
hydrostatic pressure	流体静力压
hyperemia	充血
hyperkeratosis	过度角化
hypertension	高血压
hypervolemia	血容量过多
hypoalbuminemia	低白蛋白血症
hypoproteinemic edema	低蛋白血症性水肿
hypodermis	皮下组织
hypodermitis	皮下组织炎
hypolipidemia	低脂血症
hypoproteinemia	低蛋白血症
hypovolemia	血容量不足
hypoxia	缺氧

I	
idiopathic cyclic edema	特发性周期性水肿
ileocolic lymph node	回结肠淋巴结
iliac lymph node	髂淋巴结
indirect lymphography	间接淋巴系造影术
inguinal lymph node	腹股沟淋巴结
inguinal lymphadenectomy	腹股沟淋巴结清扫术
infection	感染
inflammation	炎症
interleukins	白介素
intermittent pneumatic pressure therapy	间歇气压疗法
interstice	间隙
interstitial fluid	组织间液
interstitial pressure	组织间隙压
ischemia	缺血
ischium	坐骨

K	
klippel−Trenaunay syndrome	Klippel−Trenaunay综合征，克−特二氏综合征

L	
laplace's law	拉普拉斯定律
lejar's venous plexus	Lejar 静脉丛
lipedema	脂肪水肿
lipodystrophy	脂肪营养不良
lipolymphedema	脂肪性淋巴水肿
lipoperoxides	过氧化脂质
lipophlebolymphedema	脂肪静脉混合性淋巴水肿
liposarcoma	脂肪肉瘤
liposuction	吸脂术
liver cirrhosis	肝硬化
liver failure	肝衰竭
lymph	淋巴
lymph node	淋巴结
lymphatic cyst	淋巴囊肿
lymphadenectomy	淋巴结切除术
lymphangiectasias	淋巴管扩张
lymphangioma	淋巴管瘤
lymphangion	淋巴管
lymphangiopathy	淋巴管病
lymphangiosarcoma	淋巴管肉瘤
lymphangitis	淋巴管炎
lymphangitis carcinomatosa	癌性淋巴管炎
lymphatic system	淋巴系统
lymphedema	淋巴水肿
lymphedema of breast	乳房淋巴水肿
lymphocele	淋巴囊肿
lymphography	淋巴系造影术
lymphology	淋巴学
lymphorrhea	淋巴溢
lymphoscintigraphy	淋巴系闪烁造影术
Lymphostasis	淋巴瘀滞

M	
macrophage	巨噬细胞
malabsorption	吸收不良
manual lymphatic drainage	手法淋巴引流
mastectomy	乳房切除术
mastoid lymph node	乳腺淋巴结
mesenteric lymph node	肠系膜淋巴结
mesocolic lymph node	结肠系膜淋巴结
metastasis	转移
multiple sclerosis	多发性硬化
myxedema	黏液性水肿

N	
necrosis	坏疽
neoplasia	瘤，瘤形成

O	
obesity	肥胖
orthostatic edema	直立性水肿
osmosis	渗透

P	
pachyderma	皮肤肥厚
pain	疼痛
palpation	触诊
papillomatosis	乳头状瘤病
parasternal lymph node	胸骨旁淋巴结
pectoralis major	胸大肌
pectoralis minor	胸小肌
pedaling exercises	蹬车练习
pelvic lymphadenectomy	盆腔淋巴结清扫术
penis	阴茎
Permeability	通透性
Phlebedema	静脉水肿
Phlebolymphedema	静脉淋巴混合性水肿
physical examination	体格检查
pinocytosis	胞饮作用
pitting edema	凹陷性水肿
plexopathy	神经丛病
popliteal lymph node	腘淋巴结
postischemic edema	缺血后水肿
Post-thrombotic syndrome	血栓形成后综合征
preaortic lymph node	主动脉前淋巴结
preauricular lymph node	耳前淋巴结
precapillary sphincter	毛细血管前括约肌
pressure	压力
primary lymphedema	原发性淋巴水肿
protein macromolecules	蛋白质分子
protein	蛋白质

Q	
quadratus lumborum	腰方肌
quadriceps femoris	股四头肌
Quincke edema	血管神经性水肿，昆克水肿

R	
radiation therapy	放射治疗，放疗
radiotherapy	放射治疗，放疗
reabsorption	重吸收
rectus femoris	股直肌
rehabilitation	康复
renal failure	肾衰竭
revascularization	血运重建
right lymphatic duct	右淋巴管

S	
sacral lymph node	骶淋巴结
saphenectomy	隐静脉切除术
scar	瘢痕
sciatic nerve	坐骨神经
scleroderma	硬皮病
secondary lymphedema	继发性淋巴水肿
self-bandaging	自我包扎
sentinel（lymph）node	前哨淋巴结
sigmoid lymph node	乙状结肠淋巴结
sign of Stemmer	Stemmer 征
sternocleidomastoid	胸锁乳突肌
Stewart-Treves syndrome	斯图尔特－特里夫综合征

submandibular lymph node	下颌下淋巴结
submental lymph node	颏下淋巴结
subscapular lymph node	肩胛下淋巴结
supraclavicular lymph node	锁骨上淋巴结
Sudeck disease	祖德克病
syndactyly	并指（趾）
syndrome	综合征

T	
telangiectasias	毛细血管扩张
teres minor	小圆肌
therapeutic massage	保健按摩，保健推拿
thixotropy	触变性
thoracic duct	胸导管
thoracic lymph node	胸部淋巴结
thorax	胸部
thrombophlebitis	血栓性静脉炎
thrombosis	血栓
tissue	组织
transcapillary exchange	毛细血管交换
tubular bandage	管状绷带
tumor	肿瘤

U	
ulcer	溃疡
Ullrich–Turner syndrome	乌尔里希–特纳综合征，乌–特二氏综合征
ulnar nerve	尺神经
ultrafiltration	超滤
unilateral edema	单侧水肿

V	
vagus nerve	迷走神经
valves	瓣膜
vastus medialis	股内侧肌
venous system	静脉系统

W	
watershed	分水岭

康复医学经典图书

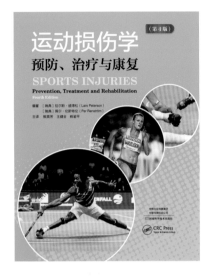

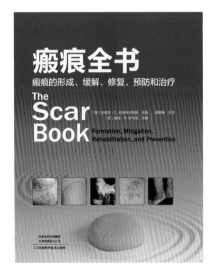

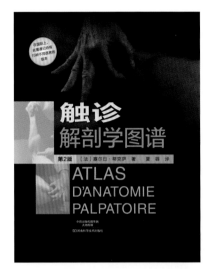

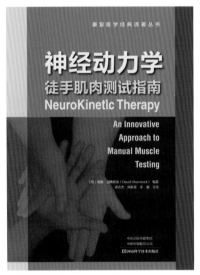

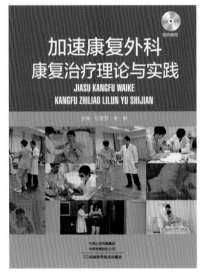

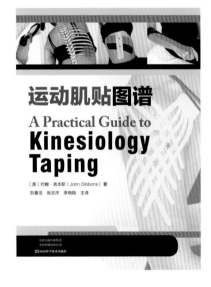

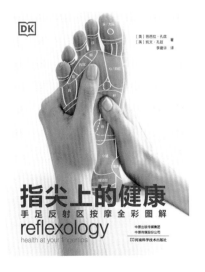

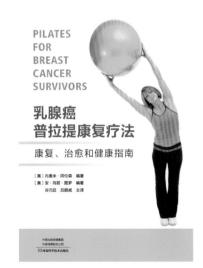

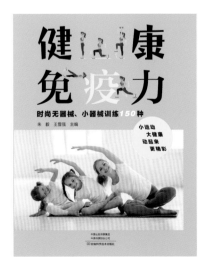